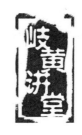

听名师讲金匮要略

主　审　尉中民

主　编　王　彤

副主编　周　刚　刘慧兰　马利荣　郜嫩平

编　委　（全国名老中医药专家尉中民传承工作室）

王　彤　周　刚　刘慧兰　李晨辉

马利荣　库　宇　郜嫩平　张军领

高　雅　李亚天　李自艳　席崇程

人民卫生出版社

U0235668

图书在版编目（CIP）数据

听名师讲金匮要略／王彤主编.—北京：人民卫生出版社,2020

（岐黄讲堂系列）

ISBN 978-7-117-29454-6

Ⅰ.①听… Ⅱ.①王… Ⅲ.①《金匮要略方论》-研究 Ⅳ.①R222.39

中国版本图书馆 CIP 数据核字（2019）第 285262 号

| 人卫智网 | www.ipmph.com | 医学教育、学术、考试、健康，购书智慧智能综合服务平台 |
| 人卫官网 | www.pmph.com | 人卫官方资讯发布平台 |

听名师讲金匮要略

主　　编：王　彤

出版发行：人民卫生出版社（中继线 010-59780011）

地　　址：北京市朝阳区潘家园南里 19 号

邮　　编：100021

E - mail：pmph @ pmph. com

购书热线：010-59787592　010-59787584　010-65264830

印　　刷：保定市中画美凯印刷有限公司

经　　销：新华书店

开　　本：710×1000　1/16　印张：20

字　　数：297 千字

版　　次：2020 年 2 月第 1 版　2020 年 2 月第 1 版第 1 次印刷

标准书号：ISBN 978-7-117-29454-6

定　　价：58.00 元

打击盗版举报电话：010-59787491　E-mail：WQ @ pmph.com

质量问题联系电话：010-59787234　E-mail：zhiliang @ pmph.com

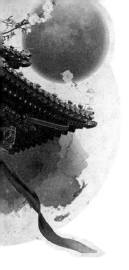

出版者的话 ————————————

　　为了让中医学子们有机会原汁原味地听取到老一辈名老教师的教授，同时，也为了让新一代青年教师得以学习和传承老中医严谨的治学、教学态度，风趣生动的教学方式，所以，我们计划推出"岐黄讲堂"系列丛书。

　　该系列丛书由各中医院校备受学生喜爱和推崇的名老教师教学录像、教案、讲稿等整理而成，如《听名师讲中医诊断》由山东中医药大学名师刘家义教授主讲，《听名师讲中医基础理论》由北京中医药大学名师郭霞珍教授主讲，《听名师讲伤寒论》由成都中医药大学名师傅元谋教授主讲，《听名师讲金匮要略》由北京中医药大学尉中民教授主讲，等。通过"岐黄讲堂"系列丛书，我们希望为中医爱好者们创造一所没有围墙的中医学堂，使其得以"身临课堂"，聆听各位名师绘声绘色、形象而又深入浅出的讲解，能让想学中医的人从这里获得中医界名师的讲授，学到实实在在的中医知识。

　　美丽中国有中医！

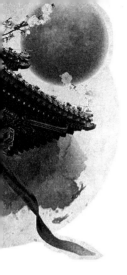

前　言

　　尉中民教授（1941 年—　），1965 年毕业于北京中医学院（现北京中医药大学）中医系，1982 年获医学硕士学位。后师承印会河教授，以及跟师赵绍琴、刘渡舟、孔光一等名家学习，现从事中医临床基础专业教学、科研及临床工作。现为国家中医药管理局第五批、第六批全国老中医药专家学术经验继承工作指导老师，首都国医名师，第四批北京市级老中医药专家学术经验继承工作指导老师，北京中医药大学中医"四大经典"国家级教学团队"金匮要略"课程首席教授。国家中医药管理局认证中心命、审题专家，第九、十、十二届全国政协委员。曾获得北京市高等教育局恩师奖，多次获得北京中医药大学基础医学院教学、科研优秀奖。曾多次承担部级、国家科委科研课题，作为课题负责人和参加者进行中医药研究。其中"电脑经络人模型研制"于 1990 年获北京市专利，其成果被无偿赠予北京市盲人按摩医院。发表论文 40 多篇，主编和参编著作 6 部。曾获北京中医药大学优秀论文奖。2015 年获得北京中医药大学"岐黄传承发展奖"。

　　在中医大师和名家思想的影响之下，尉中民教授最终坚定地选择了"金匮要略"这一中医学的经典课作为其终身从事的专业。究其原因大致有二，一是在陈慎吾、刘渡舟、印会河等

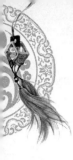

诸位中医大师讲授仲景"伤寒论""金匮要略"等课程的过程中，树立起了崇尚医圣的敬畏之心；二是尉中民教授通过自身的中医和中西医结合的知识体系和结构，感悟到《金匮要略》确是治疗临床杂病的必修之作。尉中民教授在教学、科研及临床过程中，总结的座右铭是"经典是中医的根，根深才能叶茂"，并时时告诫她的弟子"读经典，做临床"。

本书涉及《金匮要略》《伤寒论》原文分别以第 5 版《金匮要略讲义》（李克光主编，杨百茀副主编，上海科学技术出版社出版）和第 5 版《伤寒论讲义》（李培生主编，刘渡舟副主编，上海科学技术出版社出版）为蓝本，并参考原南京中医学院金匮教研室编《〈金匮要略〉教学参考资料》，尤怡的《金匮要略心典》，吕志杰编著的《金匮要略注释》，黄竹斋的《金匮要略方论集注》，同时，还参阅多家《金匮要略》讲稿。书稿中《金匮要略》简称《金匮》，《伤寒论》简称《伤寒》；原书竖排"右"本书稿横排径改"上"；"藏"统一简化为"脏"。

尉中民全国名老中医药专家传承工作室

2018 年 6 月

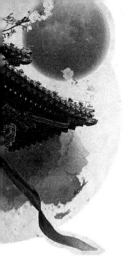

目　录

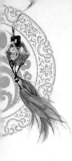

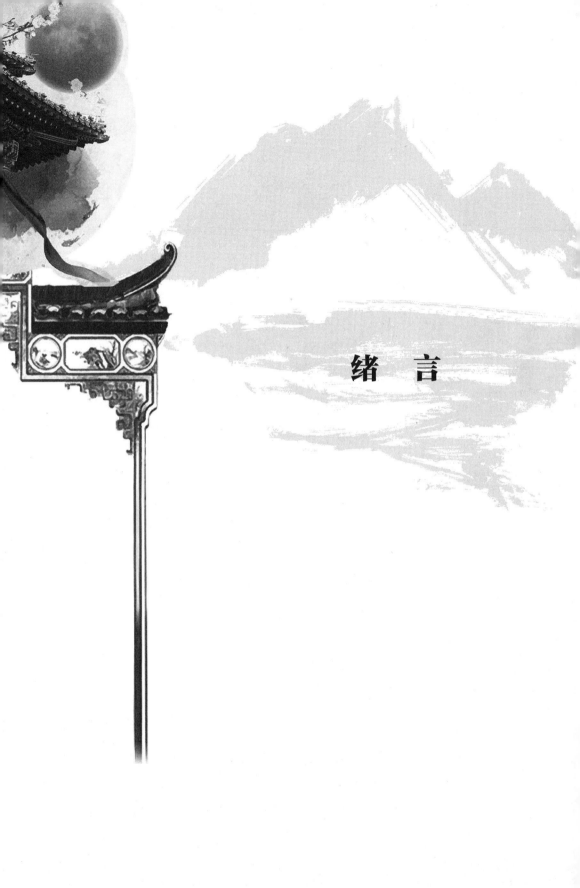

绪　言

《金匮要略》为中医学四大经典之一，是一部理论与实践相结合的经典著作。作为中医的必修课，"金匮要略"既是中医的基础课又是中医的临床课。

仲景倡导并创立了中医学的辨证论治原则，这些原则集中体现在其不朽著作《伤寒杂病论》中。其以六经辨证论伤寒，以脏腑辨证论杂病，提出了一整套理、法、方、药原则，把中医学的基础理论（源于《黄帝内经》《难经》）与临床医学有机联系起来，为后世临床医学的发展奠定了基础，是我国现存最早的一部诊治杂病的方书。经过一千八百多年的反复验证，证明它有很高的临床应用价值，对我国临床医学的发展起了很大的作用，被称为治疗杂病的典范。尤在泾称其为"医方之祖，治杂病之宗"。

尉中民，北京中医药大学教授，主任医师，博士生导师，博士后传承指导老师，北京中医药大学"四大经典"国家级教学团队"金匮要略"课程首席教授。尉老师为人亲切和蔼，讲课形象生动，易于理解，深受广大学生们的喜爱。下面就让我们一起走进课堂，听听尉老师的讲课。

【课堂精华实录】

同学们，现在我们开始学习《金匮要略》这本书。要学好一本书，首先，我们要简单了解一下这本书的作者、成书年代、成书背景、历史沿革、主要内容、学术思想及写作方法等方面。这也是我们马上要讲的绪论部分的内容。下面主要从五个大的方面来阐述。

一、《金匮要略》的沿革和主要内容

1.《金匮要略》的沿革

张机，字仲景，南阳郡（今河南南阳）人，相传其曾做长沙太守，故得名"张长沙"。张仲景生活在东汉末年，期间战乱频发，疫病流行。其宗族200多人，死亡者2/3，伤寒十居其七。于是"感往昔之沦丧，伤横夭之莫救"，开始"留神医药，精究方术"。师从名医张伯祖，不仅"尽

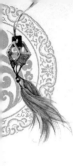

得其传"，且"医术精于伯祖"，在"勤求古训，博采众方"的基础上，以《素问》《九卷》《八十一难》《阴阳大论》《胎胪药录》理论，结合自己"平脉辨证"的临床实践，于公元206年，写出《伤寒杂病论》。全书16卷，10卷伤寒，6卷杂病，其中杂病部分就是我们现在所说的《金匮要略》。

可惜，张仲景所处战乱年代，竹简传抄，未能广为流传，后虽经西晋王叔和搜集、整理，后人仅看到《伤寒论》10卷，而未见杂病部分。杂病的资料只能从其他医著《脉经》《诸病源候论》《千金要方》《外台秘要》等隋唐医籍中看到一部分。因此，从东汉末年《伤寒杂病论》问世至北宋时被发现，在长达八百余年的时间里，杂病部分基本处于"淹没不见"的状态。直到北宋宋仁宗时，约公元1023年，翰林学士王洙才从翰林院馆阁残旧书籍中发现《金匮玉函要略方》，这是《伤寒杂病论》节略本，总书分3卷（上伤寒，中杂病，下载方剂及妇科疾病）内容，至此《金匮要略》才得以重新现世。

《伤寒杂病论》为何要将伤寒和杂病二者放在一起呢？仲景是医学大家，他认为伤寒和杂病有内在联系，即互相渗透之意，二者无法分隔，故而兼论。在治疗伤寒这种外感热病时有杂病夹杂，有了杂病也容易发生外感伤寒。那么什么是杂病？杂病就是外感热病以外的疾病，不是由于外感引起的，大部分发病缓慢。当然，伤寒与杂病，发病时共见者多，伤寒、杂病可先后交织出现，或你中有我，或我中有你。

2. 主要内容

本书共25篇，因后3篇载有：《杂疗方》《禽兽鱼虫禁忌并治》《果实菜谷禁忌并治》属验方性质，疑非出自仲景手笔，故教材多选用前22篇。概括来说：第1篇《脏腑经络先后病脉证》相当于本书的总论，内容广泛，包括预防、病因、病机、疾病分类、诊法、治疗等原则性理论，可作为全书的纲领篇章；第2篇至第17篇为内科部分；第18篇为外科部分；第19篇将不便归纳的病证合而成篇，主要包括一些手法、急救措施等；第20篇至第22篇为妇科部分。全书前22篇共提出的病证有48个，其中内科杂病26个，占全书的80%。

3. 分篇原则

本书按照四个原则进行分篇：①病因相同：如第 2 篇"痉、湿、暍"三者初起都有外感表证，都与外感六淫有关，所以合篇。②病机相似：如第 6 篇"血痹与虚劳"都以气血亏虚为病机。③证候相同：如第 10 篇"腹满寒疝、积食"都有腹满、疼痛的症状表现，且均与胃有关。④病位相近：如第 7 篇"肺痿肺痈咳嗽上气病脉证治"皆属于肺部病变。

二、主要学术思想

本书以整体观念为指导思想，以脏腑经络学说为理论依据，认为疾病证候的产生，都是整体功能失调，即脏腑经络病理变化的反应。主要体现在以下几个方面。

1. 人生活在自然界里，人体与外界有着极为密切的关系

正如第 1 篇所云："夫人禀五常，因风气而生长，风气虽能生万物，亦能害万物……"但能否导致疾病的发生，又必须以人体对外界的适应能力来决定，所以又云："若五脏元真通畅，人即安和"。

2. 脏腑之间互相依存、相互制约

正如第 1 篇云："夫治未病者，见肝之病，知肝传脾，当先实脾"。注重预防性治疗，启发医者在处理疾病时，必须从全局考虑。

3. 把传统医学从巫医混乱的情况下解脱出来

正如第 22 篇所云："妇人伤寒发热，经水适来，昼日明了，暮则谵语，如见鬼状者，此为热入血室……""妇人脏躁，喜悲伤欲哭，象如神灵所作，数欠伸，甘麦大枣汤主之"均详尽地说明了病因、病状、治法，有力地抨击了神巫的学说。

4. 总结了中医的病因学说

第 1 篇云："千般疢难，不越三条：一者，经络受邪，入脏腑，为内所因也；二者，四肢九窍，血脉相传，壅塞不通，为外皮肤所中也；三者，房室、金刃、虫兽所伤。以此详之，病由都尽。"这是在《诸病源候论》以前最完整的病因学说。

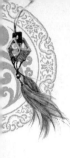

三、方药应用特点

1. 充分体现了 "异病同治" 和 "同病异治" 的精神

《痰饮咳嗽病脉证并治》云 "夫短气有微饮，当从小便去之，苓桂术甘汤（健脾）主之；肾气丸（温肾）亦主之"。"病溢饮者，当发其汗，大青龙汤主之；小青龙汤亦主之"。提示我们，临床表现相同的疾病，可以由不同的病因病机引发，那么就要采用不同的方药针对病机进行治疗，这就是同病异治的含义。那么什么是异病同治呢？举个例子：肾气丸全书可见，一治脚气上入，少腹不仁者；二治虚劳腹痛，少腹拘急，小便不利者；三治短气微饮，当从小便去之者；四治男子消渴，小便反多，以饮一斗，小便一斗者；五治妇人转胞不得溺者。这些疾病的病机皆属于肾阳虚衰，气化功能失职，所以均可以使用肾气丸治疗。这就是异病同治。所以无论"异病同治"还是"同病异治"，治疗的关键皆是准确辨识病机，然后再进行论治。

2. 较全面地应用了"八法"的内容

所谓八法，即汗、吐、下、和、温、清、补、消，八种治疗疾病的基本方法。这八种方法的具体应用在《金匮要略》的原文中，均有明确的体现，例如："湿家身烦疼，可与麻黄加术汤发其汗为宜"是汗法；"宿食在上脘当吐之，宜瓜蒂散"是吐法；"腹满不减，减不足言。当须下之，宜大承气汤"是下法；"呕而发热者，小柴胡汤主之"是和法；"呕而脉弱，小便复利，身有微热，见厥者，难治，四逆汤主之"是温法；"渴欲饮水，口舌干燥者，白虎加人参汤主之"是清法；"虚劳里急，诸不足，黄芪建中汤主之"是补法；"瘤病，此结为癥瘕，名曰疟母，急治之，宜鳖甲煎丸"是消法。

3. 重视药物的剂量与配伍

《金匮要略》前22篇载方262首，其中完整者205首，与《伤寒论》重复者有44首。205首方中共用药有155味，入方小于3次的有104味，故常用药只有51味。这充分说明，仲景方用药的灵活性及精简性，既能做到随证辨治，因证施方，又能做到用药精练，配伍得当，结构严谨，效果突出，减轻患者负担。因而被后世尊称为经方。程门雪教授曾指出："治杂病的方法大半来源于《金匮要略》，各篇所出之方，几乎无一不妙，指导意义极大。"

《金匮要略》十分重视药物的剂量与配伍，敢于创新与实践，重视毫末之差又不拘泥于条条框框，每一个方的配伍应用都是一个值得思考的问题。例如：

《呕吐哕下利病脉证治》中下利："下利谵语者，有燥屎也，小承气汤主之。"

大黄 4 两　厚朴 2 两（炙）　枳实大者 3 枚（炙）

《腹满寒疝宿食病脉证治》中腹满："痛而闭者，厚朴三物主之"。

厚朴 8 两　大黄 4 两　枳实 5 枚

《痰饮咳嗽病脉证并治》中痰饮病："支饮腹满者，厚朴大黄汤主之。"

厚朴 1 尺　大黄 6 两　枳实 4 枚

三方均由厚朴、大黄、枳实三味药组成，皆有开痞满、通大便的功效。但三味药的使用分量多少不一，方剂名称也各不相同，因而主治也各有侧重。

《金匮要略》中还有明确"相反"药的相配，例如：

《痰饮咳嗽病脉证并治》中痰饮病：甘遂半夏汤治留饮。

甘遂大者 3 枚　半夏 12 枚　芍药 5 枚　甘草指大 1 枚

甘遂、甘草同用，取其相反相成，激发留饮得以尽去。

《腹满寒疝宿食病脉证治》中寒疝病：赤丸治寒饮腹痛。

茯苓 4 两　乌头 2 两（炮）　半夏 4 两（洗）　细辛 1 两

乌头、半夏相反同用，提高散寒化饮止痛的效果。

《妇人妊娠病脉证并治》中"妊娠呕吐不止，干姜人参半夏丸主治"。

干姜 1 两　人参 1 两　半夏 2 两

干姜、半夏俱为妊娠禁忌药，但胃虚寒饮恶阻，非此不除。

《妇人妊娠病脉证并治》中"妊娠有水气，葵子茯苓散主之"。

葵子 1 斤　茯苓 3 两

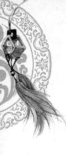

此方的应用，仲景遵循了《黄帝内经》"有故无殒"之旨，但是，临床应用时仍需慎重。

除此之外，仲景对药物的炮制、服法、量法，都很重视。在此就不一一举例了，我们会在后面的章节中，慢慢接触与体会。

四、四诊合参及脉学特点

仲景主张四诊合参，进行综合分析，才能在临床实践中发挥良好的作用。《金匮要略》中有："病人语声寂然，喜惊呼者，骨节间病；语声喑喑然不彻者，心膈间病；语声啾啾然细而长者，头中病。""病者腹满，按之不痛为虚，痛者为实。"这是通过看面部气色、听声音及触诊来辨别疾病的。望、闻、问三个方面我就不在这里详细阐述了，不过，大家要结合自己在诊断学中所学的内容，在后面的原文学习中，切实体会这三方面的具体应用。这里我们主要谈一下脉学的特点：

《金匮要略》中，脉学占十分重要的位置，贯穿于辨证施治的各个环节，与理法方药的每一方面都有着紧密的联系，是仲景学术思想体系中极为重要的组成部分。《金匮要略》与《伤寒论》其脉学指导思想是一致的，在疾病的诊断中，脉与证相互补充，又各有特点。

《平脉法》云："问曰：脉何以知气血脏腑之诊也？师曰：脉乃气血先见，气血有盛衰，脏腑有偏盛。气血俱盛，脉阴阳俱盛；气血俱衰，脉阴阳俱衰。气独盛者，则脉强；血独盛者，则脉滑。气偏衰者，则脉微；血偏衰者，则脉涩。气血和者，则脉缓；气血平者，则脉平；气血乱者，则脉乱；气血脱者，则脉绝。阳迫气血，则脉数；阴阻气血，则脉迟。若感于邪，气血扰动，脉随变化，变化无穷，气血使之。病变百端，本原别之，欲知病源，当凭脉变，欲知病变，先揣其本，本之不齐，在人体躬，相体以诊，病无遁情。"

什么是"平"？这里有两层含义，第一，平者，辨也，辨脉阴阳、特点之意；第二，平即平和，也属于无病的阴阳平和者，用平者去衡量病脉。此节认为气血为人生之本，脉则为气血之所会聚。《金匮要略》很重视脉象，其篇名"××病脉证并治"，提示临床要脉证合参，证不离脉。脉象可以反映脏腑经络的病理变化，以及疾病的吉凶顺逆。原著前 22 篇 398 条文，论述脉象的有 145 条，占 1/3 以上。故有"杂病重脉，时病重舌"之说。

以结脉和促脉为例："脉来缓，时一止复来者，名曰结。脉来数，时一止复来者，名曰促。脉阳盛则促，阴盛则结，此皆病脉。"明确提出，脉来迟缓，时有一止的脉象是结脉，其病机是阴气有余，阳气不足；脉来急数，时有一止的脉象是促脉，其病机是阳气有余，阴气不足。脉象是机体气血阴阳的反应，不同的病理脉象，会有不同的证候表现。"脉阴阳俱促，当病血，为实；阴阳俱结，当亡血，为虚。假令促上寸口者，当吐血、或衄；下尺中者，当下血。若乍促乍结，为难治。"寸、尺两部脉皆为促脉，是阳盛热结血瘀之候；寸、尺两部脉皆为结脉，是阴盛血泣，气阻之候，乃亡血后之脉，是为虚象。假若寸部为促脉，表示上焦阳盛，血随气逆，临床表现为吐血、衄血；假如尺部为促脉，表示下焦阳盛，热迫血出，临床表现为下部出血；假若脉象表现为乍促乍结，则为阴阳气血之乱而神失守，脏气不能至经之候，病入脏腑，为难治，即半死半生也。

《金匮要略》在很多情况下，不光是讲具体的脉象，而且是通过论脉以解释病机，故有的脉象名称与一般意义不尽相同。《金匮要略》中的脉象表现有以下几方面的意义：①平脉辨证：根据主脉，结合症状，确定治法。②窥测病势，估计预后："久咳数岁，其脉弱者可治；实大数者死"。此外，仲景还重视脉证是否相符，相符为顺，不符为逆；相符易治，不符难治。③阐述病机，指导治疗：以脉象阐述病机，从而指导临床。如《中风历节病脉证并治》："寸口脉浮而紧，紧则为寒，浮则为虚；寒虚相搏，邪在皮肤；浮者血虚，络脉空虚……喎僻不遂"，以脉象阐述中风的病机，说明中风的内因是血亏，而外感风寒只是诱因。④不同诊脉部位具有不同的诊病意义：诊全身性疾患，可以用单举寸口，或"寸口"与"趺阳""少阴"对举的方法。寸口脉包括寸、关、尺三部。诊趺阳主要候脾胃病变；诊少阴脉（神门、太溪）以候妇人有关疾病；诊少阳脉，是指诊耳门微上方和髎前部位的脉，以候肝胆疾病。一般情况下，病情复杂的，要兼诊两处以上脉象。

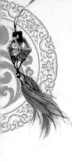

《金匮要略》中涉及 60 多种疾病，其中大部分是脉证并治，一般讲每种疾病都有其特有的病因病机，其引起的气血阴阳变化也有一定的规律性。因此多数疾病都有其典型的脉象，即提纲脉，结合症状就可以诊断疾病。但由于个体差异，一脉可以主多病，一病也可以出现不同的脉，所以临床应用要遵循脉证合参的原则。

五、《金匮要略》的学习方法

1. 对全书的学习方法

（1）深刻理解，重点熟记。只有在理解的基础上，对叙述主病、主方的条文进行熟记，方能运用自如。本书具有言简意深的特点，希望同学们课后能反复阅读，深刻体会。

（2）有关篇章，对照比较。如《痉湿暍病脉证治》的"湿病"与《中风历节病脉证并治》的"历节"、《肺痿肺痈咳嗽上气病脉证治》的"咳嗽上气病"与《痰饮咳嗽病脉证并治》的"咳嗽病"各有异同，对照比较，可以加深理解。

（3）联系《伤寒论》，互相参阅。二者原为一书，内容往往互有关联，相互补充，所以学习上可以互相参阅。

2. 对《金匮要略》各篇的学习方法

（1）以脉测因（病机）。书中各篇在条文中直接指出病因的并不多，常常是从侧面借脉象来佐证病因。

（2）以证测方，以方测证。各篇条文中所述病证并不是都有方剂，在无方剂的情况下，便可"以证测方"，有的证略而方详，则又可"以方测证"。

（3）有关的节与节之间要比较学习。由于各节分裂，文字简奥，原著有关章节未做明显比较，如防己黄芪汤与越婢汤同治风水，可作比较，以便深刻理解。

（4）系统归纳每一疾病的因、证、脉、治，从中掌握其精神实质。我们讲授时采用归纳的方法，并对每一条进行释义，并附有讨论及选治、病例、小结。

3.《金匮要略》的主要注本

由于历史的原因,《金匮要略》起步较晚,元代赵以德首先作注,书名《金匮方论衍义》。至清代诠释者渐众。据初步统计,现有 1911 年以前历代以《金匮要略》为主要研究对象的各种专门著作 122 种以上,但作为主要注本传世,又经常被我们研习的有二三十种,皆为饱学之士所作,这些医家经年累月研讨《金匮要略》,注解各有所长,互相参看,则相得益彰。

截至民国时期,《金匮要略》的主要注本有以下几类。

(1)阐发心得,疏通经旨。有《金匮玉函经二注》(清代周扬俊,字禹载),《金匮要略论注》(清代徐彬,字忠可),《金匮要略直解》(清代程林,字云来),《金匮要略本义》(清代魏荔彤,号念庭),《金匮悬解》(清代黄元御,字坤载),《金匮心典》(清代尤怡,字在泾),《金匮要略浅注》(清代陈念祖,字修园)等。

(2)重视编次,重订原文。有《金匮要略编注》《医家金鉴·订正仲景全书金匮要略注》(清代吴谦,字六吉)等。

(3)精选前注,重视校勘与考据。有《金匮玉函要略辑义》(1806年,丹波元简,字廉夫),《金匮玉函要略述义》(1842 年,丹波元坚,字亦柔),《金匮要略今释》(1934 年,陆彭年,字渊雷)等。

(4)注重病证,重视临床实用。有《医门法律》(喻嘉言),《张氏医通》(张璐),《兰台轨范》(徐大椿),《金匮发微》(1920 年,曹颖甫)等,分别对《金匮》进行了论医或议方。

(5)汇通中西,融合古今。有《金匮要略浅注补正》(清代唐宗海,字容川),《金匮要略今释》等。

(6)析方释药,重视用药规律。有《本经疏证》《古方选注》等。

以上有些书,虽然不是《金匮要略》专门注本,但病证主药方面对《金匮要略》多有涉及,其中不少论述有相当的参考价值。如《医门法律》《张氏医通》《绎雪园古方选注》《兰台轨范》《本经疏证》等。

4. 近代集注

主要有吴考槃《金匮要略五十家注》,广泛采集诸家之说;黄竹斋的

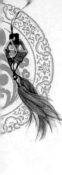
《金匮要略方论集注》；丹波元简的《金匮玉函要略辑义》；唐宗海的《金匮要略浅注补正》开引西医之说的先河；曹颖甫的《金匮发微》是理论结合临床的一本较好注本；陆渊雷的《金匮要略今释》将中西医理论相互印证阐发。

5. 1949 年后的主要研究

主要有秦伯未的《金匮要略简释》；任应秋的《金匮要略语译》；何任的《金匮要略新解》及陶葆荪的《金匮要略易解》。

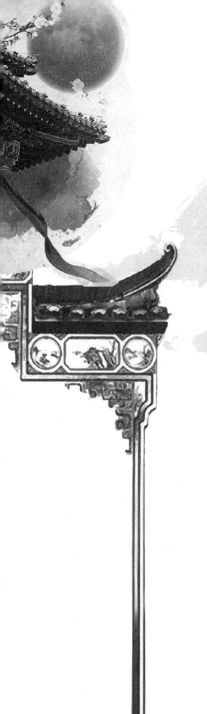

脏腑经络先后
病脉证第一

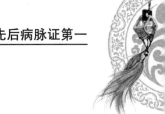

【课堂精华实录】

同学们，通过绪论，我们简单了解了《金匮要略》这本书的作者、成书年代、背景、主要内容及学习方法等。在这里，我们就不一一回顾了，希望同学们能把握业余时间及时回顾总结。现在我们来学习第一篇《脏腑经络先后病脉证》，本篇论述了疾病的发生、发展变化以及诊断、预防和治疗，以整体观念为指导思想，脏腑经络为理论依据，具有纲领性意义。

一、篇名的含义

认识一个人要先知道他的名字，那么首先，我们来认识一下篇名。脏腑即五脏六腑，主人体的生理功能。经络是人体运行气血的道路，又是内外各组织器官相联络的通道，两者有着密切的关系，疾病可以从经络传入脏腑，同样，脏腑的疾病反应，也可以通过经络传出。《素问·脏气法时论》云："肝病者，两胁下痛引少腹""肺病者……肩背痛"皆是脏腑病变影响经络运行，经络运行受阻，导致所过之处产生不适的症状。"先后"就是战略、治略的意思。总的来说，篇名是告诉我们：某脏或某腑及其经络皆病，当注意其先后缓急，以便为治疗提供依据。举例来说：水肿时，要结合妇人病水肿与经水断出现的先后不同，辨别病在水分还是在血分；大便时，要结合出血与排便的先后，辨别便血之远近。症状表现先后的不同，代表着不同的病机，治疗上要采用不同的方法，以辨证施治。

二、预防为主的指导思想

问曰：上工治未病，何也？师曰：夫治未病者，见肝之病，知肝传脾，当先实脾，四季脾旺不受邪，即勿补之。中工不晓相传，见肝之病，不解实脾，惟治肝也。

夫肝之病，补用酸，助用焦苦，益用甘味之药调之。酸入肝，焦苦入心，甘入脾。脾能伤肾，肾气微弱，则水不行，水不行，则心火气盛，则

15

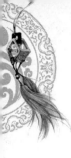

伤肺；肺被伤，则金气不行，金气不行，则肝气盛。故实脾，则肝自愈。此治肝补脾之要妙也。肝虚则用此法，实则不在用之。

经曰："虚虚实实，补不足，损有余"，是其义也。余脏准此。(1)

本条主要是论述了"治未病"的思想。"治未病"始见于《素问·四气调神大论》："是故圣人不治已病治未病，不治已乱，治未乱。"治未病有两种含义：一是未病早治，此为《黄帝内经》的主要思想；二是有病早治，防止传变。即及早治疗未病脏腑，是本篇的主要思想。下面我们来结合几个问题对上述原文进行讨论。

（一）已病之后防止疾病的传变

先来理解一下什么叫"四季脾旺"？《黄帝内经》对此有两个解释：第一是四季之末各 18 天为脾土当旺之时；第二是一年四季脾气都很旺盛。关于本节所描述的五脏病变传变规律，要追溯到《黄帝内经》来解释，《素问·玉机真脏论》："五脏受气于其所生，传之于其所胜""五脏相通，移皆有次"。《素问·五运行大论》："气有余，则制己所胜而侮所不胜"。明确提出，疾病在脏腑间的传变可以按照五行相生相克规律来，而脾是后天之本，五行属于土，木克土，所以肝病一般都会影响脾的功能，此时健脾就有了很重要的意义。许多肝病患者，脾虚血虚，如果一直清热解毒，病会愈加严重，应补脾养肝血。脏腑病变的传变具有多种多样的形式，人体是一个有机的整体：脏腑、经络、脏腑与经络之间相互依存、相互制约，生理上相互资生，病理上也相互影响。举例来说，胆火上扰或者肝经阳亢的病人会出现头痛的表现，头在上部，肝胆在腹部，为什么会发生病理上的关联呢？因为肝胆经络皆在头上有所分布，脏腑病变引发经络病变。同样，眼珠疼痛可能是膀胱经的病变，与经络走行有关。结合古人多年经验的总结，疾病在体内的传变规律可以包括：伤寒的六经传变；温病的三焦传变；杂病的传变形式就多样化了，有脏腑、表里、脏病传腑、腑病传脏及我们上面介绍的五脏之间有相生而传，相克而传。所以，在以后的临床应用中，同学们就要时刻记住这些传变方式，不要过分拘泥于五行生克的传变，要做到见微知著，随机应变。

（二）为什么以肝病传脾为例

有两方面的原因，第一，四时之气始于春，五脏之气始于肝。肝属木，旺于春，属四季首。第二，源于临床实践，随着现今生活节奏的加快，人们所处的环境压力越来越大，临床上七情郁结多为常见，肝主疏泄，木郁则横，横则克土，引发脾胃病变，出现不欲饮食，脘腹胀满等症状，治疗采取健脾补脾的方法往往效果显著。

关于"治肝补脾"理论，历代医家约有四种见解：陈修园认为是"中工谬误说"，认为"补脾能伤肾，……伤肺……为治肝补脾之要妙也" 如此则治一脏而殃及四脏。尤在泾认为是后人谬添注脚说，疑非仲景原文。程云来认为是"五行相制说"，"夫五味入胃，各为其所喜，酸先入肝，苦先入心，甘先入脾……见肝之病，当先用甘实脾，使土旺能制水……金不能平木，肝病自愈……"。吴谦认为"是五行学说隔二、隔三说"的具体体现，是五行学说在《金匮要略》中的具体体现。无论各个医家对此持有怎样的想法，临床上肝病传脾，肝脾同病，或肝病治脾、或肝脾同治，例不胜举。例如：逍遥散中的白术、甘草、生姜；痛泻要方中的白术、陈皮均有补脾健运，以防肝病传脾之意。

（三）如何全面理解肝病实脾

首先，肝病实脾，只适用于肝实，不适用于肝虚。脏邪实则传，虚则不传，要应用五行生克制化的理论掌握疾病传变规律，肝虚时没有力量去克伐他脏，治疗应直补本宫。尤在泾认为"治肝实者，先实脾土，以杜滋蔓之病；治肝虚者，直补本宫，以防外侮之端"，即培土荣木之意。其次，脾旺时不用实脾，尤在泾认为"脏病惟虚者受之，而实者不受"。如果脾气健旺，则不会受到肝病的传克。此即四季脾旺不受邪，即勿补之的道理。当先实脾是肝脾同治，不是只治脾，不治肝，也不是先治脾，后治肝。所以讲当先实脾，乃是考虑到有些人不知道或不重视肝病实脾的重要性。

（四）肝虚的治疗

针对肝虚的治疗，根据五行生克规律，我做出如下的总结，同学们可以依照下图，自己做出其他四个脏器的规律。

补用酸——滋养本脏，补肝血

助用焦苦 {
心旺感气于肝
心旺不泄肝气
心旺能制肺金——金受制——肝不受克而自愈
}

益以甘味调之 {
补土制水，水不上济，则心火旺
心火旺又能制肺金——金衰不能制木，而木自强
培土荣木——脾健则精微荣润于肝——促进脾虚恢复
}

1. 补用酸

酸乃肝木之味，《素问·阴阳应象大论》："木生酸，酸生肝"，酸味药往往有滋阴和肝血的作用。

2. 助用焦苦

苦为心火之味，木生火（母子关系），《千金要方》："肝劳病者，补心气以益之"心旺则气感于肝实"子能令母实"。总结有三点：①心旺可以感气于肝；②心旺可以不泄肝气；③心火旺可以制约肺金，肝不受克而自愈。

3. 益以甘味调之

《黄帝内经》："肝苦急，急食甘以缓之"，《难经》："损其肝者，缓其中"都说明治疗肝病要用甘味药。肝苦急往往是肝阴（血）不足而致肝气横逆，要靠肝血的滋润濡养，甘味药可以调和中气，达到"培土荣木"的效果。

肝虚常表现为：头晕目眩，视力减退，失眠多梦，舌红无苔，脉弦细等。治疗上可以使用白芍、山萸肉、五味子、酸枣仁补肝，当归、丹参、地黄养肝血，炙草、淮小麦、大枣调中补脾。《临床指南》用：牡蛎、白芍、炒生地、菊花炭（助用焦苦）、炙草、酸枣仁治肝虚风动，乃为补肝之良方，肝实则不能用，肝实初起表现为：胁痛，头昏，胸闷，多怒，脉弦，继而出现食少，腹满乏力，便溏，脉弦，苔白腻，此为肝木克制脾土，肝病传脾之候。所以要采用泻肝实脾之法。后运用逍遥散以薏苡仁、白术、甘草来实脾，柴胡、当归、白芍、薄荷以柔肝调肝。对虚实的治疗

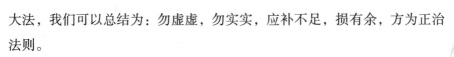

大法，我们可以总结为：勿虚虚，勿实实，应补不足，损有余，方为正治法则。

（五）注意事项

肝病虚实二证，何以都要补脾？肝病实脾是肝实的治法，强调在泄肝的时候，预先补脾脏，使脾气旺盛，不受肝邪的侵乘。肝病实证一般表现为肝火上炎、肝经湿热，木旺必乘土，在治疗上往往因泻肝太过而使脾土受损。肝虚益用甘味药，是肝虚的正治法，"培土荣木"。但若纯补肝，不仅收效缓慢，而且日久必然影响脾的运化功能，而发生脾的病变，所以要补肝顾脾。肝实、肝虚二者在补脾的意义上是相同的，而在实际用法上，显然有程度上的差异。根据五行生克规律，后世对肝的虚实治疗做出如下总结：肝虚者用滋水涵木，养血濡肝等法以养肝体；肝实者伐肝泻肝，调补肝胃，以理肝用。这就是所谓：五行顺布，四时顺行。不至倒行逆使，与天行有悖也。高士宗则总结为：实脾专为制水，使火盛金衰，肝不受制，则肝自愈，此治补脾之要妙也。

三、人与自然的关系

夫人禀五常，因风气而生长，风气虽能生万物，亦能害万物，如水能浮舟，亦能覆舟。若五脏元真通畅，人即安和，客气邪风，中人多死。千般疢难，不越三条：一者，经络受邪，入脏腑，为内所因也；二者，四肢九窍，血脉相传，壅塞不通，为外皮肤所中也；三者，房室、金刃、虫兽所伤，以此详之，病由都尽。

若人能养慎，不令邪风干忤经络；适中经络，未流传脏腑，即医治之；四肢才觉重滞，即导引、吐纳、针灸、膏摩，勿令九窍闭塞；更能无犯王法、禽兽灾伤；房室勿令竭乏，服食节其冷、热、苦、酸、辛、甘，不遗形体有衰，病则无由入其腠理。腠者，是三焦通会元真之处，为血气所注；理者，是皮肤脏腑之文理也。（2）

首先，我们来简单解释几个词。人禀五常：禀，遵循的意思，五常即五行，《礼记》："合生气之和，道五常之行"，郑玄注："生气，阴阳也；五常，五行也"。"人禀五常"即人是禀受遵循五行运化的常道，在

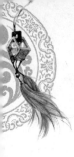

自然气候中生长，《伤寒论》自序："夫天布五行，以运万类，人禀五常，以有五脏"天地五常，木火土金水，构成了生命的元素。人禀先天之五行而成形，又禀后天五行而生（人聚则成形，散则为气）。"风气"这里不单指风，包括风、寒、暑、湿、燥、火等六气，亦指自然界的气候。"因风气（自然环境）而生长"是指万物生长收获，均依赖着自然界的正常气候，好比"水能浮舟"一样，这是天人相应的整体观，假如自然界出现反常气候，风失其正，气失其和，非其时而有其气，则成为致病因素，好比"水亦能覆舟"，提示人与自然相关的整体观念。元真，指元气或真气，是人体正常生命活动的机能，《灵枢·刺节真邪》篇说："真气者，所受于天，与谷气并而充身者也""五脏元真通畅，人即安和"，自然气候常有变化，人在气交之中，不能适应，便会产生疾病，但不是不能预防的，《素问·上古天真论》："精神内守，病安从来"，《素问·刺法论》："正气存内，邪不可干"，只要元真之气充足、畅达，人就可以安和而百病不生。"客气邪风"，外至曰客，不正曰邪，指能令人致病的不正常气候。中：读四声，下二"中"字同，即伤害之意。疢难：疢，音趁，难，读四声，灾难，指疾苦。经络，是人体气血流行的路径，直行的为经，横行支出的为络。适，刚才之意。导引是古代运动疗法的一种，《素问·异法方宜论》云："其治宜导引按跷"，王冰注："谓摇筋骨，动支节"，《一切经音义》云："凡人自摩自捏，伸缩手足，除劳去烦，名为导引；若使别人握搦身体，或摩或捏，即名按摩也"。

吐纳即吐故纳新，是调呼吸的一种养生却病的方法。膏摩，是用药膏摩擦体表一定部位的外治方法。九窍指两耳、两目、鼻之两孔、口及前后二阴。"无犯王法"，即不要违反国家法令，免受杖伤。服食即衣服、饮食，《灵枢·师传》篇："食饮衣服，亦欲适寒温"。三焦是六腑之一，有多种解释，这里是指气血、体液流通的道路。其他就没有什么不好理解的了，现在我们来分析一下，这节内容告诉我们什么？

（一）养慎与防病

养慎是内养正气，外慎风寒，告诫人们要善于保养调摄。《素问·上古天真论》早就说："饮食有节，起居有常，不妄作劳"；又说"虚邪贼风，避之有时"，此即养慎之意义，只有如此，客气邪风才不得干忤经络。当然，已病之后要防止轻病转重，表病传里。病邪入中，多是由表至里、由浅至深、由经络至脏腑，病邪乘虚侵袭人体，必须早期治疗，以防病邪深入。应采取如下措施：①当经络开始受邪，尚未深入脏腑的时候，要及早治疗。即"适中经络，未流传脏腑，即医治之"。②假若四肢刚刚感觉重着时，这是经络受邪的征象，当自摩自捏配合针灸、按摩疗法，或者用药膏涂擦患处，或结合太极拳、气功等吐其浊气，纳其清气。这种综合疗法，目的是为了驱邪，不使九窍闭塞不通，这就是"为外皮肤所中"的防治法。③防止意外事故损伤身体，避免虫兽伤害、水火灾害、无犯王法。④调节房室，勿令竭乏，以免损伤元真之气。肾主藏精，肾精之亏盈决定人体之生长、强壮、发育、衰老，乃至寿命长短。⑤服食适宜，"食饮者，热无灼灼，寒无沧沧，寒温中适，故气将持，乃不至邪僻也。"以上种种方法，目的就是"不使形体有衰"。形体不衰，"病则无由入其腠理"，即"正气存内，邪不可干"。

（二）病因分类

疾病能否发生，取决内外二因。本条对病因的分类是以脏腑经络为内外，而不是以病邪缓急为内外。将疾病部位较深，在脏腑的称为内因；部位较浅，在皮肤经络的称为外因，四肢九窍、血脉相传，壅塞不通，属病情较轻；而房屋、金刃、虫兽所伤为不内外因。

注：本条与宋代陈无择的病因学说是有区别的。陈无择认为六淫邪气为外因，五脏情志所伤为内因，饮食、房室、金刃所伤为不内外因。

（三）关于腠理的说法

关于"腠理"的问题，注家说法不一。本节认为："腠者，是三焦通会元真之处，为血气所注；理者，是皮肤脏腑之文理也。"沈明宗解释"腠"时说："三焦之气，充溢躯壳脏腑肌肉皮肤，相合罅隙之路为腠……"程云来对"理"的解释是："……理者，有粗理，有小理，有密

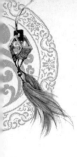

理，有分理，有肉理，此皮肤之理也；府之环回周叠，脏之厚薄结直，此脏腑之理也。"总之，腠理是渗泄体液，流通气血的门户，有抗御外邪内侵的功能。

问曰：有未至而至，有至而不至，有至而不去，有至而太过，何谓也？师曰：冬至之后，甲子夜半少阳起，少阳之时，阳始生，天得温和。以未得甲子，天因温和，此为未至而至也；以得甲子，而天未温和，为至而不至也；以得甲子，而天大寒不解，此为至而不去也；以得甲子，而天温如盛夏五六月时，此为至而太过也。（8）

本条主要论述了气候与季节的相应关系，提出与时令不符，反常气候的四种类型：未至而至、至而不至、至而不去、至而太过。《黄帝内经》云："冬至四十五日，阳气微上（立春），夏至四十五日，阴气微上"。冬至六阳尽于地上，而后一阳生于地下，是阳生之时，正阴极之时也。阴极而大寒，阳极而大热。夏至六阴尽于地上，而后阴生于地下，是阴生之时，正阳极之时也。冬至后 60 天，为第一个甲子，是雨水季节，"少阳起"即阳方起而出地，阳始生，即阳始盛而生物。冰雪解散，天气开始温和。"未得甲子"即没到下一个甲子日，天气开始变温和，此为未至而至，即还不应该到天气温和的时候，却已经开始温和了；"以得甲子"即过了冬至后 60 天了，天却没有温和，此为至而未至，即天气应该温和了却没有温和；以得甲子，天还是大寒不解，此为至而不去也；以得甲子，天温却如盛夏那般，此为至而太过，是来得太猛烈了。

正常气候，有利于万物生长收获，反之，非其时而有其气，属于非正常气候，则易酿成六淫外感，出现时病流行。正如《素问·六微旨大论》："至而不至，未至而至，如何？岐伯曰：应则顺，否则逆，逆则变，变则病"。

一年 24 节气，分三阴三阳六个阶段：少阳、阳明、太阳、太阴、少阴、厥阴，始于少阳终于厥阴。三阴三阳与节气匹配的规律如下：

三阳 { 少阳：雨水、惊蛰、春分、清明
阳明：谷雨、立夏、小满、芒种
太阳：夏至、小暑、大暑、立秋

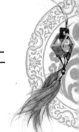

太阴：处暑、白露、秋分、寒露
三阴 少阴：霜降、立冬、小雪、大雪
厥阴：冬至、小寒、大寒、立春

四、论病证分类及五邪中人法度

问曰：阳病十八，何谓也？师曰：头痛，项、腰、脊、臂、脚掣痛。阴病十八，何谓也？师曰：咳、上气、喘、哕、咽、肠鸣、胀满、心痛、拘急。五脏病各有十八，合为九十病，人又有六微，微有十八病，合为一百八病，五劳、七伤、六极、妇人三十六病，不在其中。

清邪居上，浊邪居下，大邪中表，小邪中里，檗饪之邪，从口入者，宿食也。五邪中人，各有法度，风中于前，寒中于暮，湿伤于下，雾伤于上，风令脉浮，寒令脉急，雾伤皮肤，湿流关节，食伤脾胃，极寒伤经，极热伤络。（13）

我们还是先来解释一些词语，便于大家理解。阳病是指属外表经络的病证。阴病是指属内部脏腑的病证。咽音噎，指咽中梗塞。六极指气极、血极、筋极、骨极、肌极、精极，极是极度劳损的意思。檗饪：檗，读毂（谷），饪，音任，谷饪指饮食。五邪指风、寒、湿、雾、饮食之邪。前指午前。本条我们主要从以下两个方面进行分析：

（一）论病证分类

阳病是指外表经络的病症，仲景列举了头痛、项、腰、脊、臂、脚掣痛，六个太阳经的病症，而在表的有三阳，三阳合起来就有18种病，所以叫阳病十八。阴病是指脏腑的病，仲景列举了咳、上气、喘、哕、咽、肠鸣、胀满、心痛、拘急9种，再加上与之相合的腑病也有9种，合起来18种。每一脏有9种病，五脏合之为90种。六微就是六腑，因腑病比脏病轻微，每一腑有18种病，六腑合之为108种病。

（二）五邪中人法度

五邪伤人的不同规律，外来的致病因素，在一定条件下通过特定的途

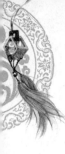

径伤害人体有一定的部位。

病邪 \ 类别	特性	法度	结果
风	大邪（泛散）	中表：中于前	令脉浮
寒	小邪（紧迫）	中里：中于暮	令脉急
雾	清邪（轻清）	居上：伤于上	伤皮肤
湿	浊邪（重浊）	居下，伤于下	流关节
饮食	肇饪	从口入，伤于中	损脾胃

风邪，风为阳邪，其性轻扬、弥漫大邪，多伤人肌表，因风伤于表，故令脉浮，一日之中，午前属阳，风为阳邪，故又云"风中于前也"。寒邪，紧来，故云小邪，寒邪常可直中于里，寒邪凝敛，"寒令脉急"，脉紧是也，寒为阴邪，午后属阴，天气冷，故寒中于暮。雾露是轻清之邪，伤及皮肤、肌腠、体表。

五、诊断方面论述

（一）望诊

问曰：病人有气色见于面部，愿闻其说？师曰：鼻头色青，腹中痛，苦冷者死（一云腹中冷，苦痛者死）；鼻头色微黑者，有水气；色黄者，胸上有寒；色白者，亡血也，设微赤非时者死；其目正圆者痉，不治。又色青为痛，色黑为劳，色赤为风，色黄者便难，色鲜明者有留饮。（3）

古医籍对于望诊的描述众多，《难经·六十一难》："望而知之，谓之神"。《素问·六节脏象论》："天食人以五气……藏于心肺，上使五色修明。"《素问·脉要精微论》："夫精明五色者，气之华也。"《医宗金鉴》："气色见于面部，而知病之死生者，以五气入鼻，藏于五脏，其精外荣于面也。气色相得者，有气有色，平人之色也。明润光泽，气虽病而脏气未衰。"《素问·五脏生成篇》："青如翠羽者生，赤如鸡冠者生，黄如蟹腹者生，白如豕膏者生，黑如乌羽者生，此五色之见生也。"均提示可以从面部气色判断疾病，推察预后。气色是五脏六腑之精华的表现，藏于内者为气（一般多指功能），现于外者为色，是人体正常的生理活动或异常病理活动的外在表现。现在，我们来探讨一下本条对望诊是如何描述的。

1. 望鼻头

鼻为面王，内应于脾，其色为黄。五色独决于明堂，明堂者，鼻也。鼻头色青是肝木挟寒乘脾（木克土）之象，临床表现为腹中痛，极度怕冷，甚者口唇发青，表明阳气衰败，阴寒内盛，此为重证，严重者可导致死亡。鼻头色微黑者是脾虚不能制肾水，肾水上犯之象，是水难侮土，肾阳衰弱，寒水凝聚不化的表现。

2. 望面部

面色发黄，分两种。第一是淡黄色，"胸上有寒"，是脾不能生金，脾肺之气虚寒，营血不布，寒饮内伏胸膈之象。色黄是土郁而见本色，但非上有寒饮遏之而使之郁，所以，此为脾虚不化，饮停于上的表现。第二是色黄鲜明如橘色，临床表现为便难，是湿热蕴结，脾气郁滞不运所致。便难，《医宗金鉴》指小便难。面色发白是亡血，血不上荣于面的表现。《灵枢·决气》："血脱者，色白，夭然不泽"。面色微赤，非时者死，此为阴虚阳浮欲脱之象，贫血者常见。《灵枢·五气》："设微赤，土得火色似相宜，微赤而非时，则非生土之火，而为克金之火，又主脏躁而死矣。"面色发青为痛，血脉凝滞，剧烈疼痛或严重创伤的患者多见。面色发黑为劳，黑而枯萎，此为劳伤肾，肾精不足，其色外露的表现。面色发赤为风，风为阳邪，多从火化，火性上发，风热上扰。面色鲜明者有留饮，面部特别白而明亮，则为病态，为水饮上泛于面，尤氏有云："水病人目下有卧蚕，面目鲜泽也"。

3. 望目

目为神气之所生，五脏六腑之精气皆上注于目。目睛光明活泼，而脏真乃足。目正圆，为两目直视不合；眼珠不能转动，属痉病晚期；阴竭血

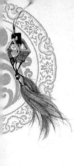

亡，五脏精气内夺，肝风内动，不能滋润眼睛，如鱼眼。

痉不治是指产妇亡阴容易引发痉病，多难治。其他实热疾病到了垂危阶段也可出现，此为"风热强盛，脏气已绝"的表现。

师曰：息摇肩者，心中坚，息引胸中上气者，咳；息张口短气者，肺痿唾沫。（5）

4. 望呼吸、形态

一呼一吸为一息，正常人呼吸均匀。"息摇肩者，心（胸）中坚"是呼吸困难的表现，呼吸时两肩耸动，即抬肩以辅助呼吸肌收缩，这样子的病人一般通气功能较差。呼吸困难，有虚实之分，本条所论属于实证，指出"心中坚"是胸中有稠黏之痰，壅塞之气的表现，呼吸出入不利，必然兼有满、喘、咳、吐等症。虚证息摇肩为正虚气脱之候，如《肺痿肺痈咳嗽上气病脉证治》："上气面浮肿，肩息，其脉浮大，不治"，为正气虚脱之候，预后较差。"息引胸中上气者，咳"，胸中是肺所主也，宗气之所在，胸中有病邪阻滞气机，则肺气不降，呼吸时引气上逆，必然发生咳嗽，此证多见于外感，内伤咳嗽亦不少见。"息张口短气者，肺痿唾沫"，短气唾沫多的，可能是肺痿。肺痿乃因肺气不足，肺叶痿弱所致，肺叶痿弱，不能司正常的呼吸，张口呼吸短促，津液不布，故从火而为沫唾矣。

师曰：吸而微数，其病在中焦，实也，当下之即愈；虚者不治。在上焦者，其吸促；在下焦者，其吸远，此皆难治。呼吸动摇振振者，不治。（6）

5. 察呼吸辨病位及预后

察呼吸辨别病位之上下，分疾病之虚实及预后。我们先来解释几个词语。吸促即吸气浅短。吸远即吸气深长而困难。呼吸动摇振振是形容呼吸迫促而引起的全身振动。"吸微而数"，有虚实不同，本条论述了三种不同情况：第一，中焦邪实，影响气机升降，而致呼吸短促，所谓"中焦阻塞，呼吸不畅"也，此为胃实证，气不降，入气盛少，气至中道而还，不得不济之以微数，此时，当下中焦实邪，邪去气机通畅，其病自愈。此即黄树曾所谓："……按之心下满痛之用大柴胡汤"者也。

若是虚证或本虚标实证，内无阻滞，气可下而不会有呼吸急促的表现。今吸而微数，正如尤在泾所说："为无根失宗之气，呼将自散"是临终前的改变，即呼吸衰竭的一种表现，"不治"。中焦实，而正虚，下实则伤正，不下则邪无出路。中焦实而又正虚，难治。第二，上焦指病在胸肺，吸促是肺阴大虚，故病属难治。第三，下焦指病在肝肾，假如吸气深长而困难，是气欲归而不能骤至，为元气衰微，阴邪所伏，肾不纳气，吸气无权的表现，故难治。《金匮玉函经二注》："……呼出者，心肺主之，吸入者，肾肝主之，心肺，阳也，肾肝，阴也。"呼吸时振振摇动，是气盛而形衰，形气相失，阳已脱而气已散，多见于慢性病后期，难治。从条文中的虚字来看，凡虚证而见呼吸病变时，不论病变在上、在下，多属难治证候。

（二）闻诊

师曰：病人语声寂然喜惊呼者，骨节间病；语声喑喑然不彻者，心膈间病；语声啾啾然细而长者，头中病。（4）

所谓，闻诊就是闻五音：呼、笑、歌、哭、呻。我们还是先来解释几个词语。寂然是指安静而无语声。喑喑然是形容声音低微而不流畅。啾啾然是声音细小而长。声音发于喉咙，受气于五脏，五脏安畅，则气藏于心，音声能彰。因为五音对应五脏，所以我们就可以从语声来诊察疾病的部位。《难经·六十难》说："闻而知之者，闻其五音以别其病"。通过闻病人的呼、笑、歌、哭、呻五种声音，以辨别病变的性质。正常人，其语声虽有高、低、急、徐之不同，但决无特异之处，而各种病人所发生的声音则显然不同。

1."语声寂然喜惊呼者"，魏念庭说："病患（常则）语声寂然，（猝则）喜惊呼……为骨节间病。"。病人安静无声，突然惊骇叫喊，说明病在骨节，属于肝肾。《素问·金匮真言论》："肝病发惊骇"；《素问·阴阳应象大论》说："……在体为筋，在脏为肝……在声为呼。"肾主骨，筋会于节，这就是寂然与惊呼的道理。因为痛在关节，其功能活动严重障碍，故不动则不痛，一动则痛到惊呼。

2."语声喑喑然不彻者"，说话声音不响亮，心隔间病，肺主气，

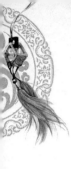

司呼吸，肺居膈上，如结胸或心下痞使气道不宣，而声音不彰，或胸胁疼痛，或者心气虚，发不出声音来，语音低微不彻，此为病在心膈。

3. "语声啾啾然细而长者，头中病"，赵以德说："啾啾者，声小啾唧也；细而长者，其气起自下焦，从阴则细，道远则长"。语声细而长，"其音在羽"，羽为肾之音，肾合督脉交巅与厥阴经会合以及脑，属头中脑骱的疾患。病在头中，大声则更震动加剧，所以语声细，但胸膈气道正常，虽声音细小，而表现清长，可见于偏头痛、巅顶痛之类的疾病。

（三）问诊

师曰：五脏病各有所得者愈，五脏病各有所恶，各随其所不喜者为病。病者素不应食，而反暴思之，必发热也。（16）

"所得"即所喜，是指适合病性的服食居处。"所恶"是指病人所厌恶的服食居处。"暴思之"有思、食两种含义，可以引变脏气以助邪气。五脏病的喜恶宜忌，包括时令、气候、情志、饮食、居处等各方面。五脏者，得其所喜所宜，便有助于脏气的恢复，阻止病邪的发展，即愈。失其所喜所宜，加重病邪的发展则无助于脏气的恢复，干忤脏气而助邪。例如：心主血脉，心热胜则血脉伤；肺朝百脉，肺寒则气留滞；肝主筋，风胜则筋拘急；脾主肌肉，湿胜则肌肉臃肿；肾主骨生髓，燥则骨失所养而无力。假如，病人饮食习惯突然有大的改变，此为邪气改变了脏气所致，食后可助长邪气，而引起发热。故程云来说："食入于阴，长气于阳，必发热也"，体弱，食入难化，聚而为热，食之与其脏气之不相宜，无益于气血，而徒长其病邪。

（四）切诊

师曰：寸口脉动者，因其旺时而动，假令肝旺色青，四时各随其色。肝色青而反色白，非其时色脉，皆当病。（7）

寸口，一名气口，又名脉口，两手六部脉。四时各随其色：肝春青弦，心夏赤洪，脾长夏黄缓，肺秋白毛，肾冬黑石。假如春色白，则不正常，可能为病。

师曰：病人脉浮者在前，其病在表；浮者在后，其病在里，腰痛背强不能行，必短气而极也。（9）

前指关前寸脉。后指关后尺脉。极，此处形容呼吸急促，濒于危笃。说明同一脉象，因出现的部位不同，主病也就不同。本条叙述两层意思：第一是一般情况下，寸口脉浮而有力者，其病在表，是正气抗邪的表现。尺部见浮脉无力者，其病在里，一般是肾阳不足，虚阳外浮，阳气不能潜藏的现象。辨脉时，应结合全身其他情况，如尺脉浮，又伴有腰痛，背强，呼吸短促（肾不纳气归源）则为病在里，主肾虚。注意：不要见浮脉就认为一定为表证。另一含义是浮脉见于病的前期，是主表证；见于病的后期，是主里证。

六、治则

总则是勿虚虚实实，应补不足，损有余。

问曰：病有急当救里救表者，何谓也？师曰：病，医下之，续得下利清谷不止，身体疼痛者，急当救里；后身体疼痛，清便自调者，急当救表也。（14）

救表救里，何者先来？总的原则是急则先治，里急于表，先治其里，此为变法；先表后里，表里兼治，此为常法。误治造成的表里同病，病在表不可下，误下之后伤其脾胃，表证未除，有身体疼痛，里证下利清谷不止又起。正气已虚，不能抗邪，将会出现亡阳虚脱，急当救里，温复脾肾阳气。待里证解除，清便自调，再解表。此时若用汗法，则更伤其阳，易出现上下两脱之危候。当然，表里双解也不行。结合《伤寒论》，救里宜四逆汤，救表宜桂枝汤。

夫病痼疾加以卒病，当先治其卒病，后乃治其痼疾也。（15）

若遇痼疾加卒病，要先治卒病，后治痼疾。原因有三：一是新病初入，一般容易治疗；二是新病势急，不先治则易转剧，病情深入，致病情更加复杂；三是新病导致久病加剧时，治新病要兼顾旧病。

夫诸病在脏，欲攻之，当随其所得而攻之。如渴者，与猪苓汤。余皆仿此。（17）

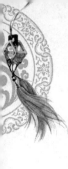

此条重点告诉我们要审因论治，治病求本。即实邪在里（脏），随其所得而攻之。所得有两个含义：一是指病邪所依附或所结合的有害物质。《金匮要略心典》："无形之邪，入结于脏，必有所据，水、血、痰、食、皆邪薮也。"外邪大多是无形的，侵入人体后往往与体内有形之邪相结合，因而腹结不解。治疗时攻逐有形之邪，实邪清除，无形之邪便失去依附。例如：渴而小便不利，热与水相结而伤阴，当予猪苓汤滋阴利水，水去热除，随之而解。热与食结宜小、大承气汤，热与血结宜桃仁承气汤。二是指采取适合病人的方药，进行治疗。

师曰：五脏病各有所得者愈，五脏病各有所恶，各随其所不喜者为病。病者素不应食，而反暴思之，必发热也。（16）

此条主要讲述了要按疾病情志护理，浅显易懂，就不赘述了。

七、疾病预后

问曰：寸脉沉大而滑，沉则为实，滑则为气，实气相搏，血气入脏即死，入腑即愈，此为卒厥，何谓也？师曰：唇口青，身冷，为入脏即死；如身和，汗自出，为入腑即愈。（11）

本条论述卒厥的预后。邪气内闭之人，可见到以沉大而滑为主的脉象。左寸候心主血，沉大为心血瘀实；右寸候肺主气，滑为肺气湿浊郁滞，痰气交阻。卒厥也可见脉伏不见者。气血相并即气与血，并走于上，则为大厥。脏藏而不泻，病邪入脏，则邪无出路，入脏则死。邪气深入难出，正气不返。腑泻而不藏，病邪入腑尚有出路，入腑即愈。唇口青为血行凝滞，身冷为阳气涣散，皆是邪气入脏之象，难治。身和为气还血行，汗自出为阳气外达，皆为邪气外泄，即入腑，疾病向愈。

问曰：脉脱入脏即死，入腑即愈，何谓也？师曰：非为一病，百病皆然。譬如浸淫疮，从口起流向四肢者可治，从四肢流来入口者不可治；病在外者可治，入里者即死。（12）

此节重复论述入脏即死，入腑即愈的预后原则。脉脱即脉乍伏不见，是邪气阻遏正气，血脉一时不通所致。口即胸口，心口。《诸病源候论》："浸淫疮，是心家有风热，发于皮肤，初生甚小，先痒后痛而成疮。汁出浸渍肌肉，浸淫渐阔，乃遍体。"从口出流向四肢，病症轻，邪浅在脏中，腑不受邪，脉气逐渐转还。从四肢流来入口，毒气由外渐归内脏，病重。脉绝似脱是邪深入难出，正气不返，入脏即死。

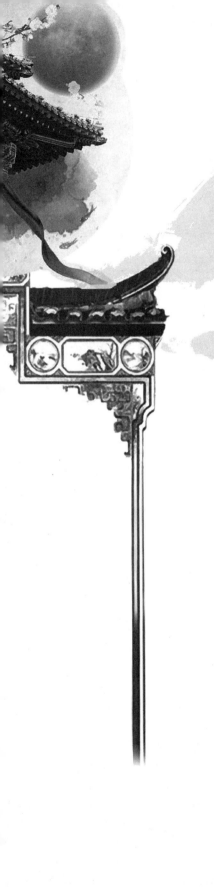

痉湿暍病脉
证治第二

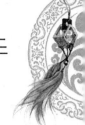

【课堂精华实录】

同学们，现在我们来学习第 2 篇《痉湿喝病脉证治》，本篇包括痉、湿、喝三个病症。

痉　病

首先，我们先来探讨一下痉病。什么是痉病？痉病是由于津液不足，外感风寒，伤及筋脉，以项背强急，口噤不开，甚至角弓反张为主症的疾病，一般伴有脉弦紧有力。无论外感还是内伤均可致痉。本篇所论主要是感受风寒之邪引发的疾病，与后世热盛伤津之痉厥和金疮感染所引起破伤风不同。热盛伤津之痉厥主要病机是火热为燥，导致亡血失津，筋脉失养所致。金疮痉主要是疮口感受外邪，深入经络所致，甚者邪入内脏而死。

一、痉病的成因

太阳病，发热无汗，反恶寒者，名曰刚痉。（1）

太阳病，发热汗出，而不恶寒，名曰柔痉。（2）

太阳病，发热，脉沉而细者，名曰痉，为难治。（3）

太阳病，其证备，身体强，几几然，脉反沉迟，此为痉，栝蒌桂枝汤主之。（11）

太阳病，无汗而小便反少，气上冲胸，口噤不得语，欲作刚痉，葛根汤主之。（12）

太阳病，发汗太多，因致痉。（4）

夫风病，下之则痉，复发汗，必拘急。（5）

疮家虽身疼痛，不可发汗，汗出则痉。（6）

结合原文，本节将痉病的成因分为两类：外感风寒和误治伤津致痉。

太阳病，属于表证，应当发汗解表，但应微汗，不可令其淋漓。假如发汗太过，则耗伤津液，筋脉失于濡养。《灵枢·营卫生会》："夺汗者无血。"

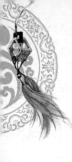

汗与血同源异流，汗为津液所化，汗出过多，津液亏损，津枯血燥，筋脉失养。《素问·生气通天论》："阳气者，精则养神，柔则养筋。"

风病是指太阳中风或风温外风、木枯血燥内风等，本来就多汗，不宜用下法。若误用下法，则伤阴液，再误用汗法就更伤阳气，筋脉失于煦濡出现拘急不舒。治疗上，针对外风要疏风解表，内风要柔润息风、养血祛风。

疮家，由于久出脓血，津血大量亏损，误用汗法则犯虚虚之戒，导致津液更虚，筋脉愈燥，则致痉。

二、痉病脉证

病者身热足寒，颈项强急，恶寒，时头热，面赤，目赤，独头动摇，卒口噤，背反张者，痉病也。若发其汗者，寒湿相得，其表益虚，即恶寒甚。发其汗已，其脉如蛇。(7)

本条论述了外感痉病的主证，外感痉病趋于热化的证候，并指出汗法不当所产生的变证。外感疾病的传变，类于伤寒，一般是由表入里，由太阳入阳明。其基本病理变化是风寒外来，化燥伤筋动风。

"身热足寒"，风为阳邪，伤人多居阳分，阳邪独感于上，则身热于上，而足寒于下。陈修园："……故病痉者，上而身热，未及于下，故下而足寒。"或邪入阳明、邪郁化热，阳气上壅，则时头热，面赤目赤，阴凝于下则足寒。恶寒身热是外感风寒的表现。太阳之经脉，起于目内眦，上额交巅、络脑，下项、挟背，抵腰至足，邪伤太阳经脉则会两目发赤、颈项强直，甚则角弓反张。"独头动摇"是风邪之兆，风为阳邪，其气上行主动也。《黄帝内经》："诸暴强直，皆属于风""头为诸阳之会，风伤阳也"。阳明经脉，上挟于口，故"卒口噤"。

外感痉证应取微汗，若大汗，则为误治。《伤寒总病论》："痉病不易大发汗，宜小汗之。"若发汗得法则风去邪缓，其脉由劲急强直变为曲缓，如蛇在水中和泥中暴出之状，由原来背反张变为腹胀大，乃阴来和阳，痉病欲解之象。若发汗不得法则卫阳受伤，因汗而愈虚，汗液之湿与外寒相合，故恶寒更甚，其脉必紧急而痉不解。

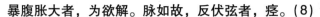

暴腹胀大者，为欲解。脉如故，反伏弦者，痉。(8)

本条是辨别痉病欲解与否的脉证。暴腹胀大，提示舟状腹消失，正气津液将复。脉如故，指痉病本脉弦紧，筋脉紧急之势未缓和，或更沉而弦，提示邪气深入。

三、痉病分类及治疗

（一）分类

刚痉、柔痉、阳明痉病。

太阳病，发热无汗，反恶寒者，名曰刚痉。(1)

风寒外来，卫气抗邪则发热；寒邪凝敛、收引，则恶寒无汗，头项强痛。

太阳病，发热汗出，而不恶寒，名曰柔痉。(2)

《脉经》《诸病源候论》中无"不"字，认为恶寒，提示有表证。太阳中风，风为阳邪，其性开泄，风邪偏盛，腠理疏松，出现恶风、汗出等表虚之象。

（二）治疗

1. 柔痉

太阳病，其证备，身体强，几几然，脉反沉迟，此为痉，栝蒌桂枝汤主之。(11)

栝蒌桂枝汤方：

栝蒌根二两　桂枝三两　芍药三两　甘草二两

生姜三两　大枣十二枚

上六味，以水九升，煮取三升，分温三服，取微汗。汗不出，食顷，啜热粥发之。

此为太阳表虚证，具有汗出恶风、发热的症状，并见"身体强，几几然"，延伸颈貌。脉不浮，反沉迟是津伤于里，营卫之行不利。魏念庭："如为伤寒太阳之中风也，其脉必浮今反沉，其脉必缓今则迟，是沉者浮之反，迟者缓之过也"。沉为痉之本脉，迟不是内寒，而是沉迟之中，必带弦紧，按之有力，与里虚寒证之脉沉迟无力者不同。此脉证为风邪化燥

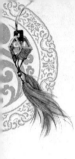

之痉病。栝蒌桂枝汤主之。

栝蒌桂枝汤，清热生津，滋养筋脉，调和营卫，解太阳卫分之邪。栝蒌桂枝汤由桂枝汤加减而来，桂枝汤证是风邪外来，太阳之气运行受阻，邪正交争于太阳经的头项部分；本证（痉病）是太阳主筋所生病，项背强直，俯仰不能自如，尤其是全身太阳经脉所过之处，出现筋脉强急状态。与桂枝加葛根汤证项背强几几，亦是有差别的。栝蒌桂枝汤中，栝蒌味苦入阴，生津彻热，滋养筋脉，益阴血；桂枝汤调和营卫，解太阳卫分之邪。宜微汗。汗不出啜热粥。以水九升，煮取三升，温服，每次一升，每天三次。用热粥取水谷精微以滋汗源，致谷气内存，则易于酿汗，以驱邪外出，汗后又不易伤正，痉急亦解。

本病区别于桂枝加葛根汤证，"太阳病，项背强几几，反汗出恶风者，桂枝加葛根汤主之。"桂枝加葛根汤证是太阳中风，阻滞津液不能散布，经输不利，筋脉失于濡养所致，颈项强急不舒，严重时连及背部，重在解肌。葛根，宣通经脉之气，助解表，疏通经脉；桂枝汤为群方之冠，外解肌和营卫，内化气之阴阳，所以桂枝加葛根汤可解肌祛风、升津舒筋，是治项背强直的专药。

临床案例

男儿，4岁，发热头痛，频繁呕吐，诊为"流脑"。住院时采用抗药素、支持疗法。10多天后，病情发展：呈昏睡状，神志不清，频频抽搐，10余次每日，一次约数分钟，自行缓解。角弓反张，两眼上吊，牙关紧闭。40天后配合安宫牛黄丸、银翘散和天花粉。3天后，抽风减少，神志渐清，体温正常，能进饮食，出院。抽搐未完全止，两个月来延医数人，多用寒凉生津之品及羚羊角、钩藤息风解痉之类治之，少有效验。

患儿面色㿠白，唇舌色淡，精神疲惫，大便溏，手足不温。此为过用寒凉，挫伤阳气，不仅脾胃损伤，而且气阴皆虚，不能濡养筋脉。遂以栝蒌桂枝汤，服5剂，抽搐次数明显减少，程度减轻，后又加白术、当归、党参调治一个月，痉愈。

2. 刚痉

太阳病，无汗而小便反少，气上冲胸，口噤不得语，欲作刚痉，葛根汤主之。（12）

葛根汤方：

　葛根四两　麻黄三两（去节）　桂枝二两（去皮）　芍药二两

　甘草二两（炙）　生姜三两　大枣十二枚

　上七味，㕮咀，以水一斗，先煮麻黄、葛根，减二升，去沫，内诸药，煮取三升，去滓，温服一升，覆取微似汗，不须啜粥，余如桂枝汤法将息及禁忌。

太阳表实证表现为发热、恶寒、无汗，头项强痛。正常情况下无汗小便多，有汗小便少，而痉病津液不足，肺失通调，营卫三焦之气皆闭，则出现"无汗而小便反少"的现象。病邪既不能从汗外泄，又不能从尿下行，必逆而向上，气上冲胸。邪阻筋脉，客于会厌，阳明筋急，颈强急，则口噤不得语。邪气方盛于表，是欲作刚痉之初。病人同时出现太阳表证，以风寒表实为主，阳明受邪，表现在邪犯胃肠，尚未化热（热轻）。此为太阳、阳明同时受邪，相合为病。葛根汤主之。

葛根汤，发汗祛邪，升阴养津，舒缓筋脉。急以桂枝汤，调营卫。麻黄开泄太阳、阳明之邪，邪从经络入筋，又从经络泄之，表气宣，则里气通。葛根味甘气凉，能起阴气升津液，滋筋脉舒其牵引，清热解肌，又能引水津上达，为阳明经之引经药，能升举陷入阳明经之邪气，又佐麻黄之力，将升提之水液，推运至毛，驱之外，背热汗出，继而周身汗出，邪从肌表而散。芍药养阴生津，利小便，有较好的利小便作用，一般无汗不能用芍药，但此处芍药配甘草，益营血，舒筋解痉，制约麻、桂发汗之猛，去大汗而无制之虑，但痉病不能发汗太过。芍药还佐葛根以利血脉，缓筋脉。姜枣以调营卫。

章虚谷说："先煎麻、葛者，杀其轻浮升散之性，使与诸药融和，以入肌肉营卫而疏通之，则邪自可外解矣。"先煎防其升散太过，减弱麻黄走散、慓悍之性，以免药后发生心烦、心悸、头晕等副作用。"沫者浊气也，去沫，取其清扬发腠理之义。"先煎葛根防其升散太

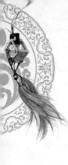

过。葛根的现代进展表明：本方可用于动物实验，是治心脑血管系统疾病的良好药物，具有抗血小板聚集、抗变态反应以及免疫抑制等作用。

桂枝汤适用于太阳中风证，表现为有汗恶风；麻黄汤适用于太阳表实证，表现为无汗恶寒；本证不能用麻黄汤是防止发汗太过，不能用桂枝汤是因为此证无汗，只适用葛根汤，解表发汗，升津解痉。

临床案例

案1

一商妇，每至秋季则常大苦喘息，动作不自如，有如废人，求治于余。往诊之，支臂于炉架而坐，已数十日不动，亦不能睡，若将此坐形稍倚侧之，则立即喘悸。食仅碗许。问其发时，自脊至颈如板状，回顾亦痛。以一医之劝，用八味丸数百两，喘少减云，与葛根汤5帖，得以起步，再服痊愈。《皇汉医学》

此为太阳、阳明两经之热并于胸中，而伤肺金清肃之气，致水逆不行之症。

案2

素体强壮多痰，一日晨起感冒，即头痛发热，头痛如劈不能俯，角弓反张，两足痉挛，苔白滑，脉弦迟，项强颈直，确系风邪挟湿侵犯项背，先投葛根汤解其项背之邪。

葛根4两，麻黄2两，桂枝1两，白芍1两，生姜2两，大枣6枚，炙草1两。

药后周身汗出，头痛减轻，项强痉，又给大承气汤。枳实2两，炙厚朴2两，大黄2两，元明粉2两。

得下三次，痉得展，背痉亦松。

（《庄云庐医案》）

3. 阳明痉（痉证变证）

痉为病，胸满，口噤，卧不着席，脚挛急，必齘齿，可与大承气汤。（13）

大承气汤方：

大黄四两（酒洗）　厚朴半斤（炙去皮）　枳实五枚（炙）　芒硝三合

上四味，以水一斗，先煮二物，取五升，去滓，内大黄，煮取二升，去滓，内芒硝，更上火微一二沸，分温再服，得下止服。

此痉病没有表证，主要是里热消耗了津液，产生的动风现象。病邪入阳明之里，阳明里热证已形成，表证失于开泄，邪气内传或邪盛药轻，发汗解表未能驱邪，或病者素体阳盛，外邪易入里化热，耗伤津液，里热壅盛，化燥伤津（痉）。较上条严重。里热壅盛，气上逆，则胸满（含痞满燥实）；热盛动风则口噤，必齘齿，角弓反张，卧不着席。（阳明经起于脚，终于齿）。

痉病不可用下法，这是一般原则。现外邪入里化热成燥是痉病的变证，燥热内结，热甚伤阴，阴液有衰竭的危险。病变不在筋脉，在里热内甚。阳热至极，阴血立消。小小下之尚不足以胜其阳，救其阴，故取用大下方，以承顺其一线之阴气。大承气汤：通腑泻热、急下存阴，直攻阳明之热，非下阳明之实，是痉病的救急措施。小下不足以胜其阳，救其阴，故大下，使太阳、阳明之邪，一并由中土而散，大有起死回生之妙，否则真阴耗散，则难以挽回，是急则治其标之法。徐忠可说："前用葛根汤，正防其寒邪内入，转而为阳明也。若不早图，至背项强直，外攻不已，由入而胸满，太阳之邪仍不解，气闭而口噤。"《黄帝内经·灵枢》："热而痉者死"，上、中、下三焦热邪充斥，死不旋踵矣。

下法之后，其治疗大法仍以滋养津液、舒缓筋脉为主。如属阳明，则用白虎加人参汤，滋养阳明之燥；属少阴，用黄连阿胶汤，救少阴之阴。壮火食气，大热之后必然气虚，最后以竹叶石膏汤收功，清热生津、益气和胃。然而既有下之重伤其阴之大戒，复有下之救其阴之治法。学者欲为深造，端在斯矣。

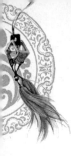

湿　病

　　湿有外湿、内湿之分，也有挟风、挟寒、挟热之别。外湿（风湿、寒湿、湿热、暑湿）之邪在肌肉关节，以发热身重，关节疼痛为主，外湿多挟风寒，易伤肌肉关节。本篇以外湿及其兼证为主。内湿多由过食生冷，损伤脾胃所致。二者常相互影响，难以截然分开。

一、病因

　　关于病因本篇无专门条文论述。结合临床，常见病因有"汗出当风""久伤取冷""饮酒汗出当风""汗出身劳，衣里湿冷""汗出入水中浴，水从汗孔入得之"等。一般在表、在上者为外湿，在里、在下者为内湿。外湿之伤于上者，即感受雾露之邪，或因连绵久雨，或受潮湿等地气而成。内湿多由饮食不节，过食生冷酒类所致。内湿易招致外湿，其人平日土德不及，而湿动于中，由于气化不达而湿侵于外，外内合邪；外湿易引动内湿，外湿困脾，脾不健运。"诸湿肿满，皆属于脾"，不论内湿、外湿，皆与脾有关；"脾不虚，湿不生，肾不虚，湿不留"，湿邪的产生不仅与脾有密切关系，亦与肾阳不足息息相关。

二、辨证

（一）湿痹

　　太阳病，关节疼痛而烦，脉沉而细者，此名湿痹。湿痹之候，小便不利，大便反快，但当利其小便。（14）

　　本条论述了湿痹证候及其治法。湿痹是因湿流关节，阳气闭塞而产生的一种以疼痛为表现的疾病。湿为六淫之邪，湿邪致病也可以从外受而见表证，先伤人之太阳，所以太阳证必备。湿邪重浊，易流关节，关节疼痛而烦，疼痛剧烈，烦躁不宁。湿邪不仅流注关节，而且内合于脾，形成内外合邪之证，内外合邪，湿邪重浊凝滞，脉沉主里，脉细主湿。湿性黏腻，大便排除不畅。湿阻于中，阳气不通，膀胱气化不利，则小便不利。

本条是外湿引动内湿，以内湿为主，而且以"中湿"为切题。治疗上要利小便，外湿则用微汗之法。李东垣："治湿不利小便，非其治也。"如何辨外湿、内湿之先后关系？①先见关节疼痛，恶寒发热，继见泄泻，小便不利，为外湿引动内湿，法当微汗以解表祛湿，多能达到表解里自和。②先泻泄，小便不利，又出现关节疼痛，微发热恶寒，是内湿招引外湿，应先治内湿，气化行，里湿去，阳气舒展，外湿可望自解。本条以利小便为治，注家认为宜用五苓散倍桂枝治之。

（二）湿热发黄

湿家之为病，一身尽疼，发热，身色如熏黄也。（15）

内湿素重之人，再感外湿，内外湿盛，侵及全身关节、肌肉，则全身尽痛。发热是湿邪郁久化热，湿热郁蒸不解，留于肌腠之间，身色如熏黄，黄而晦滞，可用茵陈五苓散。中土虚弱，内湿过盛，容易遭受外湿，是形成的一般规律。

（三）湿病误下辨证

湿家，其人但头汗出，背强，欲得被覆向火。若下之早则哕，或胸满，小便不利，舌上如胎者，以丹田有热，胸上有寒，渴欲得饮而不能饮，则口燥烦也。（16）

湿家下之，额上汗出，微喘，小便利者死；若下利不止者，亦死。（17）

本条论述了湿病误下变证。湿困经脉，痹阻阳气，出现背强，恶寒，故欲得被覆向火。外感寒湿，肌腠闭塞，阳气不能外达，反逆而向上，则但头汗出。《医宗金鉴》："湿家头汗出者，乃上湿下热，蒸而使然，非阳明内实之热，蒸而上越之汗也。"治当用温经散寒、舒展阳气之法。若误用下法，攻其里，则出现诸多变证。胃气不能下达，反逆而上出，则哕。寒湿在上，阳郁不能升腾，则舌上苔，湿润白滑，此为寒热错杂，下热上寒之象。阳内郁则渴欲得饮（丹田有热）；湿在上则不欲饮，反口燥；表湿内陷，气化不行，则上胸满、中纳呆、下小便不利。故治外湿宜发汗，治内热宜利小便。若非真正蕴结成实，湿去燥存的里实证，下法断不可用。

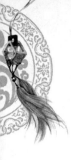

第17条，素体里阳虚，误下更虚，虚阳上越，则额汗出，微喘，小便不利是阴气下脱，下利不止是真阳失守，阴脱于下，阴阳两竭，故皆死。

三、治则

上湿纳药鼻中，内湿利小便，外湿微汗。

风湿相搏，一身尽疼痛，法当汗出而解，值天阴雨不止，医云此可发汗，汗之病不愈者，何也？盖发其汗，汗大出者，但风气去，湿气在，是故不愈也。若治风湿者，发其汗，但微微似欲出汗者，风湿俱去也。（18）

本条论述了湿病的发汗方法。外感湿邪先犯体表，客于肌腠，流注关节，卫外之气痹阻则一身尽痛。治应汗解。然汗之后为什么仍不愈呢？①汗不得法，当微汗而大汗。风为阳邪，易于表散，大汗则风邪可去，而湿为阴邪，其性黏滞而不能骤除，微微似欲汗出，主要兼顾阳气，微汗（表湿）使阳气内蒸而不骤泄，在肌肉、关节之间充满流行，缓缓蒸发，营卫畅，内湿俱去，湿邪自无地可容。②天阴雨不止，外湿气甚，疼痛加剧。

湿家病身疼发热，面黄而喘，头痛鼻塞而烦，其脉大，自能饮食，腹中和无病，病在头中寒湿，故鼻塞，内药鼻中则愈。（19）

本条的辨证要点是脉沉细，腹中和，大便快。主证为鼻塞。张仲景第一个提出把药放在鼻中进行治疗，即外治搐鼻法。如鹅不食草、白芷、辛夷等放到鼻中，宣通肺气，祛散寒湿。

四、分型治疗

（一）表实

湿家身烦疼，可与麻黄加术汤发其汗为宜，慎不可以火攻之。（20）

麻黄加术汤方：

麻黄三两（去节）　桂枝二两（去皮）　甘草一两（炙）

杏仁七十个（去皮尖）　白术四两

上五味，以水九升，先煮麻黄，减二升，去上沫，内诸药，煮取二升半，去滓，温服八合，覆取微似汗。

本条论述了寒湿在表的证治和禁忌。湿家挟风寒，必有头痛发热，恶寒无汗等证，如有身痛剧烈（阳为湿遏，邪留肌肉所致），烦扰不宁的表现，则宜用麻黄加术汤，解表发汗、散寒祛湿。表实应发汗，但湿邪不宜过汗。麻黄加术汤，既解在表之寒，又除在表之湿。麻黄得白术虽发汗而不致过汗；白术得麻黄能行表里之湿。《神农本草经》："白术主风寒湿痹""止汗"。《名医别录》："消痰水，逐皮间风水结肿……暖胃消谷嗜食。"苍术走表之力大于白术，临床可随证选药。

本病不可用火攻之。原因有二：①用艾灸、温针、火熏等法，逼其发汗，势必大汗淋漓，则风气去，湿气还。②火热之邪内攻，与湿相合则可出现发黄、鼻衄，湿热相合之象。陆渊雷曰："火攻乃汉末俗医常用之法，故仲景屡屡戒之。"《伤寒论》119条："火气虽微，内攻有力，焦骨伤筋，血难复也"。临床上要时刻注意。

病者一身尽疼，发热，日晡所剧者，名风湿。此病伤于汗出当风，或久伤取冷所致也。可与麻黄杏仁薏苡甘草汤。(21)

麻黄杏仁薏苡甘草汤方：

麻黄（去节）半两（汤泡）　甘草一两（炙）　薏苡仁半两

杏仁十个（去皮尖，炒）

上剉麻豆大，每服四钱匕，水盏半，煮八分，去滓，温服，有微汗，避风。

本条论述了风湿在表的证治和成因。日晡指申酉戌时，午后傍晚前一段时间。阳明旺于申酉戌时，湿土当令，此时邪正交争，胃中有湿热，申时即下午3-5点发热相对高点。本病发热，是由于阴虚所致，伴盗汗，腰膝酸软等；或湿热血瘀，阳明腑实，此热势较高。至于日晡所加剧，不必泥定于肺与阳明，因为肺与阳明同属燥金，日晡为燥金旺时，若以日晡加剧作肺或阳明之病解释，便是曲解。本病即使日晡所不剧，也可用本方。

本症一身尽痛，发热，日晡所剧，湿无来去，风有休作。离经之汗

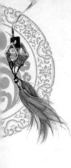
液，既不得外出皮毛，又不能内返于经络，留于肌腠而为湿病，此为人身汗液之湿。或汗出之时，纳凉太过，使欲出之汗不得外泄，留着于肌腠而生湿。宜麻杏苡甘汤。

麻杏苡甘汤，解表除湿，轻清宣化，治疗风湿，剂量宜轻，不宜重，"轻能去实""味淡则能化浊"。本方组方之妙，在于麻黄一味仅用半两，不在于多。麻黄，轻宣上焦，先开肺气，而发微汗。杏仁、苡仁，利肺气，导湿浊，使三焦通利。一升一降，一宣一利，妙在轻清，玲珑剔透。此外，本方加老鹳草、秦艽、威灵仙可以治疗急性风湿热；加小柴胡可以治疗急性肾小球肾炎伴日晡发热者。对症加减，还可以治疗牛皮癣，结节红斑，扁平疣。

本方兼治湿喘，云龙三现：寒喘以小青龙，热喘以麻杏石甘，湿喘以麻杏苡甘。

湿邪为病之特点，计有四项：①湿为黏腻之邪，能使气机不利；②湿邪发热，身热不扬，日晡则甚；③湿热伤人，身重酸楚，懒于活动；④脉来浮濡，舌苔白腻。临床要辨识明白，才可对症施治。

（二）表虚证

风湿，脉浮、身重，汗出恶风者，防己黄芪汤主之。（22）

防己黄芪汤方：

防己一两　甘草半两（炒）　白术七钱半　黄芪一两一分（去芦）

上剉麻豆大，每抄五钱匕，生姜四片，大枣一枚，水盏半，煎八分，去滓，温服，良久再服。喘者加麻黄半两，胃中不和者加芍药三分，气上冲者加桂枝三分，下有陈寒者加细辛三分。服后当如虫行皮中，从腰下如冰，后坐被上，又以一被绕腰以下，温令微汗，差。

风客皮毛，卫阳不固，表虚，汗出，气津伤，则脉浮；湿渍经络，则身重。风湿在表，当用汗法，现汗自出，提示表已虚。

防己黄芪汤益气固表，祛风利湿，仍属微汗之剂。燥土固表之药多固表止汗，黄芪（祛皮肤中水湿，益气固表），温分肉，实腠理，合大枣、甘草调和营卫，养正祛邪。黄芪、防己、生姜，祛风泄湿，驱湿于外，《千金要方》《外台秘要》记载本方都用汉防己，专治风湿，祛肌肉之湿。

黄芪、白术，振奋阳气，健脾燥湿于内，配防己以健脾去风湿。"去风先养血，治湿先健脾"，姜、枣，调和营卫，配甘草以补脾胃，生姜驱湿于外。临床上常用于治疗肾炎表虚不固者。

本方区别于桂枝汤证，桂枝汤证是先发热后头痛，先汗出后恶风，属于卫阳虚也。喘者可加麻黄以平喘；胃中不和者加芍药，即胃痛加芍药以止痛；气上冲胸者加桂枝，降气平冲逆；下者有陈寒加细辛，肾阳不足时日久的加细辛，温阳散寒。服药后衣被覆盖，"温令微汗"。药后反应，若如虫行皮中，正是卫阳复振，风湿欲解之兆，湿从外解。

本证护理方面要注意保暖，中医护理从 1800 年前就有了，"西医是从南丁格尔开始，过去没有"。可见中医学的先进。

伤寒八九日，风湿相搏，身体疼烦，不能自转侧，不呕不渴，脉浮虚而涩者，桂枝附子汤主之；若大便坚，小便自利者，去桂加白术汤主之。（23）

桂枝附子汤方：

桂枝四两（去皮） 生姜三两（切） 附子三枚（炮去皮，破八片）

甘草二两（炙） 大枣十二枚（擘）

上五味，以水六升，煮取二升，去滓，分温三服。

白术附子汤方：

白术二两 附子一枚半（炮去皮） 甘草一两（炙）

生姜一两半（切） 大枣六枚（擘）

上五味，以水三升，煮取一升，去滓，分温三服。一服觉身痹，半日许再服，三服都尽，其人如冒状，勿怪，即是术、附并走皮中，逐水气，未得除故耳。

风寒湿邪相互搏结，湿性黏滞重浊，则八九日不解；风寒湿阻碍气血通畅，影响到肌肉筋脉，出现身体疼痛。风湿相搏，则身重不可自转侧。不呕不渴，即无少阳呕、无阳明渴（无里热），说明风湿在表，无里实。脉浮提示风邪在表（风能令脉浮）；脉虚提示卫阳不振，表阳已虚，体质差，未化热伤阴；脉涩是湿邪。总之，本证为风湿表阳虚而风气偏胜。桂枝附子汤主之。桂枝附子汤，温经助阳、祛风化湿。《伤寒论》也有这个

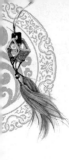

方子，是一个温散之方。

风邪非桂枝不能汗解，非生姜不能宣发。桂枝（重用），去在表之风邪，行营卫走表，有宣通之功，能导引三焦下通膀胱，以利小便。附子逐在经之寒湿，既治寒湿而止痛，助卫阳以固表，又治阳虚，振奋阳气，阳虚表证，最为对证。草、姜、枣，辛甘发散，调和营卫，以理表虚，风湿之邪从外解。草、枣，缓姜、附之性，助桂枝行津液。因芍药酸收，故去之。桂枝附子汤用量大，因风气偏胜，风湿在表，风为阳邪，容易外散，所以用量大，以速复其阳而祛风。

服桂枝附子汤后，风邪虽去，寒湿未尽除，仍然滞留于肌表经络，身体痛烦，不能自转侧。现在小便通利、大便硬，说明三焦气化功能正常，脾困而湿滞肌肉，与湿邪纯然在里不同。程门雪认为："大便坚，应为大便溏。阳虚寒湿之体，服桂枝附子汤后体未复，小便利，大便溏。"金寿山认为："大便坚是大便成形，说明前方服后阳气渐复，但湿气未尽。"总之，湿气偏胜，白术附子汤主之。白术附子汤，温经助阳、逐湿祛寒。

白术附子汤，与前方仅一味之差，即以白术易桂枝，脾阳不足，以白术运脾，且药量是前方的一半。本方微取发汗之剂，使湿邪从肌肉经脉外出。术、附，并走皮中，逐水湿。脾、肾阳不足，附子益火、白术温土，相辅相成。《本经逢源》云："白术，生用有除湿益燥，消痰利水，治风寒湿痹，死肌痉疸，散腰脐间血及冲脉为病，逆气里急之功。"《名医别录》云："白术消痰水，逐皮间风水结肿……暖胃，消谷嗜食。"此外，少量白术可健脾止泻，大量可运脾阳而通大便。（《重用白术治疗便秘34例疗效观察》福建中医药，1981，1）。针对"大便坚"，仲景急下存阴，其治在胃；东垣大补阳气，其治在脾。今风湿相搏，脾失健运，不能为胃行其津液……大便硬，重用白术，运化脾阳，行其津液，使便通湿去。服药后，"一服觉身痹"是手足不仁也，"如冒状勿怪"，有点头晕，像戴上帽子，是术、附药性进入皮里，逐水气，将寒湿排出的表现，"未得除故耳"是还未除掉的缘故，所以不足为奇。《尚书·商书·说命》上说："药不瞑眩，厥疾不瘳"，没有反应则不好。本方在《金匮要略》与《伤寒论》中的用量不同，以《金匮要略》为主。临床应用桂枝附子汤时，可根据病机加白术；用白术附子汤时一般不应加桂枝。

临床案例

> 便秘六七年，多年来，滋阴的麦冬、沙参、玉珍、石斛、知母；润下的火麻仁、郁李仁、柏子仁、桃仁有之；泻下的大黄、芒硝、番泻叶；补益的党参、黄芪、太子参、淮山药、丛蓉、巴戟、狗脊……牛黄解毒丸、上清丸、更衣丸、槐角丸……开塞露、甘油栓、蜂蜜……皆使用过，效果不佳。今诊之，心烦易汗，寐食日减，脉细，苔白滑。治之以生白术 90g，生地 60g，升麻 3g。4 日后，胸鸣矢气，大便豁然而下，服 20 多剂，痊愈。

风湿相搏，骨节疼烦掣痛，不得屈伸，近之则痛剧，汗出短气，小便不利，恶风不欲去衣，或身微肿者，甘草附子汤主之。(24)

甘草附子汤方：

甘草二两（炙）　白术二两　附子二枚（炮，去皮）　桂枝四两（去皮）

上四味，以水六升，煮取三升，去滓，温服一升，日三服，初服得微汗则解，能食，汗出复烦者，服五合。恐一升多者，服六、七合为妙。

本方证是表里阳气俱虚，风湿两盛。风湿已由肌肉，流注关节，关节疼痛，掣痛不得屈伸。风性涣散，阳气不固，则汗出。阳随汗泄，里气更虚，故短气。湿胜则濡泄，阳虚而气化不行，则小便不利。汗出恶风，不欲去衣，身微肿是表阳虚而气滞；短气，小便不利是里阳虚，运化不及。治疗上，以甘草附子汤，温经助阳，益气除湿。风湿证无热自汗便是阳气大虚，当先固阳气为主。甘草、白术、附子，助阳健脾除湿，去内外之风湿，固护阳气，以防汗脱。桂枝，宣通营卫，并祛风，乃补中有发。白术、甘草，健脾燥湿。桂枝、甘草，散风邪助心阳，同时，炙甘草还可甘以缓急。所以病邪已入关节，意在缓而行之，以炙甘草为主，得微汗则外解。本方在临床上常用于风湿性关节炎、类风湿关节炎、坐骨之痛、肌肉萎缩等病症。

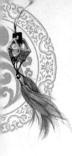

暍　病

暍病即伤暑，以发热自汗，烦渴尿赤，少气脉虚为主症，每兼寒挟湿，形成虚实夹杂之候。中暍、中热之说，意义基本相同，是外感伤暑，与烈日下运行，猝热昏倒之中暍（暑）有所不同。

太阳中暍，发热恶寒，身重而疼痛，其脉弦细芤迟。小便已，洒洒然毛耸，手足逆冷，小有劳，身即热，口开，前板齿燥。若发其汗，则恶寒甚；加温针，则发热甚；数下之，则淋甚。（25）

本条论述了中暍的主要脉证及其误治的变证、坏证。暑多挟湿，暑为六淫之一，伤害人体，先侵犯体表，太阳主人身最外一层，所以先伤太阳。发热恶寒，身重而疼痛，易挟湿，夏令暑湿，湿上蒸。人在气交之中，易受湿邪，湿盛而身痛重。暑邪致病，有季节性，《素问·热论》："先夏至日者，为病温，后夏至日者，为病暑"。暑热伤气耗津，炎热季节，容易汗出，人身之阳，以汗而外泄；人身之阴，以热而内耗，阴阳（两伤）俱不足。脉象外感应浮数，而本症弦细芤迟，均属虚象，阳虚脉见弦细、阴虚脉见芤迟（血流运动无力）均为气阴两伤的虚象，是精气损伤的表现。太阳内合膀胱，外应皮毛，小便之后，热随尿失，一时阳气虚馁，感觉形寒无比，身发鸡皮疙瘩。小便完之后，精气更伤，阳气不能温养四肢，像冷水浇一般，手足逆冷。由于气伤，稍有劳累（更加耗气），则扰动其阳，出现身热、口开而喘，前板齿燥等，是气阴两虚之候，为胃中津液损伤的表现，口开是胃热内扰，气逆作喘。

暍病，伤暑也。暑为阳邪，最为耗气、伤津，导致气阴两虚，出现发热、自汗、烦渴。暍病为夏至以后之病，阳极阴生之后，阴气已长。当中暑大汗之时，腠理开展，卫阳空虚，表气已虚，汗出恶寒。本节治疗未出方，以证测方，可考虑李东垣的清暑益气汤以升阳、益气、除湿或王孟英的清暑益气汤，以益气生津。本证禁汗，汗者阳更虚；禁下，下之津涸液竭；禁针，针后发热伤阴加剧。

太阳中热者，暍是也。汗出恶寒，身热而渴，白虎加人参汤主之。（26）

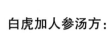

白虎加人参汤方：

知母六两　石膏一斤（碎）　甘草二两　粳米六合　人参三两

上五味，以水一斗，煮米熟汤成，去滓，温服一升，日三服。

本条论述了伤暑偏于热盛的证治。感受暑湿，由表入里，引起阳明经病。暑热重蒸，迫津外泄，耗气伤津，汗出过多，卫表空虚，卫外阳气不足，出现恶寒，故此处恶寒不可解表。所以本病特点是先汗出后恶寒，要与伤寒或中风表证相区别。暑为阳邪，暑热炽盛，里热汗多伤津，无津液上润，故身体灼热而渴，也可伴有心烦、尿赤、口舌干燥、少气倦怠、脉虚或大而无力的表现。

叶天士："夏暑发自阳明，故以白虎为主方。"白虎汤四大症：身大热、汗大出、口大渴（阳明经热证）、脉洪大。现在三大症，脉不洪，反大而芤，是精气受到损伤的表现。白虎加人参汤，清热去暑、生津益气，在《伤寒论》中主外感表证，阳明热盛，气津两伤之证。

石膏，辛凉，清内蕴之热，治暑热之邪。知母，苦寒，滋耗之阴。人参，益气生津，添津液而治燥渴也，补汗出之表虚。甘草、粳米（和胃气），补中和中。古代真正好的人参具有补气、生津液的功用，而现在临床上常用的红参，没有生津的作用，反而温燥。临床应用时要时刻注意。王孟英还提出一个"天生白虎汤"，选用西瓜，清热解暑，生津止渴，对此证同样有良好的效果。

太阳中暍，身热疼重，而脉微弱，此以夏月伤冷水，水行皮中所致也。一物瓜蒂汤主之。（27）

本条论述了暑邪挟湿，即暑湿的证治。本病多由于夏月贪凉饮冷，或汗出入水，水行皮中，汗液难出，阳气被遏所致，湿在外，水湿之邪停肌腠，中阳不运，水行皮中，湿又伤阳气，湿盛则阳微也。身热疼重，脉微弱，身热同于伤暑，疼重同于挟湿，气虚则脉弱，因本身阳气偏弱，饮冷反不能自调，随发暑热。

治疗上以瓜蒂散，去湿散水，把水排出体外。瓜蒂汤方：瓜蒂20个，上剉，以水一升，煮取五合，去滓，顿服。瓜蒂，苦寒，散皮肤水气，水气去，则暑气无所依，病自解。瓜蒂即甜瓜之蒂，瓜青时的蒂有效。涌吐

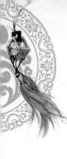
剂主要使阳气往上、往外越，也会产生发汗作用，使水湿散掉。涌则升提阳气，能使微弱之脉自振，将水气运为自汗（而身热疼重，自可除矣）。为什么只用瓜蒂一味药呢？此为"不欲以余药牵制其性。"

若夏季暑热主气，乘凉吃冷东西，引发脾胃不适，伴皮毛受寒，出现汗不出，发热恶寒的症状，还可以辨证使用香薷饮（散），其主要药物包括：香薷、厚朴、扁豆。香薷，有"夏月麻黄"之称，可以发散。厚朴、扁豆，和中止呕。《太平惠民和剂为方》认为此方主要治疗夏天吃了凉东西，受了凉而造成的暑病，在《方剂》中叫阴暑。所以在临床应用时，我们要辨证治疗，阳暑宜白虎加人参汤，阴暑宜香薷饮（散）。

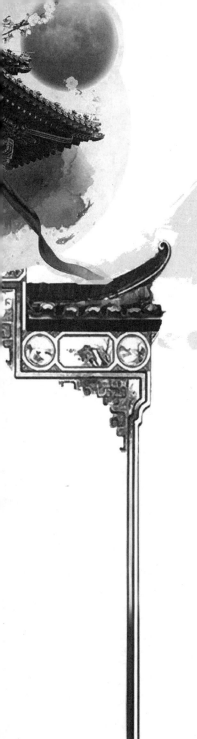

百合狐惑阴阳毒
病脉证治第三

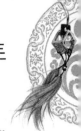

【课堂精华实录】

同学们，现在我们来学习第3篇，包括百合病、狐惑、阴阳毒三个病症。我们来——分析。

百 合 病

首先，我们来解释一下什么是百合病？百合病是一种由于热病之后，余热未尽，或情志不遂，郁而化火，邪伤心肺，导致心肺阴虚内热的疾病。常见症状有：精神恍惚不定，口苦，小便赤，脉微数。本病发生虚多实少，预后良好。治疗上以润肺养阴清热为基本治法。不可妄投汗、吐、下法。下面，我们结合原文，来详细阐述。

病因病机与临床表现

论曰：百合病者，百脉一宗，悉致其病也。意欲食复不能食，常默默，欲卧不能卧，欲行不能行，欲饮食，或有美时，或有不用闻食臭时，如寒无寒，如热无热，口苦，小便赤，诸药不能治，得药则剧吐利，如有神灵者，身形如和，其脉微数。

每溺时头痛者，六十日乃愈；若溺时头不痛，淅然者，四十日愈；若溺快然，但头眩者，二十日愈。

其证或未病而预见，或病四、五日而出，或病二十日或一月微见者，各随证治之。（1）

"百脉一宗，悉致其病"，心主火，主血脉，肺朝百脉，心肺一病（一宗），百脉皆病，心肺阴虚，累及周身，证候百出。心主藏神，肺主藏魄，肺气通脑，心肺阴虚有热，就可以出现文中一系列复杂的症状，包括精神、内热两个方面。《金匮要略心典》："……热邪散漫，未统于经，其气游走不定，故其病也来去无定。"精神症状表现为：邪热扰心，神志恍惚，常默默，欲卧不能卧，欲行不能行；邪游动于胃，饮食或有美时，或不闻食臭；邪流行于表则如寒无寒，如热无热。内热症状表现为：口苦、

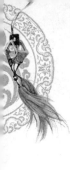

小便赤、脉微数。"得药转剧而吐利也"，药虽治病，然必藉胃气以行之，热邪在胃，胃弱药入而不能行，常见呕吐或下利。百合病是慢性病，其预后需要一定时间，具体时间长短要依据病情的轻重来判断：小便时发头痛，60天愈，说明病情重，治疗时间要长一些；小便时不头痛，伴有身体发冷的样子，40天愈，阳气不能上充于头故头痛，阳气不能固表故淅然，说明病情较轻；尿时快然，伴有头眩，20天愈，是阳气稍虚的表现，病情最轻。那么为什么会出现上述症状呢？肺主通调水道，下输膀胱，肺与膀胱相关，其脉上行于头，入脑络，外应皮毛。所以排尿时，阳气（经气）乍泻乍虚，便引发了上述症状。

治疗上要滋养心肺，养阴清热。临床上常用百合地黄汤以清热养阴、安神润肺。误用汗法，伤及阴津，用百合知母汤，清热养阴、润燥除烦；误用下法，用滑石代赭石汤，清热养阴、和胃降逆；误用吐法，以百合鸡子汤，清热养阴、滋安肺胃。对于发生变证的治疗，伴有口渴宜百合洗方；渴不差宜瓜蒌牡蛎散，生津止渴、引热下行；变热宜百合滑石散，养阴清肺、清热利小便。临床应用要灵活多变，随证治疗。

狐　　惑

狐惑（huò）：惑、蜮，古代是相同的。日本人山田正珍在《金匮要略集成》中称其为射工，又称短狐，是一种古代动物，有毒。《山海经》《说文解字》中记载：射工或短狐，外形像虫，但仅三只脚。关于此病，历代医家观点不同，隋代医学家巢元方认为，狐惑是由湿毒之气所造成；尤在泾认为是虫病；赵以德明确指出："惑乃一种小虫"；李仁众进一步认为狐惑即沙虱（恙虫）。大多数医家认为，狐惑病是感染虫毒，加上湿热温毒而成。治疗原则以解毒杀虫为主，清热利湿为辅。

现代医学对狐惑的理解有两种，一是类似白塞病（口眼生殖器综合征），在地中海沿岸、阿拉伯地区、日本发病率高，主要临床表现有眼部的炎症、出血、玻璃体混浊、失明，口腔顽固反复发作溃疡，生殖器（外阴、肛门）附近的炎症、溃疡，皮肤红斑、溃疡、糜烂、结节等，也可损及脑、中耳、消化道、关节。具体病因未定，可能与病毒、过敏、胶原、自身免疫有关。二是恙虫感染，多在阴囊附近、颈项周围、腋下、腰部裤子束带处，出现化脓、结痂、斑疹、咽头肿疼、齿出血、眼部肿痛、肝脾大、呕吐下利及神经症状。

结合现代医学的解释，我们可以将狐惑病的病因病机归纳为：感染虫毒，或虫因湿热而化生。湿热主要来源于四个方面：①或因伤寒热性病之后，余热未清；②或在麻疹后期，余毒未尽；③其他湿热因素引起；④中气虚，热湿内生。湿热具备了恙虫寄生的条件，湿热之邪停积在幽阴之处，日久蒸腐气血而化痰浊，经过风化成虫，虫毒腐蚀其不同部位而成狐惑病。

（一）气分病治疗

狐惑之为病，状如伤寒，默默欲眠，目不得闭，卧起不安，蚀于喉为惑，蚀于阴为狐，不欲饮食，恶闻食臭，其面目乍赤、乍黑、乍白。蚀于上部则声喝，一作嘎。甘草泻心汤主之。（10）

甘草泻心汤方：

甘草四两　黄芩　人参　干姜各三两　黄连一两　大枣十二枚　半夏半升

上七味，水一斗，煮取六升，去滓再煎，温服一升，日三服。

湿热久蕴，闭阻于卫阳，状如伤寒，本病初起，有发热恶寒，病情进展快。湿热内蕴，上扰于心引起默默欲眠，目不得闭，卧起不安；湿热内蕴，内伤脾，胃气不和出现不欲饮食，恶闻食臭；瘀积之毒，湿热之邪，散漫不定表现为面色变幻不定，乍赤、乍黑、乍白；湿热蚀于咽部，伤及声门，蚀于上部则喝，蚀于下部则咽干，咽为肝胆之候，病自下而上冲，可生痈化脓。总之，湿热虫毒上蒸，则灼口、舌、眼；下注便犯及二阴；外溢则皮肤黏膜病变。前后二阴内属肝、为肾主，肝胆上通咽喉，肝开窍于目，肝绕阴器。狐惑病病程较长，容易反复发作。治疗以解毒杀虫、清化湿热为主，甘草泻心汤主之。

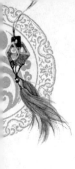

本病为湿热上冲下注所致。上下交病，需治其中。甘草泻心汤，清热化湿、安中解毒。《伤寒论》中用于治太阳病证几经误下，以致中虚邪陷，客气上逆而形成的心下痞证。所以本方的特点是治于中。狐惑病不仅局部表现明显，而且五脏皆受其累。湿热蕴久，蒸腐气血，内损心肺、肝肾、脾胃，邪热上扰神明。脾虚生内湿而招致外湿，故仲景在常法之中注意到健中，以胃气为本，从脾胃治，复其升降之职，则一身之水火既济，阴阳调和。

本方中，甘草为君，保胃气，杀虫解毒；人参补脏气，安心神；黄连、黄芩泻心火，去湿热，解毒；虫得辛则伏也；姜夏，辛燥化湿；虫积之来，亦非一日，其脏必虚，大枣、甘草和胃扶正。

蚀于下部则咽干，苦参汤洗之。（11）

苦参汤方：

苦参一升，以水一斗，煎取七升，去滓，熏洗，日三服。

三部之病，由中州发起，脾虚不运，升降失常，气痞于中，而挟有湿热之毒，寒热交错。前阴是足少阴肾经所主、足厥阴肝经所过，通于咽。蕴积于前阴的湿热之邪，循经上冲则咽喉干燥。苦参汤治之。苦参汤，清热解毒、杀虫化湿。苦参，苦寒，归心、肝、胃、大肠、膀胱，清热除湿，祛风杀虫，利尿止痒。洗涤局部以杀虫、解毒、止痒、泻下陷之热毒以治其本，病则自内而外出。

蚀于肛者，雄黄熏之。（12）

雄黄

上一味为末，筒瓦二枚合之，烧，向肛熏之。

雄黄，辛、苦，温，归心、肝、胃经，解毒杀虫（外用），熏以通浊道，阳能胜阴，燥湿杀虫，是一味很好的解毒杀虫药。雄黄质量最佳者称为雄精，其次为腰黄。《中药学》（上海科技出版社，1986，凌一揆）上明确提出，雄黄，别名明雄黄、雄精、腰黄，辛、苦、涩，归心、肝、胃经，可解毒、杀虫，外用，或丸内服，具有燥湿去痰、截疟、定惊的功效。火煅分解氧化为三氧化二砷，有剧毒。能从皮肤吸收，不能大面积外用或持续使用。

（二）血分病治疗

病者脉数，无热，微烦，默默但欲卧，汗出，初得之三、四日，目赤如鸠眼；七、八日，目四眦黑。若能食者，脓已成也，赤小豆当归散主之。（13）

赤小豆当归散方：

赤小豆三升（浸，令芽出，曝干）　当归

上二味，杵为散，浆水服方寸匕，日三服。

我们先来分析原文：脉数，无热，微烦，默默但欲卧，此为里热所致，病无表热；汗出是内热甚郁而不宣，深入血分，迫津外出的表现。开始的三四天，目赤如鸠眼，即目虹膜炎，不是结膜炎，是血中有热，随肝经上注于目，即将成脓的征兆。往后发展病情严重，到了第七八天，目四眦黑，出现畏光的表现，是瘀、热、血内积，热腐内败。若能食者，说明人体正气有余，是已成脓，病势局限于局部的表现，肛旁有化脓，不复，则散漫于胃腑。相反若不能食，是未成脓。

临床案例

女，41岁，因居住潮湿，20年前发病，发冷发烧，关节疼痛，目赤视物不清，皮肤起有大小不等硬斑，口腔、前阴、肛门均有溃疡。20多年，时轻时重，缠绵不愈。近来月经先期，色紫有块，黄白带，五心烦热，咽干，失眠，声嘎，手足指趾硬斑，大便干结，小便利黄，脉滑数。

分析：此为病久损伤气血，脉细数，形神俱不足之象，虚中挟实。治疗以凉血解毒，清利湿热，调补气血为主。治疗上以甘草泻心汤加大黄、木通、龙胆草内服；苦参水熏洗前阴；雄黄粉熏肛，熏后，肛门有蕈状物突出肛外，奇痒难忍，苦参洗后，渐还收回。服药期间，大便排出大量恶臭黏液，阴道排出多量带状黏液。治疗4个月，诸症消失。停药一年，未见复发。具体方药如下：

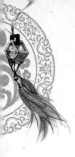

赤小豆 25g，当归 10g，苦参 12g，金银花 12g，知母 12g，生薏米 25g，车前子 10g，熟地黄 18g，怀山药 15g，党参 12g，黄芩 12g。

预后饮食方面：病状呈周期性增剧或缓解，病程长达数十年，也有部分自愈。饮食禁忌：动物性脂肪食物、砂糖、生菜、酒类，似与本病发病有关；忌油腻、生冷、辛辣。

阴 阳 毒

阴阳毒，多数医家认为是感受天地疫疠或感受疫毒所致。

阳毒之为病，面赤斑斑如锦纹，咽喉痛，唾脓血。五日可治，七日不可治，升麻鳖甲汤主之。(14)

阴毒之为病，面目青，身痛如被杖，咽喉痛。五日可治，七日不可治，升麻鳖甲汤去雄黄、蜀椒主之。

升麻鳖甲汤方：

升麻二两　当归一两　蜀椒（炒去汗）一两　甘草二两

鳖甲手指大一片（炙）　雄黄半两（研）

上六味，以水四升，煮取一升，顿服之，老小再服，取汗。(15)

阳毒是疫疠火毒之气，火毒内蕴，扰于营血，血分热盛（热毒）。热熏于上则面赤，血热行于皮下则斑斑如锦纹；火毒上灼咽喉出现咽喉痛；火毒上迫胸膈则吐脓血，热盛内腐成脓，说明本证病势凶险。病发早期，毒邪未盛、正气未衰，治疗相对容易。日久毒盛正气亏虚则难治。阳毒类似于现代医学的红斑性狼疮，是一种免疫系统疾病。

阴毒是感受疫疠阴毒之气，毒邪固于里，血瘀凝滞，经脉壅塞不通，表现为面色青，身痛如被杖；咽喉痛说明里边还有热毒。《脉经》："阳毒脉络大数，阴毒脉沉细紧数。"故也可以从脉象上进行辨别。

升麻鳖甲汤清热解毒、活血排脓，以解毒行瘀为主。升麻，甘、苦、平，微寒，无毒，能吐能升，主解百毒，辟瘟疫邪气，入阳明经，以清阳明经之热。鳖甲，酸平，无毒，可活血凉血，散瘀排脓，养阴清热，软坚散瘀。甘草，解百毒，使中土健旺，运邪外出。赵以德说："尝以升麻、鳖甲之药考之。《本草纲目》谓升麻能解时气毒厉，去咽喉毒，与热毒成脓，开壅闭，疗发斑；当归能破恶血，养新血，补五脏肌肤；甘草和中，利血脉，缓急止痛，调药奏功；鳖甲去恶血，雄黄破骨节积聚，辟鬼邪恶气，骨蒸热极；蜀椒通血脉，调关节、逐肌骨皮肤死肌，去留结破血，治无行时气，诸药所能者如此。"仲景于阴阳二毒之证，总用一方。益可矣，为何？病形虽由阴阳发证，论邪则一，属热毒与血病也。所以不分表里，俱以升麻解热毒为君，当归和血为臣，余者佐之而已，但雄黄、蜀椒理气药也，故病在阴者去之。……阴毒不去蜀椒，蜀椒亦阴中之阳，非若雄黄阳中之阳，故留之以治阴也。

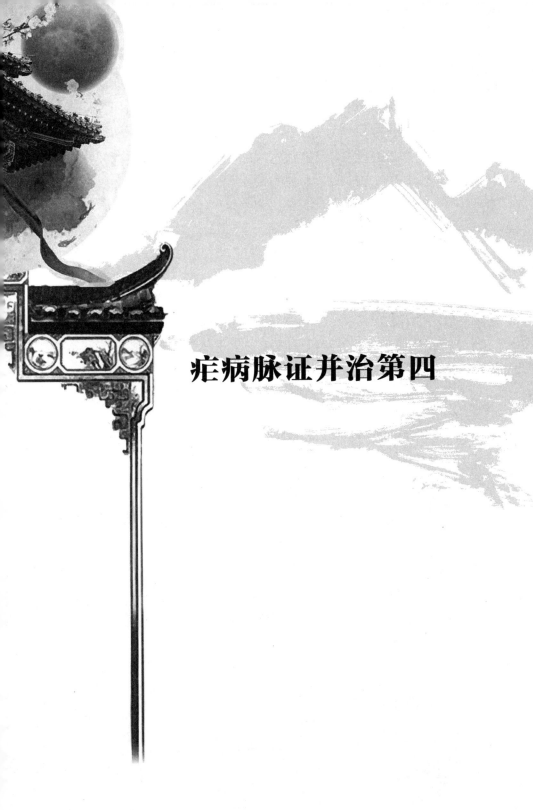

疟病脉证并治第四

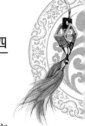

【课堂精华实录】

同学们，现在我们来学习第 4 篇《疟病脉证并治》，全篇只讲述了疟病，我们首先来了解一下什么是疟病？疟病最早记载于《周礼·天官冢宰》。疟病的主症一般表现为，寒战壮热，休作有时，汗出而解，脉弦。但由于病人体质不同，临床症状并不一致，按脉证、寒热的多少，分为瘅疟、温疟、牝疟三种不同类型。疟病日久不愈形成疟母。疟病有一日或间日或三日一发三种情况。《素问·刺疟论》记有六经疟、五脏疟、胃疟。本篇在《黄帝内经》的基础上，对疟疾的病机、症状、脉象、分类、治法都有所论述。

一、疟病的基本脉证

师曰：疟脉自弦，弦数者多热；弦迟者多寒。弦小紧者下之差，弦迟者可温之，弦紧者可发汗、针灸也，浮大者可吐之，弦数者风发也，以饮食消息止之。（1）

"风发"即感受风邪而发热，风泛指邪风。"饮食消息止之"是指酌用适当的饮食进行调治，消息是观察动静，斟酌处理之意。本条论述了疟病的病症机理和治则。

疟病，病位在半表半里，类似小柴胡汤证。邪搏少阳，其脉多弦。邪正相争，病邪入与阴争则寒；病邪出与阳争则热。临床可表现为先寒战后壮热，汗出休止，有一日或间日或三日一发的表现。

疟病主脉为弦脉，常伴兼脉出现。弦脉兼数，提示里热盛，病属阳邪（生于风），应以清法治疗。弦脉兼迟，是阴寒内盛，寒性凝滞，应以温法治疗。弦脉兼小、紧（细小，紧急有力）、沉（有力体内有积滞），提示病邪入里，多兼有食滞，以下法或温下治之。弦脉兼紧而不沉，提示病偏于表，多兼风寒，可发汗或针灸治疗。弦脉兼浮大，提示病偏于上（多指胃中），兼有风疾食邪，可酌用吐法。少阳病禁汗、吐、下，而疟为杂病，邪有不同，略傍三法，以为驱邪之出路，非克如伤寒之真大汗吐下。

疟病治疗上多以汗、吐、下、清为法。里热炽盛，病属阳邪。"风

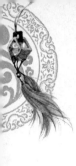

发"，是热极生风，风木侮土，而传热于胃，必然耗损胃中津液。本证"起病急，变化快，有如风邪的特点"。治疗时，选用甘寒饮食辅助之，如梨汁、蔗浆，生津止渴。若治之不愈，则可调其脾胃，此为久疟、虚疟的治疗大法，即《黄帝内经》"风淫于内，治以甘寒之旨"。

二、疟病证治

1. 瘅疟　但热不寒

师曰：阴气孤绝，阳气独发，则热而少气烦冤，手足热而欲呕，名曰瘅疟。若但热不寒者，邪气内藏于心，外舍分肉之间，令人消铄脱肉。（3）

本条论述了瘅疟的病机与证候。唐氏注解《黄帝内经·素问》中说："瘅者，热也。"瘅疟是但热不寒的一种疟病，也有人认为是温疟的一种。瘅疟的病机是阴气孤绝，阳气独发，津液不足，阳热偏盛。阴气就是津液，阳气就是热邪。因风寒舍于皮肤之内，分肉之间，素有肺热，心肾之阴极虚，少水不能制盛火，则发于所盛。

"阴气孤绝"是心肾之阴极度虚弱，太阳无寒水以化气生津，因扩周身，所以阳气偏亢，发为纯热，即阳气独发。烦冤是心中烦闷不舒之象，少气烦冤是阳气偏盛，内外皆热，热淫于内所致，影响心肺。壮火食气，热盛气消，则胸中烦闷，气短无力。邪横溢四肢，则手足热。热邪伤胃（胃阴），胃气上逆，则欲呕。但热不寒，是因阴气内虚，不能与阳相争所致。"邪气内藏于心，外舍分肉之间"形容内外皆热，体若燔炭。对于"令人肌肉消铄"一句的理解，明代《医统本》有两个版本，赵开美认为是脱肉，另一本认为是肌肉，字虽有差，意思相近，两者均认为是热邪充斥内外，耗伤津液，肌肉失养导致了消铄肌肉。"外舍分肉之间"是指皮肤跟肌肉之间，疟邪在半表半里，又偏于胃热。

治疗上可根据病机选用白虎汤、白虎加人参汤、白虎加桂枝汤、竹叶石膏汤等。白虎汤为退热之剂，清心救肺。后世有用白虎加人参汤以增加益气生津之力。而白虎加桂枝汤以治疗先热后寒者为主。

2. 温疟

温疟者，其脉如平，身无寒但热，骨节疼烦，时呕，白虎加桂枝汤主之。(4)

白虎加桂枝汤方：

知母六两　甘草二两（炙）　石膏一斤　粳米二合　桂枝（去皮）三两

上剉，每五钱，水一盏半，煎至八分，去滓，温服，汗出愈。

温疟以发热重恶寒轻，先寒后热，热多寒少，高热时间长，骨节痛烦（表寒之征）为主症，或有汗大出，烦渴，喜饮。其病机是里热炽盛，表邪未解。内之热邪，上并于阳明，伤其胃气，胃失和降则时呕。"脉象如平"，脉也可能和常见脉一样，不一定是弦脉。尤氏"疟非乍感，故脉如平时也"。临床实践也如此。

治疗上以白虎加桂枝汤清热生津、解肌发表。方中以白虎汤，清热生津止呕；桂枝，温经通络，以消骨节烦痛。

注：温疟的无寒单热，瘅疟的但热无寒，温疟的其脉如平，历来都没有统一的认识。

3. 牝疟

疟多寒者，名曰牝疟，蜀漆散主之。(5)

蜀漆散方：

蜀漆（洗去腥）　云母（烧二日夜）　龙骨等分

上三味，杵为散，未发前以浆水服半钱。温疟加蜀漆半分，临发时服一钱匕。

牝疟以寒多热少，或但寒无热，为特征，属阴证。疟病本是邪正交争，以恶寒发热为主症，以休作有时为特征，但有轻重的不同，这与体质差异有关。牝疟因素体有痰饮，阳气被饮邪所阻，或素体阳虚，阳气难以外达，致使疟留于阴分者多，而并于阳者少。

治疗上以蜀漆散，祛痰止疟、助阳散寒。三药各等分，用量 3~4 两。蜀漆（常山苗），祛痰截疟，苗性轻扬，入重阳之界，宣发阳气，是治疟导药。阳虚之体，蜀漆上越之势过猛，恐引起呕吐，以云母、龙骨助阳扶

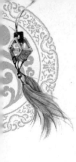

正，镇逆安神，入足三阴，可拒残疟之阴入心肺。云母性偏温，最能祛湿豁痰，升发阳气，举其阳又能吸湿行痰。浆水有镇心安神作用。"温疟加蜀漆半分"，有医家认为温（误）疟应为湿疟，《张氏医通》"稍加蜀漆，则可治太阴之湿疟"，即本方加蜀漆（半两）又治太阴之湿疟。

服用时注意，要在未发前1~2小时服用（临床经验发作前一晚或前半天及前2小时各服一次，确能提高疗效。）《素问·刺疟论》"先其发时，真邪异居，波陇不起，故可治；过时则真邪相合，攻之反伤正气，故曰失时。""三阴者，其道远，故于未发之先服，令药入阴分以祛邪。"

经实验证明，蜀漆较奎宁杀疟虫之功力高若干倍，对疟原虫的抑制率为90%，能迅速控制症状，清除血中疟原虫，但有催吐的作用。蜀漆散是吐顽痰，和阴阳之剂。疾去阳伸而愈。为治疟常用方之一。根据赵锡武经验，小柴胡加常山，先期时服治疟效佳。临床可随证应用。

4. 疟母

病疟以月一日发，当以十五日愈，设不差，当月尽解；如其不差，当云何？师曰：此结为癥瘕，名曰疟母，急治之，宜鳖甲煎丸。(2)

鳖甲煎丸方：

鳖甲十二分（炙）　乌扇三分（烧）　黄芩三分　柴胡六分

鼠妇三分（熬）　干姜三分　大黄三分　芍药五分　桂枝三分

葶苈一分（熬）　石韦三分（去毛）　厚朴三分　牡丹五分（去心）

瞿麦二分　紫葳三分　半夏一分　人参一分　䗪虫五分（熬）

阿胶三分（炙）　蜂窠四分（炙）　赤硝十二分　蜣螂六分（熬）

桃仁二分

上二十三味，为末，取煅灶下灰一斗，清酒一斛五斗，浸灰，候酒尽一半，着鳖甲于中，煮令泛烂如胶漆，绞取汁，内诸药，煎为丸，如梧子大，空心服七丸，日三服。

疟母是怎样形成的呢？疟病迁延日久，反复发作，必致正气渐衰，疟邪可假血依痰，结成痞块，居于胁下而成疟母。赵以德认为："营血内着，不再流行……血并其部，归于脾。"喻昌认为："此必少阳所主之胁胁，外邪盘踞其间，根据山傍险，结为巢窠"。尤氏认为："真邪必假血依痰，结

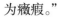

为癥瘕。"

鳖甲煎丸，寒热并用，攻补兼施，行气化瘀，除痰消癥。鳖甲破血为君，余21味，佐之行血、补血、散结、导滞而已。《黄帝内经》："坚者削之，结者散之，客者除之，留者攻之"鳖甲，咸平入肝，软坚散结，消癥，除邪养正，《神农本草经》谓其主"心腹癥瘕坚积，寒热"，合煅灶灰浸酒以祛癥消积，为主药。小柴胡启少阳升降之枢。桂枝汤调和营卫，疏通表里。大承气汤，去积滞，去血热，通络。三方中去甘草嫌其柔缓减药力，枳实嫌其破气直下。干姜、阿胶，温养气血；蜣螂、鼠妇、䗪虫、蜂窠、桃仁、半夏，消血化痰、通络化瘀；丹皮、紫葳，去血中之火；射干、葶苈子，利肺气（凡积必由气结，气利而积消）；石韦、瞿麦，利湿。张璐玉说此方"此方妙用，全在鳖甲之用灰淋酒，煮如胶漆，非但鳖甲消积，酒淋灰汁，亦善消积，较疟母丸之用醋煮，功用百倍"。

本方以祛邪为主，久服应与扶正之剂合用。鳖甲煎丸制剂：煅灶下灰一斗，铁匠打铁时，铁屑伴随火花从灶上掉下来，清酒1斛5斗，比铁灰多了15倍，澄清的米酒，浸灰，灰吸酒约1/2，放入鳖甲一起煮，很短时绞取汁，再加诸药同煎至黏稠，再做丸。

鳖甲煎丸不限于疟母，气血凝滞，腹内肿块者，皆可用。肝硬化、肝癌、脑震荡后遗症患者，因瘀阻脑络，清窍失灵所致者可用。空腹时服7粒，每日3次。

疟病与季节的关系：人与自然息息相关，节气之变化，人身之气亦随之变更。五日为一候，三候为一气，天气为十五日一更。气候变更则气旺，气更当邪解，十五日愈。若不愈，气再更时，气旺则病除，当月尽解。仍不愈，可能是病势凶猛、素体虚弱、失治误治所致。

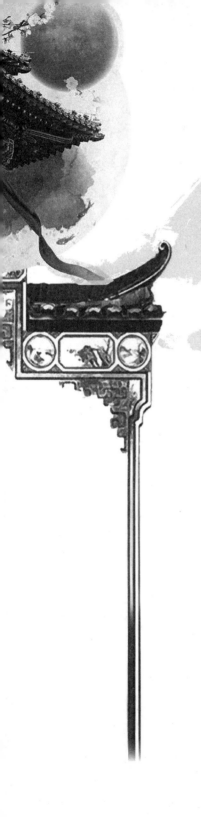

中风历节病脉
证并治第五

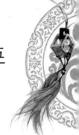

【课堂精华实录】

同学们，现在我们来学习第5篇《中风历节病脉证并治》，包括两个病症，中风和历节。

<h1 style="text-align:center">中　风</h1>

中风以突然昏倒，口眼㖞斜，半身不遂，甚至昏不识人为特点。因发病骤然，变化多端，与善行数变的风类似，故古人类比为中风。中风一病，早在《黄帝内经》即有类似记载，《素问·风论》："风中五脏六腑之俞……各入其门户所中，则为偏风。"《灵枢·刺节真邪》："虚邪偏客于身半。其入深者，内居营卫。营卫稍衰则真气去，邪气独留，发为偏枯"。与《伤寒论》中风有别（外感），本篇主要论述内伤中风。朱丹溪认为："湿土生痰，痰生热，热生风，动风而卒中"，提出中风乃湿热生痰所致。

一、中风的形成

历代医家对此认识不尽相同，但随着年代更替，其理论发展日趋完善。宋代以前侧重于外因，从外风立论。从金元起，则从内因立论。如刘河间认为"心火暴甚""五志化火"，倡"内火召风"。明清以后医家多宗之，认为"风木生于热，以热为本，以风为标，凡言风者，热也。""……肾水虚衰，不能制之，动火生风而卒中"。李东垣认为，"本气自病，正气自虚"。清代沈金鳌《杂病源流犀烛》中说："虚为中风之根"。张景岳提出"非风说"，认为是内伤发展到一定程度而导致的，内伤积损，颓败而然。清代叶天士认为，精血亏虚，肝阳上亢，"精血衰耗，水不涵木，木少滋荣，肝阳偏亢，内风时起"，即"阳化内风"。明代虞抟曾说："夫中风之证，盖因先伤于内而后感于外之候也"。张锡纯认为，"大抵此证，多先有中风之因，伏藏于内，后因外感而激发……"其创立著名的镇肝熄风汤，并提出"脑充血"学说。清代尤在泾认为，"无论贼风邪气，从外来者，必先有肝风为之内应。"以内外二因立论。本篇侧重内虚外风立论，

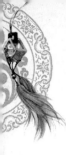

由正气亏虚，偶感外邪所致。

二、病因病机

经脉痹阻、正虚受风寒之邪

夫风之为病，当半身不遂，或但臂不遂者，此为痹。脉微而数，中风使然。（1）

中风的病机是经脉痹阻，瘀塞不通，气血不畅，筋脉失养。黄坤载认为："半身不遂，其初先觉麻木，麻木者气滞而不行也。麻之极则为木，气郁于经络之中阻塞不运，冲于汗孔，簌簌靡宁，状如乱针飞刺之象，是谓之麻；久而气闭不通，肌肉顽废、痛痒无觉，是谓之木。"《灵枢·决气》曰："上焦开发，宣五谷味，熏肤、充身、泽毛，若雾露之溉，是谓气。物之润泽，莫过于气，筋膜之柔而不枯者，气以煦之，血以濡之也，血随气动，气梗则血瘀，气血双阻，筋膜失养，一被外风乘袭而内风应之，则病偏枯。"脉微而数，则中风使然，风因虚中生以脉微、风动而不息以脉数。

寸口脉浮而紧，紧则为寒，浮则为虚；寒虚相搏，邪在皮肤；浮者血虚，络脉空虚；贼邪不泻，或左或右；邪气反缓，正气即急，正气引邪，喝僻不遂。

邪在于络，肌肤不仁；邪在于经，即重不胜；邪入于腑，即不识人；邪入于脏，舌即难言，口吐涎。（2）

本条主要讲述了正虚感受风寒之邪，引发的中风。寸口即寸关尺三部，"脉浮而紧"，脉浮大（无力）是肝肾阴血亏损，阴不敛阳；虚阳浮越于外，是里虚；脉紧是风寒之邪乘虚而入；邪留肌表、经络、血脉，是表寒。表寒与里虚相搏，邪在肌肤。"邪气反缓，正气即急"是指受邪一侧，经脉痹阻，气血不畅，肌肉经络痿而不用，呈松弛状态；健侧气血运行如常，经络肌肉失去对侧的牵拉，反见紧张拘急状态，出现口眼喝斜等症状。

中风有邪在络、在经、入腑、入脏之分：邪在络，肌肤不仁，但活动自如；邪在经表示邪入深，气血不能行于肢体，即重不胜，有不能随意运动之感；邪入腑即不识人，一般认为入胃腑，因为胃为六腑之总司，诸腑受邪，极则归胃，胃热炼液成痰，胃脉上通于心，痰热上蒙心窍，昏不识人；邪入脏即心脏，亦有认为五脏，心为五脏之君主，诸脏受邪，极则归心，舌为心之苗，诸阴脉皆连于舌本，脏气厥而不达于舌下，机息于上，则舌难言，舌纵，廉泉开，而涎自出。

本条的主要意义在于判断疾病轻重预后。现代分中经络、中脏腑（分闭证、脱证），实则渊源于此。

三、证治

1. 侯氏黑散

侯氏黑散治大风四肢烦重，心中恶寒不足者。

菊花四十分　白术十分　细辛三分　茯苓三分　牡蛎三分

桔梗八分　防风十分　人参三分　矾石三分　黄芩五分

当归三分　干姜三分　芎䓖三分　桂枝三分

上十四味，杵为散，酒服方寸匕，日一服，初服二十日，温酒调服，禁一切鱼肉大蒜，常宜冷食，六十日止，即药积在腹中不下也。热食即下矣，冷食自能助药力。

大风有三种含义：①古代一般称大风为疠风，即麻风；②证候名，中风重证；③风从外入，挟寒作势，此为大风。本病以中焦阳虚，气血亏损挟风寒证为主。阳虚阴盛，虚阳上越，阳热灼液为痰，表现为面赤，头眩目昏，重则半身不遂。四肢为诸阳之本，风寒困脾，邪痹经脉阻滞阳气不运，则四肢烦重（沉重难以举动）。风寒之邪直中肌肤脏腑，渐凌心（风淫将入脏也），中阳不足，心中恶寒不足，邪未化热，心中怯怯觉畏寒耳，此为怕冷的症状，是由内虚而心血不足引发。

侯氏黑散，养血祛风、清肝化痰，佐以健脾，扶助中气。长服可达填补、镇静之效。特点是攻补兼施，寒热并用，升降相合，配合特色，方在前，症状在后，很可能是仲景引用了别人的有效方剂。本方适用于中风后遗症，或中风挟寒未变热者。陈修园认为："此方为逐风填窍之神剂，中风初患未经变热者宜之，病后又赖以收功。"

风邪既能挟寒也能挟热。治疗上要寒热并用。治热以菊花，轻升，祛头目风热以清肝潜阳，《神农本草经》中载"菊花主风，头眩肿痛"；黄芩清热；牡蛎平肝潜阳；菊花、防风，去表里之风，疏散风邪；桔梗，化痰通络。人参、茯苓、当归、川芎、白术、干姜补气养血、活血通络、温补脾胃。治寒以细辛、桂枝、防风辛散风寒。礜石（内服：白矾、明矾）可化风痰，煅后为枯矾，味酸、咸，寒，性收涩，具有除湿解毒，化痰祛湿，使诸药留积不散，以渐填其空窍，善排血液中瘀浊，护心的功效。礜石具有"得冷则止，得热则行"的特点。喻嘉言说："礜石，固涩诸药，使之积留不散，以渐填空窍。必服之日久，风自以渐而息。所以初服二十日，不得不用温酒调下，以开其痹者。所以则禁诸热食，惟宜冷食，如此再四十日，则药积腹中不下，而空窍塞矣。空窍填旧风尽出，新风不受矣。"《外台秘要》以此方用于治疗风癫。

慢性病一般 60 天为一疗程，药物就在体内起作用了。《黄帝内经》"塞其空窍，是为良工之理"。若专治表里，风邪非不外出，而重门洞开，出而复入。徐忠可说："外风从外入，挟寒作热，而未变热，邪渐凌心、邪痹阳气不运。"药酒服 60 日，运药力直达经络，以散归风。服药期间忌：油腻、大蒜、鱼肉，恐更增湿热，阻滞经络、气血流通。本方为中风首方，对原发性高血压有显著疗效。

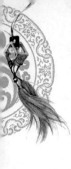

临床案例

顽固性痹证

张某，女性，51 岁，肢体关节疼痛 20 多年，周身肌肉常痛，伴有麻木、沉重，夜间诸症加重。多服用中医药效果不显。近诸症加重，口干不欲饮水，苔厚腻，脉滑。（《经方发挥》）

用侯氏黑散（去礜石）4 剂后，关节肢体沉重等大减，8 剂后症状基本消失。

2. 风引汤

风引汤：除热癫痫。

大黄　干姜　龙骨各四两　桂枝三两　甘草　牡蛎各二两　寒水石

滑石　赤石脂　白石脂　紫石英　石膏各六两

上十二味，杵，粗筛，以韦囊盛之，取三指撮，井花水三升，煮三沸，温服一升。

中风而牵引，即瘈疭也。风淫在经络，手脚痉挛，口眼㖞斜，是癫痫病发作时的状态。风热内侵或盛怒不止，引发脏气亢盛，血热上逆，气血并走于上，出现大厥、神昏或头痛、头晕；风邪入络，经脉阻滞，则四肢瘫痪不运；热伤筋脉则抽搐；热盛炼液成痰，痰浊上蒙，出现癫痫。风性无恒，时发时上，而日数十发。风淫挟火，火性急数，猛不可挡。汪双池说："……风淫在经络者……风淫挟火，火性急数。"脏腑之热，非草木之品所能散，治疗上重在清热息风，宜风引汤。

风引汤，重镇汗阳，清热息风。大黄，苦寒泻下，导热下行，具有釜底抽薪，走而不守的特点。赤石脂、白石膏、紫石英，重镇汗陷，固护心气，补心气之虚。寒水石、石膏、滑石，可以泻火。龙骨、牡蛎，敛阴汗陷。干姜、桂枝，温制诸石之寒，防寒凉伤胃。甘草、干姜，温补脾胃，和中益气。石药六者加龙牡，清热降逆，息风，专治内热生风，风火上升之症。徐思可认为："本证是厥阴风木与少阳相火同居，火发必生风，风生必挟木势侮其脾土，脾气不行聚液成痰，流注四末，以成瘫痪。治疗上桂、草、龙、牡，通阳安心肾；滑石、石膏，清金以伐木；寒水石，助肾水之阴；紫石英，补心神之虚；赤白石脂，与君药性味相反，反佐，厚土以除湿"。

结合现代临床，风引汤主要应用于以下疾病：①热瘫性半身不遂。②癫痫伴有热象者，本方去白石脂，加石菖蒲，常收良效。③小儿麻痹后遗症，余热未尽者，去干姜加桑白皮、地骨皮。④流脑、乙型脑炎、结核性胸膜炎。⑤狂证用时方无效时，主张用风引汤和乌梅丸两方。⑥神经官能症，属风火耗阴型。

3. 防己地黄汤

防己地黄汤：治病如狂状，妄行，独语不休，无寒热，其脉浮。

防己一钱　桂枝三钱　防风三钱　甘草二钱

上四味，以酒一杯，浸之一宿，绞取汁；生地黄二斤，咬咀，蒸之如

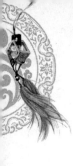

斗米饭久，以铜器盛其汁，更绞地黄汁，和，分再服。

阳气外浮，血虚生热，心肝阴血亏损，风热上扰，扰乱心神，神明错乱，或风升气涌而痰滞，风痰上聚于心，则出现如狂、妄行、独语的表现。此处的狂主要表现为易怒又胆小，易受惊吓。脉浮者，是血虚，脉络空虚之象。若身热脉沉数有力，则是阳明热盛。临床上要注意鉴别。

治疗上以养血为主，佐以祛风。防己地黄汤，凉血清热，滋阴降火，养血祛风。生地汁，蒸绞浓汁，便为养血之大剂，具有清心火，凉血热，养血息风，益精养神，补阴血益五脏的功效。地黄，生则散表，熟则补里，此处蒸熟，归五脏补里，以养阴血。桂枝、防风、防己、甘草，量轻，酒生浸取清汁，将去风药置于养血药之中，意在养血息风，去血中之风。《黄帝内经》："邪入于阳则狂。此狂者，谓五脏阴血虚乏，魂魄不清，昏动而然也"。此方治血中之风，治风邪归附于心。

4. 摩散方

头风摩散方

大附子一枚（炮）盐等分

上二味为散，沐了，以方寸匕，已摩疾上，令药力行。

头风，病在头部经络，是发作性头眩、头痛之类的疾病，即感受风寒引起的头痛。病机是由气血虚弱、脉络涩滞，风、寒、湿邪乘于头面引发，出现经脉挛急作痛，或口眼㖞斜的表现。此证头痛比较严重、顽固。宜摩散方。

摩散方，祛风寒、止疼痛，《千金要方》《外台秘要》都有记载。大附子，温通血脉，疏散风寒湿邪。食盐，味咸微辛，入血分，去皮肤风毒，去皮肤风邪，去上盛之浮热，能渗透络脉，助附子更好地起到活血止痛的作用。《千金要方》认为本方："治头面一切久伏之毒风也"。《张氏医通》说："偏头风遇寒即痛者，属寒伏于脑，用头风摩散。内服恐助其火，火动而风愈来其势矣。"

用此方，涂患处，直达病所。躯壳之病，外治法捷，而无他弊。本方应用时也可用醋调。

5. 续命汤

续命汤治中风痱，身体不能自收持，口不能言，冒昧不知痛处，或拘急不得转侧。《古今录验》

麻黄　桂枝　当归　人参　石膏　干姜　甘草各三两　川芎一两　杏仁四十枚

上九味，以水一斗，煮取四升，温服一升，当小汗，薄覆脊，凭几坐，汗出则愈。不汗，更服。无所禁，勿当风。并治但伏不得卧，咳逆上气，面目浮肿。

《灵枢·热病》曰："痱之为病也。身无痛者，四肢不收，智乱不甚，其言微知，可知，甚则不能言，不可治也。"《金匮要略心典》曰："痱者，废也。精神不持，筋骨不用，非特邪气之扰，亦真气之衰也。"是为气血不足，外风邪侵袭所致。邪留经络，气血循行涩滞，筋脉弛缓无力，身体活动不能自如，或风邪盛而筋脉拘急，不能自转侧。即出现本证所论述的两个不能，一个不知，一个不得。

续命汤，具有祛病延年之功。人参、甘草，补中益气。当归、川芎，养血调营。石膏、杏仁，清热宣肺。干姜和胃温中。麻黄、桂枝，祛风散邪。本方是在麻黄汤的基础上加人参、甘草以补气；当归、川芎以补血；石膏以防热化；干姜以防寒伤胃。全方共奏养血益气，祛风散寒，清热之功。

注：唐宋以前治外风经验丰富，自金元以后，治内风以风、火、痰、虚为治。

 临床案例

急性脊髓炎

男，18岁，上行性麻痹。突然手足麻木，肢体不遂（不完全瘫痪），同时出现严重的阵发性呼吸、吞咽困难，有气息将停之象。瞳孔反射消失，昏昏似睡，呼之不应。入院七天，鼻饲全流饮食，西药治疗无效。中医投续命汤原方，配针剂，服药一剂，翌日，危象顿减。连服4剂，诸症渐失。

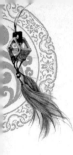

历　节　病

历节病是由于肝肾不足，风、寒、湿内侵所致的以关节剧烈疼痛，逐渐遍历多个关节，或骨关节变形肿大，疼痛不可屈伸为主要证候特点的一种疾病。其痛势犹如虎咬，故《外台秘要》又称"白虎历节"。关节肿大处有时出黄水。历节，遇节皆痛也，类似类风湿、痛风。

一、病因病机

1. 肝肾不足，水湿内侵

寸口脉沉而弱，沉即主骨，弱即主筋，沉即为肾，弱即为肝。汗出入水中，如水伤心，历节黄汗出，故曰历节。(4)

"如水伤心"，血脉为心所主，水湿伤及血脉，故犹言伤心。黄汗是关节疼痛，痛处肿大，溢出黄水。与遍身出黄汗之病有别。本节黄汗的形成有内外两个因素：①内因：两手（六部）脉沉弱，是里证，沉在肾阳不足；弱在肝血亏虚。肝肾不足，筋骨失养，寒湿内侵，郁结为湿热，伤及血脉，流注筋骨，走窜关节，影响气血运行，导致周身关节肿大疼痛出黄汗。②外因为汗出入水、触冒风雨、寝外湿地所致。

历节黄汗与黄汗病的鉴别：历节，汗出色黄，黄汗在局部，关节疼痛，湿热下注，独足肿大，两胫热。黄汗病，汗出色黄，黄汗在全身，汗粘衣，身肿及头面四肢，两胫自冷。临床治疗时不能一味祛风、散寒、胜湿，尤其病之后期，需补益肝肾，填精养血以治其本，使精血充足，筋骨得养，则诸病自平。

2. 阴血不足，风邪外袭，风血相搏

少阴脉浮而弱，弱则血不足，浮则为风，风血相搏，即疼痛如掣。(6)

少阴一指手少阴神门，在掌后锐骨端陷中；二指足少阴太溪，足内踝后五分陷中。弱脉是心血、肾精不足，风血相搏，疼痛如掣。浮脉是风邪入侵，风为阳邪，易伤阴血，筋脉失其所养，风血搏结其间。尤在泾说：

"少阴血不足，风入著而成病"，治疗上以养血为主，治风先治血，养血风自灭。

3. 气虚湿盛，汗出当风

盛人脉涩小，短气，自汗出，历节痛，不可屈伸，此皆饮酒汗出当风所致。（7）

盛人是指形体肥胖之人。胖人一般气血旺盛，脉应滑大，然此处脉涩小是由于阳气微弱，湿盛则阳微也。短气自汗出是湿盛于内，阳气不足，卫阳失固；风湿相搏，经脉痹阻，则历节疼，不可屈伸。本证病因病机是饮酒或汗出当风，引发中气虚弱，出现湿盛的表现。治疗上可用桂枝附子汤或甘草附子汤。

4. 过食酸盛，内伤肝肾

味酸则伤筋，筋伤则缓，名曰泄。咸则伤骨，骨伤则痿，名曰枯。枯泄相搏，名曰断泄。营气不通，卫不独行，营卫俱微，三焦无所御，四属断绝，身体羸瘦，独足肿大，黄汗出，胫冷。假令发热，便为历节也。（9）

味过酸伤及肝、筋，引发肢体缓弱（弛缓），散而不收，不能随意运动，称为泄。味太咸伤及肾、骨，骨伤、髓枯，肢体痿弱不能所立，称为枯。肝肾俱伤同时存在，精竭血虚，骨枯、筋泄，称为断泄，生气不续，病症严重。肝是藏血之脏，肝肾俱虚，气血亦衰弱。肾为元气之根，元气不能运行于三焦，肢体失于营养，日渐消瘦，气血循行障碍，易发湿浊下注。营气循行障碍，卫气也不能单独运行，使三焦不能统御水道，四肢营养来源断绝，身体消瘦、独足肿大，出黄汗。四属即四肢、皮肉、脂、髓（藤慕庵《金匮要略方析义》）。本条提示我们，饮食五味适宜，则能宜人；若饮食偏嗜，则伤人。

5. 胃有蕴热，外感风湿

趺阳脉浮而滑，滑则谷气实，浮则汗自出。（5）

趺阳脉滑是胃热盛，谷气实，热盛则腠理开泄；趺阳脉浮是风盛，风性疏泄，腠理开，故汗自出。若入水中浴或当风则发病历节。

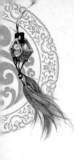

二、证治

1. 风湿历节 风湿偏盛，挟有郁热，桂枝芍药知母汤主之。

诸肢节疼痛，身体魁羸，脚肿如脱，头眩短气，温温欲吐，桂枝芍药知母汤主之。

桂枝芍药知母汤方：

桂枝四两　芍药三两　甘草二两　麻黄二两　生姜五两　白术五两

知母四两　防风四两　附子二枚（炮）

上九味，以水七升，煮取二升，温服七合，日三服。（8）

本病病机是风湿流注于筋脉关节，气血通行不畅，造成诸肢节疼痛、肿大。肝肾气血不足，风湿侵袭关节，阻碍气血流通。邪无出路，化热伤阴，出现诸肢节（全身很多关节）疼痛肿大，局部灼热。疼痛日久，正气渐衰，筋脉失其所养，则身体瘦弱、关节肿大。风湿注于下，则脚肿如脱（麻木不仁，膝关节特别肿大痛重），此为肿胜有欲脱之势。风湿上犯，阳气痹阻，清阳不能舒展，则头眩。湿阻中焦，气机不利则短气。湿阻中焦，胃气不降，则温温欲吐。方用桂枝芍药知母汤可祛风除湿、温经散寒，佐以滋阴清热。

本方九味药，桂枝、芍药、知母这三味药是最重要的。桂枝、芍药，调和营卫，疏散风邪；芍药（赤芍更好），活血化瘀止痛；甘草，调和诸药，缓急止痛；生姜，散水寒之气，止呕降逆；麻黄，发散风寒。麻黄、桂枝（通血脉）、防风，散风湿于表；桂枝、芍药、甘草、生姜、麻黄，增强通阳作用；麻黄、防风、附子三味可祛风、寒、湿，白术、防风，升脾气，有一定止汗作用，白术燥湿，附子祛寒湿，祛湿于下；芍药、知母、甘草，除热于中、清热养血。《神农本草经》："知母……除邪气，肢体浮肿，下水"。本方还可加补肝肾化瘀药，或配以外用：麻黄一两，松节一两，白芥子一两，为散，酒调外敷。

2. 寒湿历节 温经祛寒，除湿解毒

病历节，不可屈伸，疼痛，乌头汤主之。（10）

乌头汤方：治脚气疼痛，不可屈伸。

麻黄　芍药　黄芪各三两　甘草三两（炙）　川乌五枚（㕮咀，以蜜二升，煎取一升，即出乌头。）

上五味，㕮咀四味，以水三升，煮取一升，去滓，内蜜煎中，更煎之，服七合。不知，尽服之。

《素问·痹论》："风寒湿三气杂至，合而为痹……寒气胜者为痛痹。"本条关节剧烈疼痛，不可屈伸，活动受限，以寒湿偏湿，流注筋骨，经脉痹阻，阳气不通，气血瘀滞为表现。凡伸而不能屈者，病在骨；屈而不能伸者，病在筋；屈伸不能者，病在筋骨。推测：本证痛处怕冷，遇寒加重，得暖则舒缓。乌头汤主之，温经祛寒、除湿解痛。

乌头汤为急治标之法，寒湿之邪在筋骨，非在皮毛，可一汗而解，非麻黄、乌头不去。川乌（四川的乌头、附子比较好），是大辛、大热、大毒之品，可祛寒、除湿、止痛；麻黄，发汗宣痹，引风出太阳，开玄腑，通腠理；芍药补营气，甘草缓急，舒筋止痛，酸甘化阴，以护营阴；黄芪，益卫气、固卫气，温分内实腠理，配麻黄，以通肌肉阳气，气壮则邪退，制麻黄发散太过。白蜜煎，甘缓止痛，益血养筋，又解乌头毒，类似甘草的作用，用百花酿成的蜜，可解百毒。药在体内存留时间长，乌头与其同煎后，毒性减，并能更好地发挥止痛的作用。甘草与乌头同煎，能更好地减轻川乌的毒性。先服七合，即 2 升的 1/3，无效时，把剩下的都喝下去。本方有毒，要注意药后是否有唇、舌、肢体麻木，头晕，呕吐，呼吸、心跳加快，脉不齐，昏迷等现象，如有，要及时处理。

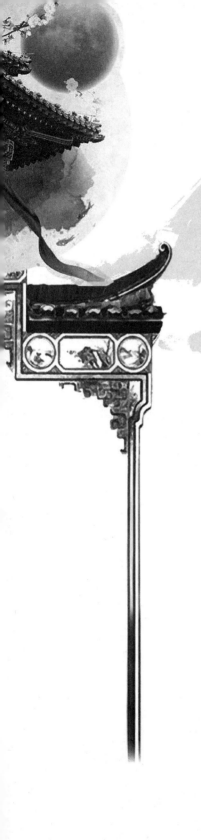

血痹虚劳病脉证并治第六

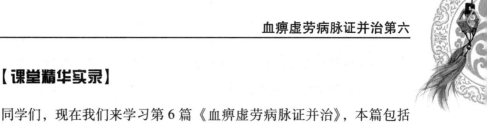

【课堂精华实录】

同学们，现在我们来学习第 6 篇《血痹虚劳病脉证并治》，本篇包括两个病症，血痹与虚劳。

<h2 style="text-align:center">血　　痹</h2>

血痹是由于气血不足，风邪侵袭人体，血液凝涩于肌表，以致机体局部麻木不仁或有轻微疼痛的一种疾病。《灵枢·九针论》"邪入于阴，则为血痹"病邪入阴，阴盛则寒，寒致血凝即为血痹。

病因病机

问曰：血痹病从何得之？师曰：夫尊荣人骨弱肌肤盛，重因疲劳汗出，卧不时动摇，加被微风，遂得之。但以脉自微涩，在寸口、关上小紧，宜针引阳气，令脉和紧去则愈。（1）

血痹阴阳俱微，寸口关上微，尺中小紧，外证身体不仁，如风痹状，黄芪桂枝五物汤主之。（2）

黄芪桂枝五物汤方：

黄芪三两　芍药三两　桂枝三两　生姜六两　大枣十二枚

上五味，以水六升，煮取二升，温服七合，日三服。

"尊荣人"是指好逸恶劳的人。骨弱即筋骨脆弱，不耐劳作，稍劳则汗出，汗出伤阳则阳气虚。肌肤盛是指阳气不足，腠理不固。卧则阳伏，卫外之阳虚，不能闭固荣气（诸阳者，卫外而为固也），卧时转侧动摇，风邪虽微，却如入空谷，风与血搏而得痹。脉象上，寸口微涩是阳气不足，血行不畅的表现；关上小紧是外受风寒，病症轻的表现，病理脉象仅见寸、关两部，肌肤局部，是阳气不达的表现。血分凝滞之病，不当独治血分，要先行阳气，气行则血行。治疗上宜针，以引动阳气，通调营卫，阳出邪去，血痹乃通，即脉和紧去。

若脉象出现阴（营血）阳（卫气）俱微，提示阳气不足，阴血凝涩；

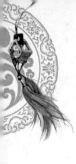

尺中小紧是邪入较深，不得出的表现。"身体不仁"是指身体麻木，没有知觉；"如风痹状"，风痹以感觉迟钝和疼痛为主。本条受邪较重，除顽麻外，可有酸痛或局部有木厚的感觉。治疗方面，阴阳形气不足者，勿取以针，而调以甘药。实际上是可以针、药结合应用的。

本病虽有阴阳气血俱不足，但以卫阳不用为主，致风寒邪气内侵血分，使血行涩滞不利。治疗从阳分（气分）考虑，补气以活血，温煦以补气，使阳气振奋，痹阻通畅，则诸症自愈。以黄芪桂枝五物汤，益气和血，温经通痹。黄芪补气升阳，温分内实腠理，重在引动阳气，肺气得充，则大肠传导有力。桂枝，温经通阳，协助黄芪达表，运行气血。芍药，通血脉，养阴血。倍生姜，取其辛温，增强温煦之力，协助桂枝通阳祛邪。配大枣，补营血，调和营卫。临床应用要根据实际情况加减，若下肢出现的血痹，要加牛膝、木瓜；上肢出现血痹，要加当归、生姜、独活；阳虚比较重加附子；本方临床多用于治疗肩周炎、雷诺病、颈椎病、产后腰痛的气虚血瘀证。

临床案例

案 1　原发性脑萎缩

女，45 岁，四年来头痛、头晕、健忘日益加重。经全脑检查，诊断为"原发性脑萎缩"，四肢无力，肌肉萎缩，气短便难，舌质淡红，脉弱。

黄芪 150g，白芍 50g，生姜 10g，大枣 10 枚，何首乌 35g，当归 20g，鸡内金 20g，牛膝 20g。

每日 1 剂，半年痊愈，随访半年。

案 2　急性脊髓炎

男，27 岁，急性脊髓炎致截瘫，经 2 个月治疗效果不显。症见下肢萎软无力，不用，轻度浮肿，感觉消失，二便失禁，胸闷脘痞，舌苔白腻，脉浮滑。初用利湿通络无效，继用益气温经，补肾通络，本方加味：

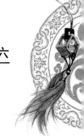

生黄芪100g,首乌50g,生姜10g,大枣10枚,巴戟天15g。每日1剂,4月后基本治愈,能坚持正常工作。

案3　末梢炎

男,45岁,两手指及右下肢麻木刺痛怕冷,已两年多,怕冷加重,稍事活动反觉舒服,但过劳则麻木更重,西医诊断为末梢神经炎,用维生素等治疗不效。面色不华。脉弦、沉、细涩,舌质淡红,苔白滑,阳气不足,气虚血滞。

黄芪50g,桂枝15g,赤芍15g,生姜15g,大枣10枚,王不留行15g。服20余剂,刺痛消失,麻木大减,服本方加当归50g善后。

虚　劳　病

虚劳病是五脏气血虚损,元气虚弱,因虚成损,积损成劳所致的慢性衰弱性疾病。《金匮要略》虚劳篇中涉及37个五脏精气亏损的慢性衰弱性病症,有亡血、失精、半产漏下、喘、悸、盗汗、腹痛、清谷、溏泄、腰痛、小便不利、失眠、羸瘦等。虚劳总不出气虚、血虚、阴虚、阳虚、阴阳两虚五种类型,其表现各不相同。本篇所讨论的是阴阳两虚的虚劳证,其中又以阳虚为主。虚劳证不仅病情复杂,辨证困难,而且在治疗上也不易达到预期效果,需详加辨证,坚持治疗。虚劳病发展到一定阶段,往往以脾肾证候表现较为明显,所以治疗五脏虚劳要重视脾、胃、肾,治法上要重视甘温扶阳,建立中气,据此,仲景创立了著名的建中汤及八味肾气丸。张仲景提出的虚劳病证治大法,为后世治疗虚劳病奠定了基础,对后世学派的形成和发展产生了深远的影响。如金元四大家之一的李东垣据此创立了脾胃学说。吴澄被誉为清代虚劳专家,他在《不居集》中提出了内损、外损说,他重视李东垣的脾胃学说,又创言理脾阴,与叶天士的养胃阴相得益彰。又朱丹溪、张景岳等都有论述,阐述全面。

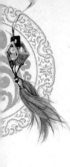
一、成因

《黄帝内经》中有"五劳所伤""精气夺则虚"的记载；《难经》在《黄帝内经》基础上又从"五损"立论，本篇以气血虚损为立论根据，以五劳、七伤、六极为致病的重要因素。

总的归纳为先后天两大因素：①先天，肾为先天之本，内藏真阴、真阳，肾为一身阳气之本，推动了人体各脏腑的生理功能。由于先天禀赋不足，本质亏损，或房事太过，或其他脏损伤，穷必及肾。②后天，"起居失常，饮食不节，七情郁结，劳倦过度，疾病误治"均可引发五劳七伤而出现虚劳，"凡虚损之由，无非酒色劳倦，七情饮食所致，或先伤其气，气伤及于精，或先伤其精，精伤必损及于气"。概而言之，虚劳病因有六，包括：先天之因、后天之因、痘疹疾病之因、外感之因、境遇之因、医药之因。大家在临床上要注意以上几点。

二、脉证

《金匮要略》虚劳篇中描述的脉象有十多种，如浮、大、芤、革、沉、弱、微、细、迟、小、动、涩、弦、紧、结等，又多以复合脉的形式出现。

夫男子平人，脉大为劳，极虚亦为劳。(3)

本条可谓虚劳的提纲脉。平人是脉病，形不病。脉大是大而无力，形似有余，提示内实不足，气虚严重。"盖大者，劳脉之外暴者也"，尤在泾："阳气者，烦劳则张，故脉大"。肾所藏之精是阴的物质基础，阴精亏损属阴虚，阴虚，则阳浮动，此脉幅度虽大，但虚软无力。脉极虚，表现为脉轻按即软，重按极无力，是精气内损之象，劳脉之内衰者也，元阳不足，脉气不充，脾气衰竭。《金匮要略浅注》："此大、虚二脉，意者肾精损则真水不能配火，故脉大；脾气损则谷气不能充，故脉虚。"《难经》："损其脾者，调其饮食，适其寒温；损其肾者，益其精。"肾为先天之本，主藏精，是真阴、真阳所寄之地。所以肾精耗损，是导致虚劳的主要原因。壮年男子，房劳伤肾，是耗损肾精的主要原因，强调肾脏精气对男子的重要性。

男子脉虚沉弦，无寒热，短气里急，小便不利，面色白，时目瞑，兼衄，少腹满，此为劳使之然。（5）

本条是论述气血两虚的虚劳脉证，脉象沉取带弦而无力，无外感寒热的表证，面色白，时有目不明，剧烈眩晕，兼衄血，是肝血、脾血虚所致；短气，腹中急痛，小便不利，少腹满，为脾虚生湿或肾阳不足所致。脉沉主里，沉取带弦，弦乃阴不足，肝血不足，虚而无力，阳气不足，肝病传脾，脾气亦虚，内失温煦，腹中急痛，阳不化气，少腹满，小便不利；肝脾血虚不能上荣于面，面白不泽，两目昏花作眩，阴虚内热，虚阳上浮，并有鼻衄出现。

男子脉浮弱而涩，为无子，精气清冷。（7）

脉轻取软弱无力，往来艰难，为气虚、血少、精亏之候，浮为阴血不足，弱为阳气不足，涩为气虚血寒而滞；男子阴阳两虚，精亏不足，正如《巢源·虚劳无子候》："丈夫无子者，其精清如水，冷如冰铁，皆无子之候。"近代名医曹颖甫主张用当归生姜羊肉汤加附子治之，可作参考。《沈注金匮要略》："男精女血，盛而成胎，然精盛脉也当盛，若浮弱而涩者，浮乃阴虚，弱为真阳不足，涩为精衰，阴阳精气皆不足，故为精气清冷，则知不能成胎，谓无子也。"

男子平人，脉虚弱细微者，喜盗汗也。（9）

脉虚而弱，阳虚之证，脉细微，阴亏之候，阳虚不能外固，阴虚不能内守，卫外之阳气不交于内守之阴分，以致外泄而不敛，故而常盗汗，是虚劳所引起。盗汗一证，有外感、内伤之分，《伤寒论》："目合则汗"，外感盗汗，是阳盛里热内扰，阴液不能藏；而本条脉虚弱、细微兼见，均属虚损之象。阴阳俱虚，阳虚不能外固，阴虚不能内守，所以盗汗。可考虑用桂枝加龙骨牡蛎汤。假如是阴虚引起的盗汗，其脉象会出现弦、细数，其症状会有舌红、心烦等。《金匮要略方论本义》："脉虚弱兼细微，虽未至脉极大而极虚，而虚劳已兆其渐矣！其脉之虚而弱，则阳以损也；细而微，则阴已消也。阳损斯表不因，阴损而热自

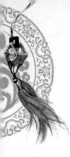

发，皆盗汗之由"。

三、证治

1. 虚劳失精

夫失精家少腹弦急，阴头寒，目眩（一作目眶痛），发落，脉极虚芤迟，为清谷亡血，失精。脉得诸芤动微紧，男子失精，女子梦交，桂枝加龙骨牡蛎汤主之。（7）

桂枝加龙骨牡蛎汤方：

桂枝　芍药　生姜各三两　甘草二两　大枣十二枚　龙骨　牡蛎各三两

上七味，以水七升，煮取三升，分温三服。

本方证论述的是阴阳两虚，偏于下焦阳虚遗精的证治。肝疏泄太过，相火妄动，精液耗损，阴损及阳，肾阳虚损，下焦失于肾阳温煦，则少腹弦急，阴头寒；肝肾亏损，精衰血少，无以上奉，则出现头晕、目眩、脱发；脉轻取软弱，重按极度无力，为精气内损之候，或亡血失精则脉芤，阳不胜阴则脉迟。或见芤动脉，属阳，是精血内虚，阳气浮动所致，芤主亡血失精，动为阳气浮动；或见微紧脉，属阴，是阳气虚弱，阴寒内盛所致，微主气虚，紧为内寒。失精家阴虚，阳随久泄而损，阳失阴之涵养，浮而不敛，阴失其阳的固摄，走而不守。《金匮要略心典》："阳泛于上，精孤于下，火不摄水，不交自泄，故病失精。或精虚心相内浮，扰精而出，则成梦交者是也"。桂枝汤用于内伤，有补虚、调阴阳的作用，龙牡固摄下元，镇心安神。

桂枝加龙骨牡蛎汤，调和阴阳，潜镇摄纳。适用于阴阳俱虚，而见元阳虚弱和阳虚浮动的病证。用助阳法有动火之害；用养阴法，则又有增寒之弊，故从调和入手，交通心肾。生姜、桂枝，温经通阳。芍药，入营收阴。阴寒之邪非阳不能化，桂温，芍寒，相辅相成，阴平阳秘。甘草、大枣，缓急调中，和营卫；桂枝、生姜、甘草，辛甘化阳；芍药、甘草，酸甘化阴，生姜、甘草、大枣，益脾和胃；龙骨、牡蛎，潜阳入阴，交通心肾，收敛固涩，固摄下元，镇心安神。

本方证适用于神经官能症，性神经衰弱，遗尿，脱发，自主神经功能紊乱，女性更年期综合征等。

临床案例

卫某，男，24 岁，学生。1998 年 12 月 29 日初诊：频频遗精半年余，始则每周 1~2 次，近则每夜必遗，头昏腰酸，四肢乏力，遍服金锁固精丸、大补阴丸、知柏地黄丸等方，均乏著效。舌质淡红，苔薄白，脉沉涩；证系心阳不足，寒水内盛；治宜温心安肾，安神涩精。方予桂枝加龙骨牡蛎汤加味：川桂枝、炒白芍、炙甘草各 10g，淮山药、补骨脂、煅龙骨、煅牡蛎各 12g，大枣 10 枚，生姜 3 片，水煎取汁，日二服，忌手淫。1999 年 1 月 10 日复诊：诉服药 5 剂仅遗精 1 次，原方又进 5 剂未再遗精，苔脉如前，原方加覆盆子、桑寄生，连服 20 余剂病愈。〔张笑平，《金匮要略临床新解》〕

天雄散

天雄三两（炮）　白术八两　桂枝六两　龙骨三两

上四味，杵为散，酒服半钱匕，日三服，不知，稍增之。

功用：生精益阳，脾肾双补。本方用于脾肾阳虚之证，治男子失精，腰膝冷痛，为补阳摄阴之方。天雄，补阳效力雄厚，禀纯阳之性，补命门三焦，壮阳、强肾之力大于附子；桂枝，温经通阳，协助天雄温肾阳；龙骨涩精止遗；白术温补中阳。本方在《千金要方》中用来治五劳七伤，在《外台秘要》中用来治男子失精。《金匮要略方论本义》："天雄散一方，纯以温补中阳为主，以收涩肾精为佐，想为下阳虚甚而上热轻者设也"。《金匮要略浅注补正》："……白术为补脾圣药，最得土旺生津，水源不竭，纳谷者昌，精生于谷之义，水哉水哉，其体本静，而川流不息者，气之动，火之用也。更佐以龙骨者，盖以龙属阳，而宅于水，同气相求，可以敛纳散漫之火归根于肾，恐八味肾气丸之力不及，又设此方诚为炼石补天手段。"

93

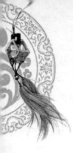

临床案例

肾虚头痛案

刘某,男,42 岁,汽车司机。主诉:头痛已 1 年多,时轻时重,最近头痛加剧,痛时觉头部空虚不能动,动则痛甚,并影响吃饭、睡眠。大便时溏,小便多。曾经西医检查诊为神经性头痛,治疗无效,转中医治疗,服药时疼痛稍减,停药即痛。特由韶关来穗求医。

初诊:舌质淡红,苔薄白而润,脉沉弦细,重按无力,诊为血虚头痛,用加味八珍汤治疗。服药 3 剂,症状未减,并有遗精,自诉过去亦常遗精,约三四天 1 次,时有腰痛,夜尿多。后诊为肾虚头痛,改用天雄散治疗。

处方:炮附子 18g,白术 24g,桂枝 18g,龙骨 18g。煎水至八分,与米酒 30g 同服。3 剂。

复诊:头痛大减,喜甚,继服药 23 剂,头痛消失。(程祖培医案)

本病属肾阳虚衰,髓海空虚,用天雄散补阳摄精,使肾阳恢复,髓海自充,则头痛自愈。

2. 虚劳里急

虚劳里急,悸,衄,腹中痛,梦失精,四肢酸疼,手足烦热,咽干口燥,小建中汤主之。(13)

小建中汤方:

桂枝三两(去皮)　甘草三两(炙)　大枣十二枚　芍药六两　生姜三两　胶饴一升

上六味,以水七升,煮取三升,去滓,内胶饴,更上微火消解,温服一升,日三服。呕家不可用建中汤,以甜故也。

本方为虚劳病阴阳俱虚,中阳不足,心脾两虚,气血亏损的证治。人体阴阳两虚,产生偏寒偏热,寒热错杂证候。阴虚生热,则衄血,手足烦热,咽干口燥;阳虚生寒,则里急腹中痛;心营不足则心悸;肾阴虚不能内守，则梦遗失精；气血虚衰，不能营养四肢，则四肢酸痛。在阴阳失调，寒热错杂的病情中，补阴则碍阳，补阳则损阴。《灵枢·始终》："阴阳俱不足，补阳则阴竭，泻阴则阳脱，如是者，可以甘药……"小建中汤即桂枝汤倍芍药加饴糖而成，既有温阳药，也有养阴药。具有甘温建中，缓急止痛的功效。

饴糖是君药，能够温中散寒，补益脾胃，缓急止痛；重用芍药，补养阴血，伐肝和脾，敛阴走里，与甘草相配，具有缓急止痛，酸甘化阴之功；桂枝配甘草辛甘化阳，温补阳气；姜枣调和营卫，补脾胃。六味相协，辛甘养阳，酸甘化阴，和调阴阳，中焦之气得复，气血得充，虚劳愈矣。《金匮要略心典》："求阴阳之和者，必于中气，求中气之立者，必以建中也。"

虚劳为什么要建中：①土为万物之母，《金匮要略直解》："里急腹中痛，四肢酸痛，手足烦热，脾虚也；悸、心虚、衄，肝虚也；失精，肾虚也；咽干口燥，肺虚也。五脏皆虚，而土为万物之母，故先建其脾土。"甘温之剂，方可恢复脾胃运化功能，阴阳气血来源得以充足。②和阴阳，调营卫必以建中。尤在泾："中者，脾胃也。营卫生成于水谷，水谷转输于脾胃。故中气立，则营卫流行不失真和"。营卫调和，寒热错杂之证自然消失。③求中气之立者，必以建中。尤在泾："中者，四运之轴，而阴阳之机也。故中气立，则阴阳相循，如环无端，而不极不偏……阴阳相生，中气自立。是故求阴阳之和者，必于中气，求中气之立者，必以建中。"有的医家认为，五脏虚衰，要从治疗脾胃入手。如治疗狐惑病的甘草泻心汤，具有清热化湿，安中解毒之功。狐惑病得之也非一日，其脏必虚，君甘草以保胃气；又如虚热性肺痿，其标在肺，其本在胃，所以用麦门冬汤，是虚则补其母之法，通过补脾胃，使肺脏得以供养。而要津液复，虚火降，逆气平，用培土生金之法；虚寒性肺痿，是肺气虚冷不能制约下焦，用甘草干姜汤治疗，干姜可温中焦脾阳，以达到复肺气的目的。

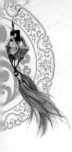

临床案例

薛某,男,59 岁。1980 年 10 月 1 日初诊。主诉:咳嗽反复发作已几年。近几天来,咳嗽加剧,咳吐泡沫痰,胸满,饮食减少,口淡无味,形体消瘦,舌苔薄白,质淡红,脉缓无力,二便正常。此系中焦脾胃虚损挟痰饮所致,治宜建立中气,佐以祛痰之法,用小建中汤加味。

桂枝 10g,炙甘草 3g,白芍 15g,生姜 4 片,饴糖 30g(蒸化冲服),大枣 10g,法夏 10g。4 剂。

10 月 6 日二诊:病人服上方后,咳嗽大减,痰已减少,胸满减轻,饮食增加,舌脉如前。原方再进 4 剂。

候后探访病人,自诉胸已不满,饮食显著增加,咳嗽只偶尔发作。(彭宪彰,《叶氏医案存真疏注》)

按:咳嗽,因中焦脾胃虚弱,饮食减少,土不生金所致。彭氏用小建中汤加半夏治之,深得仲景心法。仲景云:"疗肺虚损不足,补气加半夏。"可见半夏不但能祛痰饮,更善疗肺虚不足也。

虚劳里急,诸不足,黄芪建中汤主之。于小建中汤内加黄芪一两半,余依上法。气短胸满者加生姜;腹满者去枣,加茯苓一两半;及疗肺虚损不足,补气加半夏三两。(14)

本条比上条阳虚更重,阴阳气血俱不足,腹部拘急疼痛,倦怠无力,身重不仁,自汗,盗汗,短气,功用大于小建中汤。黄芪建中汤与小建中汤常用于脾胃虚寒或阴阳两虚者,或久病虚弱,四肢倦怠,心慌气短,遗精,衄血阴阳两虚者。

"劳者温之""急者缓之",黄芪建中汤,温中补虚,缓急止痛。黄芪甘温,培补元气,升脾益中气,固表实腠通络,填空补虚。应当注重原方的加减运用。气短胸满加生姜者,因中阳虚,多挟寒湿而滞阳,阴干阳位,加生姜以散逆气;腹满去枣加茯苓者,因太阴湿聚,防大寒壅滞故去枣,加茯苓以泄满;肺虚损不足,补气加半夏者,因半夏祛痰饮,痰湿下降，则肺气自调。本方可建立中气而治中、外两虚，为诸不足而设，但着重是调理脾胃。

临床案例

案 1　泄泻不食

胡晓鹤孝廉尊堂，素体虚弱，频年咳嗽，众称老痨不治。今春咳嗽大作，时发潮热，泄泻不食。诸医进参、术之剂，则潮热愈增，用地黄、鹿胶之药，而泄泻，胸紧尤甚，延医数年，无非脾肾两补，迨至弗效，便引劳损咳泻，不治，辞之。时值六月，始邀余诊，欲卜逝期，非求治也。诊之脉俱迟软，时多歇止，如涂行而息，偶羁一步之象，知为结代之脉。独左关肝部弦大不歇，有土败木贼之势。因思诸虚不足者，当补之以味，又劳者温之，损者益之，但补脾肾之法，前辙可鉴，然舍补一着，又无他法可施。因悟各脏俱虚之脉，独肝脏自盛，……此病肝木自盛，脾土不胜，法当补土制肝，直取黄芪建中汤与之。盖方中桂、芍澈泻肝木之胜；甘、糖味厚，重实脾土之不胜；久病营卫行涩，正宜姜、枣通调，而姜以制木，枣能扶土也；用黄芪补肺者，盖恐脾胃一虚，肺气先绝。连进数剂，果获起死回生。但掌心激热不除，咳泻虽止，肝木犹强，原方加入丹皮，重泻肝木之胜，再进而安。

（谢映庐医案）

案 2　虚黄（溶血性黄疸）

刘某，男，20 岁。起病时发热恶寒，继则面目发黄，经某医院诊断为溶血性黄疸，虽经西医治疗，并输血达 2 000ml，但症状仍严重，因此请中医会诊治疗。四诊所见，患者面目淡黄，神色萎靡，唇舌淡白，少气懒言，呼吸气微，全身极度疲乏，头晕心悸，不能起床，夜寐盗汗，时发虚热，口淡不欲食，大便溏，小便自利而黄，脉大而缓软。法取甘温，用黄芪建中汤以补气生血，培土健脾。

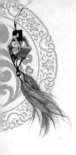

处方：黄芪 12g，桂枝 6g，白芍 12g，灵甘草 4.5g，生姜 6g，大枣 5 枚，饴糖 30g（另冲）。

服 20 余剂后，症状显著减轻。再守上方合党参、当归、茵陈、附片、茯苓、白术等出入，治疗 2 个来月，病情继续好转，又以归脾丸调理善后。半年后复查，各项检查接近正常，病遂告愈。（杨志一医案）

3. 虚劳挟风气

虚劳诸不足，风气百疾，薯蓣丸主之。（16）

薯蓣三十分　当归　桂枝　曲　干地黄　豆黄卷各十分　甘草二十八分　人参七分　芎䓖　芍药　白术　麦门冬　杏仁各六分　柴胡　桔梗　茯苓各五分　阿胶七分　干姜三分　白敛二分　防风六分　大枣百枚，为膏

上二十一味，末之，炼蜜和丸，如弹子大，空腹酒服一丸，一百丸为剂。

虚劳诸不足，是泛指脾胃虚弱，气血阴阳不足的一切虚损疾病。风气百病，是泛指外界病邪侵犯人体，引起的多种疾病。可见头晕目眩，纳食减少，倦怠乏力，心悸气短，自汗咳嗽，腰背强痛，肌肉消瘦，微有寒热，骨节酸痛，肌肉麻木，舌淡苔薄，脉虚弱。

虚劳不足，兼挟风气，既不能专门培补，以免邪留不去，亦不能一味祛风，反重伤正气。侧重调理脾胃，脾胃健运，可以旺盛气血，营养五脏六腑，正气运行，风邪自去。特点是虚劳受风，应扶正为主。祛风药容易耗伤气血，而薯蓣丸可以健脾益气，养血散风，以调补为主，驱邪为辅。山药为君药，专补脾、胃、肾，不寒不热，不燥不滑，具有平和之性。人参、白术、茯苓、甘草、当归、芍药、川芎、地黄补益气血，麦冬、阿胶可以滋阴养血，干姜温胃散寒，柴胡、桂枝、防风、桔梗、杏仁、白敛升阳达表，疏散风邪。黄豆卷解表祛湿，神曲和胃调中。本方君药为山药，配以四君子汤参、术、苓、草加干姜、豆卷、神曲、大枣，益气和胃调中，豆卷解表祛湿，干姜温中散寒；四物汤归、芍、芎、地加麦冬、阿

胶，养血滋阴；柴胡、桂枝、防风、白蔹，升阳达表，疏散风邪，驱风于扶正之中；桔梗、杏仁升降气机。陈修园："此方虚劳内外，皆见不足，不止上节所谓里急诸不足也。不足补之，前有建中，黄芪建中汤等法，又含之桂枝加龙骨牡蛎汤等法，所无剩义。然诸方补虚则有余，去风则不足。凡人初患伤风，往往不以为意，久则邪气渐微，亦或自愈，第恐既愈之后，余邪未尽，与正气混为一家，或偶有发热，偶有盗汗，偶有咳嗽等证。妇人经产之后，尤易招风。凡此皆为虚劳之根蒂。治者不可着意去补虚，又不可着意去风。若补散兼用，亦驳杂而滋弊，惟此丸探其气味化合所以然之妙，故取效如神"（《金匮要略浅注》）后世的八珍汤、十全大补汤、补中益气汤等均源于此。脾胃为气血生化之源，全身内五脏、外百骸无不赖以转输灌溉，气血非饮食不能恢复，正气不旺，难以驱邪。

本条诸不足与黄芪建中汤诸不足略有不同，黄芪建中汤是阴阳两虚，重点在脾；本条证范围较广，泛指一切虚损疾病。

临床案例

案 1

唐氏，女，16 岁。于辛酉冬 12 月，赴邻村饮筵，由于饮食失节，归途复感受风寒，遂发生身疼，咳嗽，复兼发热，下痢。初未加注意，延至次年壬戌春 2 月，病势增剧。咳嗽喘息，形销骨立，少食而复腹痛下利，午后潮热，面色苍白，行动需人扶持，否则便要倾跌，已造极中之候。某医认为虚劳弱症，应当大补，投以人参、洋参、黄芪、云苓、当归等大补气血药物，数剂服后，病势益剧，转为食少，不眠，咳喘弥甚。该父无计，到寓求治于予师。师与予参考商讨治法，予主张金匮薯蓣丸法，变丸为汤，服毕 4 剂，诸证皆效，后又 4 剂继续与服，病愈大半。又与薯蓣丸 100 粒，每日早晚各服 1 粒，为期 2 月余，康壮如初，感激万分，念予不忘。（李西园医案）

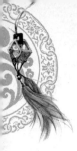
按：①当此之时，既不可独补其虚，亦不可一味祛风，盖补虚则恋邪，祛邪又恐重伤其正。故必须寓祛邪于补正之中，使邪去而正不伤。②已故岳美中教授十分推崇薯蓣丸方，赞其："调理脾胃，气血两补，内外并治""不寒不热，不攻不泻，不湿不燥，故可常服无弊"。

案2

冯某，女，36岁，教师。患心悸、失眠、头晕、目眩数年，耳鸣，潮热盗汗，心神恍惚，多悲善感，智慧、记忆锐减，食少纳呆，食不知味，食稍有不适即肠鸣腹泻，有时大便燥结，精神倦怠，月经愆期，白带绵绵，且易外感，每感冒后即缠绵难愈。已经不能再坚持工作，病休在家。数年来治疗从未曾间断，经几处医院皆诊断为神经官能症。1963年春天，患者病势日见增重，当时面色㿠白少华，消瘦憔悴，脉缓而无力，舌淡质胖，舌光无苔。综合以上脉证，颇符合诸虚百损之虚劳证，投以薯蓣丸，治疗3个月之久，共服200丸，诸证皆失，恢复健康，以后一直很好地工作着。（赵明锐，《经方发挥》）

4. 虚劳腰痛

虚劳腰痛，少腹拘急，小便不利者，八味肾气丸主之。（15）

干地黄八两　山茱萸、山药各四两　泽泻　茯苓　牡丹皮各三两桂枝　附子（炮）各一两

本条肾气丸用于治疗肾阳不足的虚劳腹痛，小便不利和少腹拘急。八味肾气丸在《金匮要略》中五处可见：①《中风历节病脉并治》崔氏八味丸："治脚气上入，少腹不仁"；②《血痹虚劳病脉证并治》云："虚劳腰痛，少腹拘急，小便不利者，八味肾气丸主之。"③《痰饮咳嗽脉证并治》："夫短气有微饮，当从小便去之，苓桂术甘汤主之，肾气丸亦主之"；④《消渴小便不利淋病脉证并治》："男子消渴，小便反多，以饮一斗，小便一斗，肾气丸主之"；⑤《妇人杂病脉证并治》："……妇人烦满不得卧……此名转胞……肾气丸主之"。

八味肾气丸，温阳化气，振奋元阳，有六味补阴，壮水之主，桂、附二味温阳，益火之源，是补下、治下之良方。正如柯琴云所言："命门之火，乃水中之阳。夫水体本静，而川流不息者，气之动，火之用也，然火少则生气，火壮则食气，故火不可亢亦不可衰"。桂、附占滋阴剂药量的 1/12，意不在补火，而在微微生火，即生肾气也。所谓善补阳者，必于阴中求阳，使阳得阴助而化生无穷。补阳之药，每多辛燥，易伤肾阴，必阴阳兼顾，才能相互为用，肾阴是肾的物质基础，首先要肾阴充足，肾阳才能发挥动力作用。本方对后世影响很大，从肾气丸化裁之方药有 100 多种。现代临床应用肾气丸治疗病种很多，如慢性支气管炎，肺心病，慢性肾炎，慢性尿路感染、尿路结石、尿潴留、尿崩症、糖尿病、前列腺肥大、更年期综合征、甲状腺功能低下、性神经衰弱、老年性白内障等，实验室研究报导，此方还有降血脂、降血糖、提高免疫力等作用。

肾主藏精，主水液，熟地、山药（也可健脾气）、山茱萸可补固肾精；肾中浊水也要排出，所以用茯苓、泽泻利水，二药同时也能清泻肾火，防地黄之滋腻；下焦肝藏有相火，丹皮清肝火，肾宜温，肝宜凉。

临床案例

案1 小儿口渴尿多

王新琼，女，4 岁。病由吐泻而起，先失治理，后又治不适宜，延至 1 月而吐泻始已。为何尿多而渴？家人不以为意，几至形销骨立，不能起行，奄奄床第，又复多日，始来延治。按脉微细，指纹隐约不见，神志清明，睛光亦好，唇淡白，舌润无苔，语微神疲，口渴尿多，饮后即尿，尿后即饮，不可数计，肢冷，喜被温，尿清长，无油脂，食可，稀粥半盂，大便好。是病由于阴虚阳衰，不能蒸化津液，以致尿多渴饮；又因病久气虚，故神疲肢冷，已属阴阳两虚之极。幸能食，便好，脾胃机能健运，元气虽微尚存，此为本病有转机之重大环节。此时

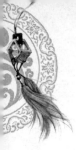
滋阴、扶阳均极重要,如阳极阴生,火能化水,津液四布,病则自已。因此,选用金匮肾气丸,借以蒸发肾水,升降阴阳。方中附子、肉桂温阳,熟地、山药滋阴,丹皮清虚热,山茱萸涩精气,茯苓健脾升化,泽泻补肾清利,用以治小儿脾泻而成阴亏阳激之口渴尿多证,将丸改作汤服。服药 4 剂,渴尿减半,至 7 剂则诸证悉已。后以五味异功散加补骨脂、益智、巴戟、枸杞等温补脾肾,调养 1 月而愈。(赵守真医案)

案 2　真阴真阳虚弱

谭某,男性,40 岁。1954 年底得病,昼夜恶寒发热,口渴饮热汤不止。经西医治疗 10 余日未效。延余诊治,及至,患者俯卧于火炉旁,厚衣烈火不能御其寒。切其脉洪大,重按全无,舌红润,无苔,手足灼热。予忆《伤寒论》曰:"病人身大热,反欲近衣者,热在皮肤,寒在骨髓也"。《黄帝内经》谓:"人之根本为水火"。此证是真火、真水将尽,真水不足则真阳不能潜藏,而游越于外,故燥渴饮热,法宜壮水之主以制阳光,益火之源以消阴翳,投金匮肾气丸加五味子以收敛浮阳,一昼夜连服 2 剂。补下、治下治以急,急则气味厚。翌日邀诊:寒热全退,口渴减,继以原方 2 剂。越日患者来寓复诊:自诉饮食增加,精神较旺,诊其脉较和缓,继以原方去五味子加玄参、白芍,名千金十味地黄汤,使水火各安其位,自然康复。
(刘天鉴医案)

案 3　排尿不畅

1971 年 3 月,余受周恩来总理的委派,参加我国一个医疗组,赴国外为某领导人治病。

患者 72 岁,男性,身材魁梧,形体肥胖,无明显病容。自述排小便不畅、尿线变细已数月,无尿路刺激症状,下腹部不痛,亦不发烧。溺色清,小腿无力,转弯时步态不稳,有将跌倒之势。既往有高血压病史。舌象无改变,脉稍数无力。患病后曾在本国和西方某国经治无效。由于疾病影响工作,心情颇为焦虑。医疗组体检之后,诊断为脑动脉硬化、震颤麻痹、前列腺肥大。

细询病情,察色按脉,根据《医宗金鉴》和《医林改错》的记载,认为患者年逾古稀,表面虽似壮实,但体内相火已衰,肾阳已虚,气化不行,下焦排泄功能减损,故尿线变细、排尿困难。肾阳虚不能与阴配合,失去平秘协调之用,浮越向上,是以血压增高。肾虚则子盗母气,致令肺气不足,气血流行不畅,造成筋肉失养,故小腿无力,行步不正,实乃中风前驱症也。综观诸证,病变以肾阳不足为主,肺虚血滞次之。但临证处理时,亦须顾及肺金,使金水相生,有利于疾病的康复。遂予补阴配阳,化气行水之味,佐以益气通络之品,投金匮肾气汤合加减补阳还五汤治之。

处方:干地黄 24g,山萸肉 12g,怀山药 12g,粉丹皮 9g,云茯苓 9g,建泽泻 9g,炮附子 4.5g,紫油桂 3g,生黄芪 30g,广橘络 3g 地龙皮 4.5g。水煎,每日服 1 剂。

方中地龙,为了确定其质量是否合格,余曾亲自品尝。服药过程中,每天查看病情,并配合针灸按摩以治其外,嘱增加活动量以助气血运行。4 剂服已,溺即通畅,小便次数减少,精神和体力状况有所改善,未出现不适反应。15 剂之后,大见起色,排尿趋于正常。继续治疗至 25 天,排尿基本正常,气力倍增,步态渐正。徒步行程由治疗前的半里,增加至 3 里路,并能陪同医疗组人员一起登山、游湖了。(岳美中医案)

5. 虚劳干血

五劳虚极羸瘦,腹满不能饮食,食伤、忧伤、饮伤、房室伤、饥伤、劳伤、经络营卫气伤,内有干血,肌肤甲错,两目黯黑。缓中补虚,大黄䗪虫丸主之。(18)

大黄䗪虫丸方:

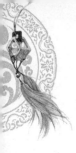

　　大黄十分（蒸）　黄芩二两　甘草三两　桃仁一升　杏仁一升　芍药四两　干地黄十两　干漆一两　虻虫一升　水蛭百枚　蛴螬一升　䗪虫半升

　　上十二味，末之，炼蜜和丸小豆大，酒饮服五丸，日三服。

　　本条论述了虚劳兼瘀血的证治。五劳即心、肝、脾、肺、肾五脏之劳，五脏虚于内，羸瘦形于外，无论上下虚损，必然损及脾胃，脾气衰腹满，胃气竭不能饮食；虚劳经久不愈，气血运行受阻而瘀血，因虚致瘀，内有干血，新血难生，外不能荣养肌肤，肌肤粗糙，如鱼鳞状，上不能荣于目，两目眶周围暗黑。忧思郁结，酒色过度，长期饥饿，疲劳过度，使经络运行营卫气血的功能受损，血行凝滞而成瘀，为久病，虚中夹瘀。

　　大黄䗪虫丸，祛瘀生新，缓中补虚，为峻剂缓投。其用药特点：润以濡其干，有杏仁、桃仁、生地；虫以动其瘀，有䗪虫、虻虫、水蛭、蛴螬；通以去其闭，有大黄。瘀血祛，血脉通，腹中胀满得以缓解。

　　王子接："腹满不能食，肌肤甲错，面目黯黑，是胃不能内谷以通流营卫，则营卫凝泣，瘀积之血牢不可破，即有新生之血，亦不得畅茂条达，惟有日渐羸瘦，而成内伤干血劳，其有不死者几希矣。仲景乃出佛心仙手，治以大黄䗪虫丸。君以大黄，从胃络中宣瘀润燥，佐以黄芩清肺卫，杏仁润心营，桃仁补肝虚，生地滋肾燥，干漆性急飞窜，破脾胃关节之瘀血，虻虫性升入阳分破血，水蛭性下入阴分逐瘀，蛴螬去两胁下之坚血，䗪虫破坚通络行伤，却有神功，故方名标而出之，芍药、甘草扶脾胃，解药毒。缓中补虚者，缓，舒也，绰也，指方中宽舒润血之品而言也"。（《绛雪园古方选注·中卷·内科方》）

　　本方以活血祛瘀为主，兼以补虚润燥，祛瘀而生新。邪祛正复，即谓"缓中补虚"之意。

临床案例

案1　干血痨

　　陈女，年17岁，患干血痨。经停逾年，潮热，盗汗，咳逆，不安寐，皮肉消脱，肌肤甲错，腹皮急，唇舌赤红，津少，自医无效，住医院亦无效。抬至我处，困惫不能下轿，因就轿边诊视。

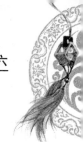

脉躁急不宁,虚弦虚数。予曰:脉数、身热、不寐,为痨病大忌。今三者俱全,又加肉脱皮瘦,几如风消,精华消磨殆尽,殊难着手。渠乃敷陈古今治劳方治,略以《金匮》以虚劳与血痹合为一篇颇有深意。仲景主小建中汤阴阳形气俱不足者调以甘药,唐代孙氏又从小建中悟出复脉汤,仲景用刚中之柔,孙氏用柔中之刚,功力悉敌。究之死血不去,好血无由营周;干血不除,新血无由灌溉。观大黄䗪虫丸多攻破逐瘀之品,自注缓中补虚。乃拟方:白芍18g,当归12g,生地12g,鳖甲15g,白薇9g,紫菀9g,百部9g,甘草3g,大黄䗪虫丸10粒。煎剂分2次服,丸药分2次,用药汁吞下。10日后复诊:咳逆略缓,潮热盗汗渐减,原方去紫菀、百部加藏红花、琥珀末各2.4g,丸药米酒下。又10日复诊:腹皮急日渐觉舒,潮热盗汗止,能安寐,食思渐佳,改用复脉汤嘱守服、久服。越3月,予在高笋塘闲步,在某药店门首见一女,酷似陈女,询之果然,系在渠家做客,已面有色泽,体态丰腴,不似以前羸弱。虚劳素称难治,然亦有短期治愈者。(冉雪峰医案)

案2 瘀血停经

余某,32岁。经停3年,体形消瘦,小腹胀痛,脐下摸到一块,按之触痛。近半年午后微热,至傍晚热升高,面色黯滞,肌肤粗糙,舌质黯红,舌缘青紫干燥,食欲日益减退,至晚口渴,脉细小数,间有不匀,病属干血之候,宜逐瘀生新,缓中补虚,投以大黄䗪虫丸改汤剂加减,服5剂。药后小腹刺痛,口渴见甚,舌绛,恐真阴亏损,守原方加麦冬、玄参、石斛,再服3剂,病有转机,后续服原方10剂,患者阴道下少量血液,口渴减轻,热消,舌上见薄白苔,改投桂枝茯苓丸合四物汤7剂,经水已至,色紫量少。嗣司予以补养气血之品,调理半年,身体逐渐恢复,月经正常。(吴国栋医案)

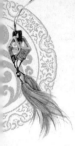

案3　胁痛（早期肝硬化）

张某,男性,49岁,机关干部。1968年秋出现肝区疼痛不适,食欲减退,疲乏消瘦。1970年1月突发高热,体温达40℃,昏迷24小时,伴有呕吐、抽搐等症状,经驻京某医院诊断为肝性脑病,抢救后转入某院住院治疗。入院检查:肝肋下4.5cm,血压110/56mmHg（14.66/7.47KPa）,黄疸指数14U,谷丙转氨酶220单位。经治疗症状缓解出院。1个月后,又因高热、昏迷、肝区疼痛、恶心、腹泻入院治疗。此后即常常反复发作,屡经中西医药治疗无效。于1972年发现脾大,体有肝臭味,肝区疼痛,经某院确诊为早期肝硬化。于1972年10月来诊:脉大数有涩象,面黧黑,舌边尖红有瘀斑,目黄,胁痛。肝炎虽然多数由湿热为患,但日久失治可以有多种转归,或肝肾阴虚,或脾虚肝乘,或阴损及阳,或气阴两虚。当求其本以治,不可概用清利湿热之剂。此例病久入络,结合舌瘀、面黧黑、胁痛、肝硬、脉有涩象等,诊为血瘀气滞而肝硬。处以大黄䗪虫丸,日2丸,早晚各服1丸,并用《冷庐医话》化瘀汤,日1剂。药后体力渐增,疼痛渐减,药病相符,遂以此法进退,计服䗪虫丸240丸、化瘀汤180剂,其间间服柴芍六君子汤加当归、瓦楞、橘叶,1年后肝脾已不能扪及,肝功化验正常,面华神旺,恶心呕吐消失,纳佳食增,胁肋疼痛基本消失,至1974年4月基本痊愈,恢复工作。（岳美中医案）

6. 虚劳失眠

虚劳虚烦不得眠,酸枣仁汤主之。（17）

酸枣仁二升　甘草一两　知母二两　茯苓二两　芎藭二两

上五味,以水八升,煮酸枣仁,得六升,内诸药,煮取三升,分温三服。

本条以肝阴不足为主,阴虚生内热,寐不能藏魂失眠;心血亏虚,复加热扰神明,神难守舍心烦失眠。可见两目干涩,疲劳,头目眩晕,或烦躁易怒等。酸枣仁汤养阴清热，宁心安神。本方重用酸枣仁，补肝敛气，安神藏魂；知母清热滋燥，治虚烦，甘草缓急，调和诸药，配合枣仁化阴，配茯苓补脾土，培土荣木；茯苓宁心安神；川芎调畅肝气。《金匮要略心典》："人寤则魂寓于目，寐则魂藏于肝。虚劳之人，肝气不荣，则魂不得藏，魂不藏故不得眠，酸枣仁补肝敛气，宜以为君，而魂既不归容，必有浊痰燥火乘间而袭其舍者。故以知母、甘草清热滋燥，茯苓、川芎行气除痰，皆所以求肝之治，而宅其魂也。"

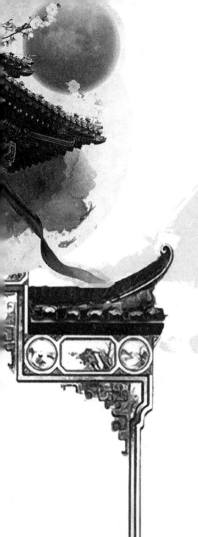

肺痿肺痈咳嗽上气病脉证治第七

【课堂精华实录】

同学们，现在我们来学习第 7 篇《肺痿肺痈咳嗽上气病脉证治》，本篇主要包括肺痿、肺痈、咳嗽、上气即喘证四个病症。

肺　　痿

肺痿是肺经受到致病因素的侵袭，产生肺气痿弱不振，以咳吐浊唾涎沫为主症的疾病，分虚热、虚寒两大类。以虚热型为多见。

一、病因病机

问曰：热在上焦者，因咳为肺痿。肺痿之病，从何得之？师曰：或从汗出，或从呕吐，或从消渴，小便利数，或从便难，又被快药下利，重亡津液，故得之。

曰：寸口脉数，其人咳，口中反有浊唾涎沫者何？师曰：为肺痿之病。若口中辟辟燥。咳即胸中隐隐痛，脉反滑数，此为肺痈，咳唾脓血。

脉数虚者为肺痿，数实者为肺痈。(1)

肺为娇脏，不耐寒热。"热在上焦"，就是肺有热。"或从汗出、或从呕吐、或从消渴、小便利数、或从便难，又被快药下利，重亡津液"，津伤阴虚生内热，热灼于肺，故得之。不仅如此，肺痿还有虚寒的性质，主要原因有两个：①虚热肺痿，久延不愈，阴损及阳，转化为虚寒；②素体阳虚，肺寒津凝，气不布津。

"寸口脉数"是气阴两虚引起。"口中反有浊唾涎沫"是肺气不振，通调失司，肺不布津，浊唾随气上逆所致。"口中辟辟燥"即干燥，"咳即胸中隐隐作痛"是瘀热在肺，壅塞成脓所致，加脉滑数，此为肺痈，以咳唾脓血为主症。

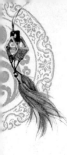

二、证治

肺痿吐涎沫而不咳者，其人不渴，必遗尿，小便数，所以然者，以上虚不能制下故也。此为肺中冷，必眩，多涎唾，甘草干姜汤以温之。若服汤已渴者，属消渴。

甘草干姜汤方：

甘草四两（炙）　干姜二两（炮）

上哎咀，以水三升，煮取一升五合，去滓，分温再服。(5)

本条主要论述了虚寒性肺痿的表现。"吐涎沫"是阳虚不能化气利水，气不摄津，不能敷布津液，治理调节功能失常的表现。不咳不渴，提示津液未损伤，上焦虚寒，无气上逆。遗尿频数是肺虚不能制约下焦的表现。肺气虚，痿弱不振，不能摄纳，不能输布津液则频吐涎沫。水寒之气或水饮停在肺中，清阳不升，上虚则眩，故"必眩"。虚寒肺痿，甘草干姜汤主之。

甘草干姜汤，温阳散寒，温肺复气，复中焦脾胃之阳气，虚则补其母，培土生金，故肺冷得以温之，是方小力专单捷之剂。本方是四逆汤去附子化裁而成，专复胸中之阳气，振奋中阳，补土复金。因附子性更燥烈，故去之。本证除阳虚之外，还可伴有烦躁、吐逆、咽中干等阴虚之证，故切不可因扶阳，而耗伤弱阴。甘草用量大于炮姜，炮姜温寒，以治肺冷，炙甘草缓其性，甘守津血，监干姜之峻，防劫阴之弊。程门雪："其多唾，乃阳虚不能制约津液，非守津液如甘草干姜者，必不能胜抵。"《伤寒论》中"理中汤"能温脾胃，培土生金，温中散寒，其药物组成为人参、白术、干姜、甘草，内含甘草干姜汤之意。

此外，肺寒不显著者，也可用生姜甘草汤（《千金要方》），组方为：人参、甘草、生姜、大枣。生姜，辛散宣通；人参、大枣，甘温补脾，益气生津，还可加白术、茯苓，增强其补脾功效。若伴有尿频、涎多，可加益智仁；伴喘息短气，配钟乳石、五味子或另服蛤蚧粉。张景岳："小水虽利于肾，而肾上连肺，若肺气无权，则肾水终不能摄，故治水者，必先治气，治肾者，必先治肺"。

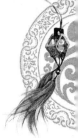

临床案例

案 1

男, 30 岁, 遗尿甚久, 日间有遗出, 夜则数遗无间, 长久为苦, 医曾温肾滋水, 温肾固涩, 或脾胃虚衰, 长建中气……不效。

现右脉寸、关弱, 舌白滑, 无苔, 口淡不渴, 有唾涎, 大便溏薄, 小便清长是脾、肺、肾三脏之病, 只温肾补脾不效, 肺为水之上源, 水不从于气化, 下注于肾。脾、肾不能制约, 关门洞开。因以治肺为首要。

炙甘草 24g, 干姜 9g。2 剂。三日后大减。

案 2 吐涎沫

女, 65 岁, 形胖, 素不喜饮水, 面部及下肢有水肿, 稍不适即肠鸣腹泻。一个多月来, 无诱因忽唾液特多, 一碗多/日, 脉沉迟, 舌淡胖, 齿印。曾服吴茱萸汤、五苓散等, 病情未减, 反增重。

此为肺胃虚寒, 津液不布, 中焦阳虚, 土不生金, 肺阳不足, 不能温布津液。

炙甘草 15g, 干姜 15g。5 剂(《经方发挥》)
吴茱萸汤治疗肝胃虚寒, 不对症, 故不适宜。

案 3 鼻衄

闫某, 21 岁, 男, 鼻衄初未介意, 某日因长途出车修理三日始归家, 当晚 6 点开始鼻衄, 势如涌泉, 5 个多小时不止, 夜就诊时, 患者头倾枕侧, 鼻衄仍滴历不止, 盆中血盈其半, 面如白纸, 近之则冷气袭人, 抚之不温, 问之不语, 脉若有若无, 神志已失, 急予甘草干姜汤, 炙草 9g, 干姜 9g, 急服 2 小时后手足转温, 神志渐清, 卧渐起, 能出语, 翌日更与阿胶 12g, 日 2 次, 近访未复发。(岳美中医案)》

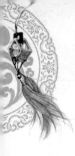

案4　小儿重症肺炎

男,11 月龄,支气管肺炎,抗感染输液,疗效不佳。口唇紫绀,四肢厥冷,呼吸急促,呕吐腹泻,抽搐频作,心率 120 次/分,心音微弱,舌质淡嫩,苔薄白而滑,指纹青紫直透命关。此为中阳大衰,阴寒内盛之证。

炙甘草 20g,干姜 10g。频服。药后,手足转温,呼吸和缓,痰鸣消失,抽搐未作,精神好转,双肺湿啰音基本消失。又服一剂,痊愈,后服六君子汤。(出自《四川中医》)

大逆上气,咽喉不利,止逆下气者,麦门冬汤主之。(10)

麦门冬汤方:

麦门冬七升　半夏一升　人参三两　甘草二两　粳米三合　大枣十二枚

上六味,以水一斗二升,煮取六升,温服一升,日三夜一服。

仲景文中,火逆者,均为温针火灸之逆。结合第一条,热在上焦,就是肺有热,热灼阴津,肺阴亏损,肺气上逆,咽喉不利,干燥作痛,肺气上逆作咳,咳久致肺痿。虚热性肺痿,病位在肺,病源在胃。"脾为胃行其津液者也",胃阴虚(火旺,虚火上炎,燥伤肺阴),脾不能转输津液于上焦,则津伤,阴虚火旺上炎,肺胃之气俱逆,则咳嗽,咽喉干燥不利,痰稠咯吐不爽,法当清虚热,养肺胃之阴,止逆下气。麦门冬汤主之。

麦门冬汤,清养肺胃、止逆下气。方中,麦冬用量最大,甘寒,清肺热,补肺气,养肺胃之阴,利咽喉。《难经》:"虚则补其母",培土生金,人参、甘草、粳米、大枣,以补脾胃,脾胃之气得补,供养于肺,则津液恢复、肺气充足。少量半夏可以化痰,祛浊唾涎沫,有麦冬相配使其不燥。临床应用可根据具体病情选用麦门冬汤和清燥救肺汤加减,可加阿胶、胡麻仁以滋肺液;加石膏、枇杷叶,清肺胃之热。火甚,出现虚烦,呛咳,呕逆,则去大枣加竹茹、竹叶以清热,和胃降逆。咳浊黏痰,口干欲饮,加天花粉、知母、川贝母。津伤甚者,加沙参、玉竹,养肺津。潮热者，加银柴胡、地骨皮。

本方也可以治疗肺胃津伤，虚火上炎所致的咳嗽上气；或咳嗽不愈，津伤噎膈；或大病后咽燥，及肺胃阳虚的虚喘，倒经，放疗时津伤者等。

临床案例

女，29岁，工人，三个月前经前感冒，后每至经前十余日即咳喘，甚则不能平卧，经过后则诸症减，月复加重。曾住院用平喘抗生素均未效。咳喘、呼吸困难、喉中痰鸣，午后寒热，舌微红，脉细数。此证为经前冲脉气逆，肺失肃降。

麦冬30g，半夏15g，党参15g，甘草10g，赭石20g，粳米少许，川牛膝10g，大枣12g。2剂，喘止，平卧。微咳，午后寒热。

加柴胡12g，黄芩9g。三剂善后。（出自《天津中医》）

本方剂和中降逆，胃气充实则镇摄冲气不升，胃气顺降则引动冲脉下行。

肺　　痈

肺痈是感受风热火毒所致，以发热胸痛，咳唾脓血为主症的疾病。

一、病程

本病的发生包括三个病理阶段：①表证期（风伤皮毛阶段）：风热火毒之邪，侵犯卫分，出现发热恶寒，有汗，咽干，咳嗽，脉浮数。②酿脓期（风舍于肺）：咳嗽，口干，胸痛，寒战，发热，吐浊痰或臭痰，脉滑数。③溃脓期（成脓）：热伤血络，热入血分，肺气不利，肺不布津，蓄结，腐溃成脓，吐脓血，腥臭异常，形如米粥，胸痛，振寒而喘。

二、证治

1. 肺痈表证已尽，痰涎壅盛，脓未成

肺痈，喘不得卧，葶苈大枣泻肺汤主之。（11）

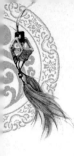

葶苈大枣泻肺汤方：

葶苈（熬令黄色，捣丸如弹子大）　大枣十二枚

上先以水三升，煮枣取二升，去枣，内葶苈，煮取一升，顿服。

痰涎壅于肺，气机受阻，喘咳交加，不得卧，肺实气闭。本条内容过于简单，大家要根据症状发现病机，本证还可因肺气壅滞，通调失职，水气不行，出现身面目浮肿；因肺窍不利出现鼻塞流涕；因肺失其和出现不闻香臭；因肺气不降，出现咳喘上逆，喘鸣；因邪正交争，出现时时振寒，脉滑数或数有力。振寒脉数是肺痈成脓的特征之一，水肿性哮喘、肺心病，心衰，也是病势发展的主要标志。

血结脓未成时，急泻无形之热，速涤有形之痰。治疗上以葶苈大枣泻肺汤，泻热涤痰，切记有表证时，不可用。葶苈子苦寒，开肺气，排秽浊（痰），具有强心利尿作用，下气消痰，配大枣，甘温缓和药性，以防其猛泻伤正气。

2. 脓已成

咳而胸满，振寒脉数，咽干不渴，时出浊唾腥臭，久久吐脓如米粥者，为肺痈，桔梗汤主之。（12）

桔梗汤方：

桔梗一两　甘草二两

上二味，以水三升，煮取一升，分温再服，则吐脓血也。

热毒壅蓄于肺，酿成痈脓，伤及血脉，咳嗽胸痛，振寒，咽干不渴，初吐臭痰，久则吐如米粥样，腥臭异常。病势已转重。

治疗上以桔梗汤排脓去痰，解毒清热。桔梗入肺，宣提肺气，排脓，解毒；甘草，解毒清热。本方临床用量应大，才有效，常与《千金要方》苇茎汤（芦根2升、苡仁半升、桃仁50枚、瓜瓣半升）合用。此外，病重气血虚弱者，可加地黄、当归、白术、桑白皮、败酱草。

咳　喘

咳嗽是临床上的常见病，既具独立性证候，又是肺系疾病的主要证候之一。有声无痰为咳，有痰无声为嗽，两者常多并称。关于咳嗽病症，历代命名方式有很多，《素问·咳论篇》，以脏腑命名。《诸病源候论·咳嗽候》有十咳之称，即五脏咳，加上风咳、寒咳、久咳、胆咳、厥阴咳。

《素问·宣明五气篇》："五气所病……肺为咳"，《景岳全书》："咳证虽多，无非肺病"。《医学三字经·咳嗽》："肺为脏腑之华盖，呼之则虚，吸之则满，只受得本然正气，受不得外来客气，客气干之则呛而咳矣；只受得脏腑之清气，受不得脏腑之病气，病气干之亦呛而咳矣"。《医学心悟》："肺体属金，譬若钟然，钟非叩不鸣，风……六淫之邪，外击之则鸣，劳欲情志，饮食炙煿之火自内攻之则亦鸣。"肺主气，司呼吸，上连气道、喉咙，开窍于鼻，外合皮毛，内为五脏华盖，其气贯有脉而通它脏，不耐寒热，称为"娇脏"，易受内外之邪侵袭而为病，病则宣肃失常，肺气上逆，发为咳嗽。肺为五脏的华盖，其生理特点是"清虚之脏"，可以接受五脏的精华之气，而不能受五脏六腑的浊气；可受大自然清灵之气，而不能受任何尘污之气；可经受正常的气候变化，而过度的寒、热、燥、湿诸邪气都能影响肺的功能，因此为"娇脏"。不论什么原因干扰肺气正常的宣发与肃降，都能引起咳嗽一证。也可以说，咳嗽既是一个以主症命名的证候，也是多种疾病中发生的一个症状。病则宣肃失常，肺气上逆。《素问·咳论篇》既认为咳嗽是由于皮毛先受邪气，又说五脏六腑皆令人咳，非独肺也，强调外邪、脏腑功能失调，病及于肺，均能导致咳嗽。明代张景岳执简驭繁，将病因归纳为外感、内伤两大类。关于外感咳嗽，可分为风热、风寒、燥热三类。风热咳嗽以咳黄痰为主，风寒咳嗽以咳稀白痰为主，燥热咳嗽则有咽痒、少痰、粘成块，或有血丝，或有少量白沫等症状，而张景岳则认为："六气皆能令人咳，风寒为主。"

内伤咳嗽可由其他疾病的干扰，致肺阴不足，肺气虚弱而发生。

咳嗽发作时，辨时间、节律、性质、声音及加重的有关因素。咳嗽白天多于夜间，咳而剧烈，声重；或咽痒则咳，风热，治以桑菊饮；疏风清热，宣肺化痰。风寒，治以三拗汤、止咳散，疏风散寒、宣肺止咳。咳声

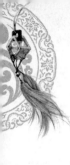

粗浊为风热或痰热，灼伤津液。早晨咳嗽阵发加剧，咳嗽连声重浊为痰湿或痰热，痰出则咳减。午后，黄昏咳嗽加重，或夜间时单声咳嗽，咳声轻微短促，多为肺燥阴虚。夜间咳嗽剧烈，持续不已，少气或伴有气喘者，是久嗽所致的喘虚寒证。

而咳嗽的治疗原则，不能仅仅止咳，必须针对病因，以化痰、健脾、清肝、补气、温肾等。《黄帝内经·咳论》："五脏六腑皆令人咳，非独肺也"就是这个意思。例如：肝火犯肺、肺肾阴虚、脾不健运、心肺气虚等。治疗上麻黄、半夏、石膏三味为必用药。麻黄，宣散外邪；半夏，清肃水饮；石膏，清泄郁热。临床上可根据具体病情，随症加减：风寒外束，表证较重，以麻黄、桂枝相伍，发汗解表；如寒饮较重，以麻黄、细辛、生姜、半夏配伍，宣肺散寒，化饮降逆；肺胀喘满，以麻黄、厚朴、杏仁配伍，降逆平喘；痰阻气道，喘咳痰鸣，以麻黄、射干、紫菀、款冬合用，消痰开结，止咳化痰。

喘　证

喘证表现为呼吸困难，甚则张口抬肩，鼻翼煽动，不能平卧，可见于多种急、慢性疾病过程中。《灵枢·五邪》："邪在肺，则病皮肤痛，寒热，上气喘，汗出，喘动肩背。"《丹溪心法·喘》："六淫七情之所感伤，饱食动作，脏气不和，呼吸之息，不得宣畅而为喘急。"《景岳全书·喘促》："实喘者有邪，邪气实也；虚喘者无邪，元气虚也。"归为实喘、虚喘两大类。

证治分类

咳而上气，喉中水鸡声，射干麻黄汤主之。(6)
射干麻黄汤方：
射干十三枚　麻黄四两　生姜四两　细辛　紫菀　款冬花各三两
五味子半升　大枣七枚　半夏（大者洗）八枚
上九味，以水一斗二升，先煮麻黄两沸，去上沫，内诸药，煮取三

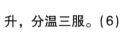

升，分温三服。(6)

"咳而上气"此为肺胀，表现为咳而气上逆，或气上逆而咳嗽。《金匮要略论注》："凡咳之上气者，皆有邪也。其喉中水鸡声，乃痰为火所吸不能下。然火乃风生，水从风战，而作声耳。"本证为寒饮郁肺之证，寒饮多为伏饮，往往为外邪所触发。所以恶寒发热较内饮表现为轻，治疗上可减轻症状，但不易根除。本症以咳嗽、哮喘，气触其痰，喉中痰鸣，痰多清稀，苔白滑，脉浮弦或浮紧为主；同时可伴有轻微的恶寒发热，或胸膈满闷为痰气互相搏结而成。射干麻黄汤主之。

治疗上，哮喘以："在上治肺，在下治肾，发时治上，平时治下"为总则。射干麻黄汤，散寒宣肺，降逆化痰。《素问·脏气法时论》："肺苦气上逆，急食苦以泄之，肺欲收，急食酸以收之"，本方苦、酸、辛并用。射干，消痰开结，清火解毒，降火下痰。生姜、细辛，散寒行水。麻黄宣肺平喘。款冬温肺，降气化痰。五味子止咳平喘，咳嗽有痰一般不用，防辛散药耗伤肺气，在此方中，配生姜，使散中有收，开中有合。大枣调和诸药，调和营卫。本方临床上，主要应用于喘型肺炎和小儿支气管炎。现代医学表明本方，有敛咳、祛痰、平喘的作用，可以增加呼吸道分泌和稀释痰液，松弛呼吸道平滑肌，对抗乙酰胆碱收缩平滑肌的作用。

［鉴别］

1. 与越婢加半夏汤、小青龙加石膏汤之别，相同点：三者病机上皆为内饮外寒，内外合邪。三者都表现为咳逆喘促，咯吐痰涎。不同点：射干麻黄汤治疗外寒邪内水饮证，此为伤寒表实，水饮迫肺所致，病位在喉或支气管；越婢加半夏汤治疗外风热内热饮证，此为发热恶风、中风表虚，伴热饮迫肺之表现；小青龙加石膏治疗外寒邪内热饮证。

2. 与小青龙之别，小青龙病位在心下（心下有水气），肺实质病变为主。麻、桂并用，发汗解表力强；射干麻黄汤止咳化痰功胜，解表力则稍逊。

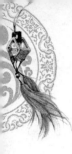

临床案例

小儿肺炎，射干麻黄汤医案

谢某，男，八月龄。感冒咳嗽2周，高烧4天，诊为腺病毒肺炎，入院前两周咳嗽痰多，第10天突然高烧持续不退，伴呕吐夹痰奶，食纳差，大便色黄黏稠，1~2次/日，精神萎靡，时而烦躁，入院后用桑菊饮、葛根芩连汤、安宫牛黄散、竹叶石膏汤未效。现在症为：体温为38~40℃，无汗、呕吐、下利，10次/日，呼吸不畅，喉间痰阻，喘促膈动，面色苍白，胸胀激满，脉虚，舌红无苔。

蒲老认为，此为外寒内饮，表邪郁肺，痰饮阻滞之证，提示正盛邪退，组方如下：射干2.1g，麻黄1.5g，细辛1g，五味子30粒，干姜0.9g，紫菀2.4g，法半夏3.0g，大枣4枚。

2剂后，体温正常，烦燥渐息，微咳不喘，喉间痰减，脉缓，舌红，苔少，郁闭已开，肺气未变。再益气化痰，以生脉饮加味。沙参6g，麦冬3g，五味子20粒，紫菀2.4g，法半夏3g，枇杷叶3g，生姜3片，大枣2枚。

2剂后，正常，观察4天，痊愈出院。（《蒲辅周医案》）

射干，苦、平、微寒，质轻宣，有小毒，入肺、肝经。在《金匮要略》中应用2次：一是祛痰，治咳逆上气。射干，开肺降逆，祛痰既能降，又能宣，是肺经主要药之一。二是散结气，消瘀，治疟母。现代药理实验表明，射干能消除上呼吸道炎性渗出物，对家兔血压有持续下降的作用，故不宜多服、久服，孕妇禁服。

咳逆上气，时时吐浊，但坐不得眠，皂荚丸主之。(7)

皂荚丸方：

皂荚八两（刮去皮，用酥炙）

上一味，末之，蜜丸梧子大，以枣膏和汤服三丸，日三夜一服。

上焦有热，煎熬津液，形成稠黏浊痰，痰浊壅肺，肺失肃降，气机不利，则咳逆上气，难以拔除，阻碍气道，痰壅气闭，病情危重，应速去其痰。膈上胶黏之痰难拔，皂荚丸主之。

皂荚丸，宣壅导滞、利窍涤痰，是涤痰除浊之峻剂。皂荚，辛温，有小毒，入肺、大肠经，堕胎者及孕妇忌用，有很强的祛痰作用。大枣膏，缓和皂荚峻烈之性，兼顾脾胃，不伤正。蜜以生津润肺，蜜丸为剂，以徐徐消化，自上而下，上部方清。若用汤剂直泻无余，不能治上部胶黏之痰。徐灵胎："稠痰粘肺，不能清涤"，非此不可。本方为涤痰除浊之重剂，故形气俱实者用。治痰饮，常用三个药，甘遂破水饮，葶苈泻肺胀，皂荚消胶痰，临床要随证，酌情选用。

《医方实验录》以皂荚丸治案有四则，曹颖甫师徒反复议论证治，言其："能治胶痰，不能治湿痰""亦不能除水气"。《本草求真》："其力能涤垢除腻，洁净脏腑。"曹颖甫《经方实验录》中记载，他自己患痰饮病，用皂荚4枚，炙过，研末，放碗中加砂糖，间日一服，连服4次，下利，日2～3次，痰涎与粪共下或全是痰涎。病愈后体大亏。

咳而脉浮者，厚朴麻黄汤主之。(8)

厚朴麻黄汤方：

厚朴五两　麻黄四两　石膏如鸡子大　杏仁半升　半夏半升　干姜二两细辛二两　小麦一升　五味子半升

上九味，以水一斗二升，先煮小麦熟，去滓，内诸药，煮取三升，温服一升，日三服。

本条是饮邪夹热的咳喘证治，水饮内阻，阳气不行，阳郁化热，饮邪夹热，上迫于肺所致。饮邪有向上、向外的倾向，邪感于上，故病近于表，邪盛于上，非在经之表，而在肺家气分之表。结合病机，本证还可以伴有：咳嗽喘促，胸满烦躁，咽喉不利，痰多辘辘，或但头汗出，倚息不得卧，舌苔白腻或微黄，或身热，微恶风寒。故，我们可以知道脉象表现为浮于表或上，不一定有表邪。厚朴麻黄汤主之。

厚朴麻黄汤，散饮降逆，止咳平喘，佐以清热。厚朴、麻黄、杏仁，宣肺，利气，降逆，用于治疗胸闷重。麻黄，开皮毛之结，以散表邪。细

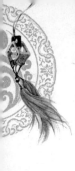

辛、干姜、半夏，化痰止咳，以温肺化饮。石膏（如鸡子大），清热除烦，止汗。五味子，收敛肺气，防麻黄、细辛散之太过。小麦（先煮），养胃护心，镇静，扶正气，缓急润燥，是表里寒水两解法。本方重用厚朴，健运脾气，水自下泄，善消喘满。本证里热大于小青龙加石膏汤证，而表证轻，本方麻黄、石膏同用，丹波元坚认为："麻杏石膏汤、厚朴麻黄汤、越婢加半夏汤、小青龙加石膏汤，皆麻黄、石膏同用，驱饮力更峻，不必取之于发表清热。"

小麦只有在本方中才用于治咳嗽。小麦性甘、平，缓急润燥，有镇静作用。治脏躁、神志不宁、失眠、心悸、多汗以及神经官能症，能扶正气，止咳生津、呃逆、嗳气、四肢抽搐拘挛，发作无定，常常用原药无效者，加入小麦，往往有一定疗效。尤在泾认为："小麦同五味子，具有敛安正气，镇咳的作用。"《千金要方·卷十八大肠腑方》："治咳逆上气，胸满，喉中不利如水鸡声，其脉浮者方"。

《伤寒论》喘家作，桂枝加厚朴杏子汤佳。临床上，大家要辨证使用。

脉沉者，泽漆汤主之。(9)

泽漆汤方：

半夏半升　紫参五两　泽漆三斤（以东流水五斗，煮取一斗五升）

生姜五两　白前五两　甘草　黄芩　人参　桂枝各三两

上九味，咬咀，内泽漆汁中，煮取五升，温服五合，至夜尽。

本条为水饮内结的咳喘证治。《脉经》《千金要方》有"上气""胸中引胁痛""胸中有水"的描述。此证病机为脾虚不运，水饮内结，饮邪上迫于肺，出现咳喘痰多，身肿，小便不利，舌体胖大，苔白腻或黄燥，脉沉等。脉沉主里、主水，在脏，"脉得诸沉，当责有水"，泽漆汤主之。

泽漆汤，通阳逐水，止咳平喘。祛邪扶正同用。泽漆，消痰利水。《神农本草经》："味苦微寒，主皮肤热，大腹水气，四肢面目浮肿……"使水气归还于肾，不上冲，则止咳。先煎、久煎则其力缓厚。人参、甘草，使泽漆祛邪不伤正，补五脏，和脾肺之气，以补土制水。"咳嗽病邪在里者，可用人参"，在表者不用。紫参，通九窍，利大小便，助泽漆逐水。桂枝、生姜、半夏，温阳化饮，降气消痰。白前，降气，祛痰，止咳。黄芩，泄水饮久留之郁热。注：有人认为本方古代用于治肺病瘤疾，正虚邪盛之证，即现在的肺癌。

泽漆：大戟科二年生草本植物的全草，别名猫儿眼睛草。辛、苦、微寒，有毒，入大小肠、肺经。有三大主要功能：①利水消肿。《太平圣惠方》治水气肿满，即以本品熬膏，温酒送服。②肺热咳嗽，止咳平喘化痰。③瘰疬，化痰散结。《本草汇言》主治功力与大戟同，泽漆稍和缓，而不伤元气，然性走泄，肾虚者不宜。紫参（是拳参的别名）蓼科多年生植物拳参的根茎，今称石见穿，苦、凉，清热解毒，祛湿，散痛肿。金寿山，今也称石见穿，不知是否与仲景所述为同一物，具有活血散坚之功。

肺胀，咳而上气，烦躁而喘，脉浮者，心下有水，小青龙加石膏汤主之。(14)

小青龙加石膏汤方：

麻黄　芍药　桂枝　细辛　甘草　干姜各三两

五味子　半夏各半升　石膏二两

上九味，以水一斗，先煮麻黄，去上沫，内诸药，煮取三升。强人服一升，羸者减之，日三服。小儿服四合。

本条介绍了外寒内饮（寒饮）夹热的咳喘证治。外感风寒，则脉浮；内有寒饮，肺气壅滞，咳而上逆，则咳喘；寒饮郁而化热，则烦躁。本证外寒与内饮并重，咳喘并重。治疗上，内有寒饮，非温药不能化；表有风寒，非辛温不能散。小青龙加石膏汤主之。小青龙加石膏汤，解表化饮、清热除烦。麻黄、桂枝，解表散寒；干姜、细辛、半夏，温肺化饮；芍药、五味，收敛逆气，防宣散太过；甘草，调和诸药；石膏，清热除烦。

临床案例

小青龙汤加石膏医案

孙某，女，46岁，时值炎夏，夜开空调，当风取凉，因患咳嗽

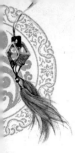

气喘甚剧，抗生素未效，又延中医治疗也不止，请刘老会诊，脉浮弦，按之则大，舌质红绛，苔则水滑，患者咳逆倚息，两眉紧锁，显有心烦之象，辨为风寒束肺，郁热在里，为外寒内饮，并有化热之渐。

麻黄4g，桂枝6g，干姜6g，细辛3g，五味子6g，白芍6g，灸甘草4g，半夏12g，生石膏20g。

小青龙汤对寒饮内留，日久郁而化热，而见烦躁，或伴有其他热象，如脉滑、口渴或舌红、苔水滑者，用之即效。

咳而上气，此为肺胀，其人喘，目如脱状，脉浮大者，越婢加半夏汤主之。(13)

越婢加半夏汤方：

麻黄六两　石膏半斤　生姜三两　大枣十五枚　甘草二两　半夏半升

上六味，以水六升，先煮麻黄，去上沫，内诸药，煮取三升，分温三服。

此为肺窍中有痰涎阻塞，饮热郁肺的咳喘。外感风热，内有水饮（内发），内外合邪，风邪夹饮邪，上逆填塞胸中，则肺气胀满。主要表现为咳嗽喘息，逆而不降，喘甚则目睛胀突，有如脱出之状，胸膈胀满，痰黄或白，发热或无大热，身形如肿。脉浮主表（上）为风邪，邪感于表里，脉大有力为邪实，主热。本证特点是热重于饮，喘重于咳；越婢汤散邪力大，逐饮之力小，故越婢加半夏汤主之。

越婢加半夏汤，宣肺泄热，降逆止喘。麻黄，宣肺平喘，发散风邪，辛凉解表；石膏，清泄内热；麻、石、生姜，宣外散风，辛凉清解，散饮降逆，发越水气；半夏，有开其闭塞的作用，降逆化痰，配石膏，以祛饮邪，降逆气；半夏、生姜，散水降逆；甘草、大枣，健脾补中，缓麻黄之散，缓石膏之寒。咳喘剧烈，是肺窍中有痰涎之结聚，半夏有开其闭塞之作用，本方辛温、辛凉并用。临床应用要随证加减：痰鸣喘息，不能平卧，加射干、葶苈子；痰热内盛，胶黏不出，加鱼腥草、瓜蒌皮、海蛤粉。现代临证表明，本方适用于急慢性支气管炎，肺气肿哮喘等。急性发作时更贴切。

[鉴别]

麻杏石甘汤清宣肺热、平喘止咳。麻黄 4 两（去节），杏仁 50 个，石膏半斤，炙甘草 2 两，调和诸药。《伤寒论》言："汗后或下后汗出而喘，无大热，因为汗下不当，引邪入里，化热壅肺，肺失宣降。"本证的主要表现有汗出而喘，身热不解，口渴，舌苔薄黄，脉数。重用石膏，清肺热，而发表力弱，故配麻黄，宣肺平喘，以此为功，一清一宣，使清肺不留邪，宣肺不助热。杏仁，宣肺利气。

越婢汤在《金匮要略》的功用是发越阳气、散水清热。麻黄 6 两，石膏半斤，生姜 3 两，甘草 2 两，大枣 15 枚。"风水恶风，一身悉肿，脉浮不渴，续自汗出，无大热者，越婢汤主之。"本条为风水夹热，风性疏散，则自汗出。所以风致水泛溢四肢，来势急，病在表。麻黄、生姜，宣散水湿，配石膏以清肺胃郁热，发越水气；草、枣，补益中气。若里水较重，越婢加术汤主之，或甘草麻黄汤主之。越婢加术汤，健脾除湿、表里同治。里热汗出，加白术，以健脾除湿。

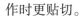

临床案例

社友孙某令爱，久咳而喘，凡顺气化痰、清金降火之类，几乎遍尝，均不取效。一日喘甚烦躁，余视其目则胀出，鼻则鼓煽，脉浮而大，肺胀无疑。越婢加半夏汤一剂而减，再剂而愈。

余曰："今虽愈，未可恃也，当以参、术补之，助养金气，使清肃下行，竟因循月许，终不调补，再发而不可救药矣"。本证为上盛下虚，本虚标实之象。饮热郁肺，当清热、蠲饮并用，清热当用辛寒之药，以清肺而兼散也；蠲饮尤选辛温之品，以化而兼越也。不尔，从用发越，或清降，必使婢邪以伏，病难彻愈。（李中梓，《医宗必读》）

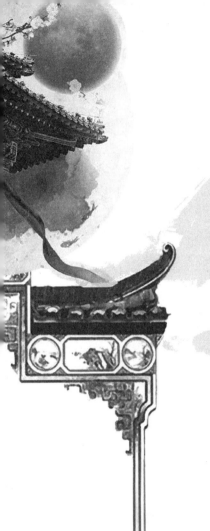

奔豚气病脉
证治第八

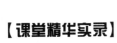

【课堂精华实录】

同学们，现在我们来学习第8篇《奔豚气病脉证治》。本篇论述了奔豚气病的主症、成因、发病特点及分型治疗。奔豚气主要与肝、肾、心、冲脉有关，强调了气病，但也与血虚有关，特别是肝气容易引发奔豚气病。本病特点是突然发作，发作时病人感觉气突然从少腹上冲，直冲到咽喉，有欲死的感觉，随后病情可有所缓解。奔豚气所过之处主要有胃脘、胸部、咽喉，甚至到头部。

一、成因与主症

师曰：病有奔豚，有吐脓，有惊怖，有火邪，此四部病，皆从惊发得之。师曰：奔豚病，从少腹起，上冲咽喉，发作欲死，复还止，皆从惊恐得之。（1）

惊则气乱，心气散乱则虚，六神无主，肾之气乘虚而上。本病与情志关系密切。奔豚气与吐脓、惊恐关系在《黄帝内经》有记载："肝藏血，惊则血凝，瘀热为脓，所以吐脓血。"

心阳不足，下焦寒气随冲气上逆，发作奔豚；因惊恐或情志不遂，肝气郁结循冲脉上逆，发生奔豚气病。在肚子时还可忍受，到胸、心、咽，甚至头部就严重了，发作欲死。

二、证治

1. 肝郁化热

奔豚气上冲胸，腹痛，往来寒热，奔豚汤主之。（2）

奔豚汤方：

甘草　芎藭　当归各二两　半夏四两　黄芩二两　生葛五两

芍药二两　生姜四两　甘李根白皮一升

上九味，以水二斗，煮取五升，温服一升，日三夜一服。

惊恐、情志不遂、肝血不足等都会引发肝气郁结，化热，则引动冲气，随冲气上逆。奔豚汤，养血平肝，和胃降逆。李根白皮，专治肝气奔

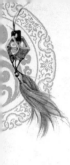

豚病，入肝经，清热泻火，苦，大寒，降逆。生葛根、黄芩，清火平肝。当归、川芎、芍药，养血调肝，所以本条也是血分病。芍药、甘草，缓急止痛，肝苦急，以甘草之甘缓之。半夏、生姜，和胃降逆，肝欲散，以姜、夏、生葛根以散之。本方即小柴胡（调畅肝胆之气）去柴胡（气升的太过）、人参、大枣，保留黄芩、半夏、甘草、生姜，加葛根、李根白皮、川芎、白芍、当归而成。

2. 阳虚寒逆

发汗后，烧针令其汗，针处被寒，核起而赤者，必发奔豚，气从少腹上至心，灸其核上各一壮，与桂枝加桂汤主之。(3)

桂枝加桂汤方：

桂枝五两　芍药三两　甘草二两（炙）　生姜三两　大枣十二枚

上五味，以水七升，微火煮取三升，去滓，温服一升。

外寒与人身的寒邪（下焦阴寒）勾结，人受惊则气乱，气就不足（心气散乱），更易受寒。

已经发汗，烧针又汗，汗出过多，阳气受损，寒邪乘虚，从针孔侵入，体内阴寒之气太甚，影响到心阳，气从少腹冲，直至心下，上凌心阳。烧针为什么发生奔豚？原因有三：①烧针令其害怕；②烧针令其汗；③针孔受寒入里。治疗上要内外兼治，寒从针孔侵入，外治要灸其核上，以杜绝再入寒邪；内治以桂枝加桂汤，调和阴阳，以降逆气。本方是在桂枝汤的基础上加桂，那么是加桂枝还是肉桂呢？我认为是加桂枝。《神农本草经》中记载，桂枝能治三个气：①上气咳逆：凡是气往上冲的咳逆、心悸、心跳，气往上冲，甚至到头顶的，桂枝有下气作用，都用桂枝。②开结气：结气喉痹，桂枝开结气，下逆气。③有补益中气，调和气血，强脾胃的作用，例如：桂枝甘草汤益心气的作用。桂枝汤治太阳中风证，今仅桂枝加量后，便可以用于治疗心阳虚，肾中寒气上逆的奔豚气病，桂枝用量5两，几乎是芍药的一倍，桂枝下气、通阳、补心的作用更加突出，意义就更大了。本方中桂枝、甘草，补心阳，内泄肾气，具有平冲逆之功。心脏病患者，心律失常，一下嗓子眼堵住了，桂枝是特效药。此外，针对梅核气，半夏厚朴汤之类不效时，加苓桂术甘汤之类，就好了。

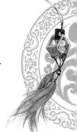

因为桂枝能下气，开结气。

临床案例

刘老治疗一妇人，从两内踝，有一股气，沿着阴股注上冲，气上冲肚与胸，冲则肚子发胀，胸闷憋气，到嗓子眼人就不行了。

此证应是奔豚气，踝内侧是少阴经脉，气从底下冲上来。

桂枝加桂汤三剂。后以黑锡丹 1～2 钱，纳气归元。

3. 阳虚饮动

发汗后，脐下悸者，欲作奔豚，茯苓桂枝甘草大枣汤主之。（4）

茯苓桂枝甘草大枣汤方：

茯苓半斤　甘草二两（炙）　大枣十五枚　桂枝四两

上四味，以甘澜水一斗，先煮茯苓，减二升，内诸药，煮取三升，去滓，温服一升，日三服。

此为水与气相搏于脐下，欲上冲而未上冲之证。心为五脏六腑之大主，为阳中之太阳，坐镇于上，普照于下，使下焦之水安伏不动。脾为中土，运化水湿，像堤坝居中，可保护心阳不被下焦水寒之气所犯。如果过汗，损伤心脾之阳，或素体心脾阳虚，心阳不能坐镇于上，脾土不能守护于中，下焦水寒之气就蠢蠢欲动，脐下悸动。故以茯苓桂枝甘草大枣汤，通阳降逆，培土制水。

茯苓，健脾，筑堤坝，安魂魄，养心神，先煮，增强健脾，利水作用。茯苓、桂枝，通阳化气，利水，平冲逆。桂枝，辛甘化阳，补心阳。桂枝、甘草、大枣，补脾胃，培土制水，使中焦气实。甘澜水，味甜，以防助邪之弊。《本草纲目》也有甘澜水的记载，甚至有"能够益脾胃，帮助祛水之湿"的阐述。

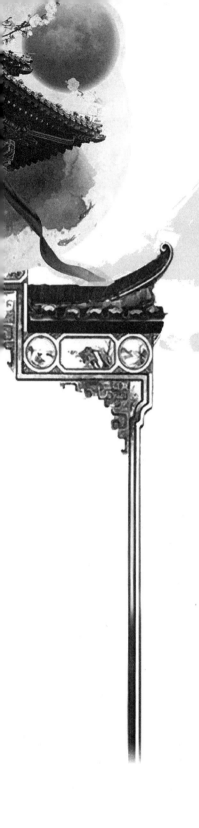

胸痹心痛短气
病脉证治第九

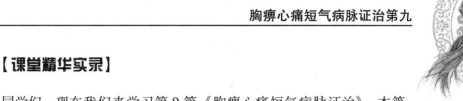

【课堂精华实录】

同学们，现在我们来学习第9篇《胸痹心痛短气病脉证治》。本篇，我们主要介绍两个病症，胸痹和心痛，这两个病症有着密切的关系，我们放在一起阐述。

胸　　痹

一、病因病机

师曰：夫脉当取太过不及，阳微阴弦，即胸痹而痛，所以然者，责其极虚也。今阳虚知在上焦，所以胸痹、心痛者，以其阴弦故也。(1)

阳微阴弦，有两种理解方法：①阳微是指浮取、轻取脉微弱，阴弦是指沉取又有弦象。②阳微是指寸脉微，阴弦是指尺脉弦。这样的脉象病人可能出现胸痹而痛。脉象说明病机，阳微是上焦阳虚；阴弦是阴邪壅盛，主寒、主饮。是故阳微阴弦，主寒邪乘虚上乘阳位，胸阳痹阻之证。

二、辨证论治

1. 主证

胸痹之病，喘息咳唾，胸背痛，短气，寸口脉沉而迟，关上小紧数，栝蒌薤白白酒汤主之。(3)

栝蒌薤白白酒汤方：

栝蒌实一枚（捣）　薤白半升　白酒七升

上三味，同煮，取二升，分温再服。

胸背为心肺之宫域，以阳气用事。阳气旺盛，布息周转，自然无病。诸阳受气于胸中，而周行于背。胸阳不足，浊阴之邪上乘，胸阳痹阻，肺气受阻，前后气机不能贯通。寸脉沉而迟、关上小紧。栝蒌薤白白酒汤主之。

栝蒌，性寒，味甘、微苦，入肺、胃、大肠经。开胸润肺，通垢腻之

135

痰，滑肠去浊，通便散结，导痰浊下行。清代王朴庄认为栝蒌能使人心气内洞，心头没有压闷的感觉。薤白，辛、苦，温，入肺、胃、大肠经，通阳散结，行气导滞，散胸中结气，通秽浊之气，涤除胸中阴寒浊痰，其治不在湿补而在温散，不在血分而在气分。白酒，通阳宣痹，轻扬善行，以助药势，通行气血。全方共奏通阳宣痹，豁痰下气的功效。

2. 重证

胸痹不得卧，心痛彻背者，栝蒌薤白半夏汤主之。(4)

栝蒌薤白半夏汤方：

栝蒌实一枚（捣） 薤白三两 半夏半斤 白酒一斗

上四味，同煮，取四升，温服一升，日三服。

比前一条病情加重了，主要是痰饮更多，壅塞于胸中，从心胸到背部，全部都很痛，肺气上而不下，气急，不得卧。栝蒌薤白半夏汤，通阳散结，逐痰降逆。半夏，辛、温，有毒，归脾、胃、肺经，燥湿化痰，降逆止呕，消痞散结。

3. 虚实异治

胸痹心中痞，留气结在胸，胸满，胁下逆抢心，枳实薤白桂枝汤主之；人参汤亦主之。(5)

枳实薤白桂枝汤方：

枳实四枚 厚朴四两 薤白半斤 桂枝一两 栝蒌实一枚（捣）

上五味，以水五升，先煮枳实、厚朴，取二升，去滓，内诸药，煮数沸，分温三服。

人参汤方：

人参 甘草 干姜 白术各三两

上四味，以水八升，煮取三升，温服一升，日三服。

（1）实证：痰浊阻滞，气机不通，心中痞，留气结在胸、心下，胸中、胃脘闭塞不通，胁下逆抢心，因痰浊阻滞，肝气不舒，气机升降失常，气由下而上冲到心，病势已由胸部扩大到两胁、胃脘。病势急，应首先治其标实证。枳实薤白桂枝汤，通阳散结，泄满降逆。枳实，破气消积，化痰去痞；厚朴，行气燥湿，消积平喘；枳实、厚朴，辛开苦降，治气结，泄胸中之气；桂枝，通阳降逆，具有平冲气的作用，配栝蒌、薤白，通阳开结，为治胸痹的主药。

（2）虚证：病主要在上焦胸中，心的阳气不足，胸中气虚，中焦虚寒，大气不运，宗气不利，阴寒之气上逆。养阳之虚，即以逐阴。"塞因塞用"不能拘泥于通则不痛，痛无补法之说，犯"虚虚之误"。人参汤，补阳气，散寒邪。

4. 轻证

胸痹，胸中气塞，短气，茯苓杏仁甘草汤主之；橘枳姜汤亦主之。(6)

茯苓杏仁甘草汤方：

茯苓三两　杏仁五十个　甘草一两

上三味，以水一斗，煮取五升，温服一升，日三服。不差，更服。

橘枳姜汤方：

橘皮一斤　枳实三两　生姜半斤

上三味，以水五升，煮取二升，分温再服。

以胸中气塞，短气为主症，无胸痛或痛轻微，有痰气堵在胸部。本证饮阻和气滞两者的偏重有差异，故需要同病异治。

（1）饮阻偏盛：胸中先有饮邪停滞，使气不得通，碍于呼吸之路，故短气。茯苓杏仁甘草汤以宣肺化饮。

（2）气滞偏盛：胸中先有积气阻滞，后饮而不得下。以橘皮理气，枳实下气，生姜化饮，和胃降逆。故用橘枳姜汤，行气化饮，和胃降逆。

【鉴别】

枳实薤白桂枝汤强调胸痹，阴寒邪实，病势由胸部向下扩到胃脘、两胁，胁下气向上冲逆。以桂枝、枳实、厚朴通阳开痹，下气。

栝蒌薤白汤，开胸痹。

橘枳姜汤，理气化饮，和胃降逆。橘皮1斤，理气和胃，宣通气机，化痰行滞；枳实3两，下气宽胸，消痞除满；生姜半斤，散饮通阳，和胃降逆。

5. 急证

胸痹缓急者，薏苡附子散主之。(7)

薏苡附子散方：

薏苡仁十五两　大附子十枚（炮）

上二味，杵为散，服方寸匕，日三服。

胸痹缓急（汉代文献中缓急就是急）主要指急，很危险，疼痛相当剧烈，伴有筋脉拘挛。胸痹缓急，是胸痹病的危重证候。《绛雪园古方选注》："胸痹缓急者，痹之急证也。"心阳衰弱，寒湿侵犯，漫游于胸中，阳气闭塞，寒饮上聚心膈，使阳气不达。

故以薏苡附子散，温阳化湿，宣痹止痛。取薏苡为君，附子之辛热为佐，逐水驱除寒结，席卷而下，又岂能不胜而愉快也。苡仁之用，能托郁结，况附子之雄烈，相合为散……其力最峻，足以奏功于燃眉之际焉。盖之缓急，主在急字，非或缓或急之谓。

心　痛

1. 轻证

心中痞，诸逆心悬痛，桂枝生姜枳实汤主之。(8)

桂枝生姜枳实汤方：

桂枝　生姜各三两　枳实五枚

上三味，以水六升，煮取三升，分温三服。

桂枝生姜枳实汤功用为温阳化饮，下气降逆。

痰饮寒邪停聚于胃，阳气不达，出现胃脘部胀闷，闭塞不通的感觉，甚者心窝部牵引疼痛，或有压榨性疼痛。停留胃脘中的水饮、痰、气、寒发生上逆，则出现诸逆的表现。

2. 重证

心痛彻背，背痛彻心，乌头赤石脂丸主之。(9)

乌头赤石脂丸方：

蜀椒一两，一法二分　乌头一分（炮）　附子半两（炮），一法一分

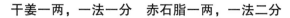

干姜一两，一法一分　赤石脂一两，一法二分

上五味，末之，蜜丸如梧子大，先食服一丸，日三服。不知，稍加服。

阳衰阴盛，阴寒痼冷，遍满阳位，心痛相当严重，胸痛彻背，气应外俞；邪袭背俞，气从内走，背痛彻心，俞脏相通，内外之气相引。乌头赤石脂丸主之。

乌头赤石脂丸，温阳散寒，峻逐寒邪。炮附子长于治疗在脏的寒湿，温经逐寒湿。炮乌头长于起沉寒痼冷，可攻在经的风寒。所含乌头碱有毒，有强心作用。与附子合用，温散作用加强，振奋阳气，驱逐寒邪。蜀椒，大辛大热，协同配伍，逐寒止痛力极强。干姜，温中散寒，逐寒止痛。赤石脂收敛阳气，因为热药都有发散作用，使散中有收，有固脱作用。

心痛有九，九种心痛一般都指的是胃痛，胃中有寒，有积滞，要散寒去积滞，故以附方九痛丸治之。

九痛丸　治九种心痛

附子三两（炮）　生狼牙一两（炙香）　巴豆一两（去皮心，熬，研如脂）　人参　干姜　吴茱萸各一两

上六味，末之，炼蜜丸如梧子大，酒下。强人初服三丸，日三服；弱者二丸。兼治卒中恶，腹胀痛，口不能言；又治连年积冷，流注心胸痛，并冷冲上气，落马坠车血疾等，皆主之。忌口如常法。

附子、干姜、吴茱萸散寒，人参补脾，巴豆、狼毒（《备急千金要方》）去积滞。临床应用要区别对待，找准病因病机，才能药到病除。

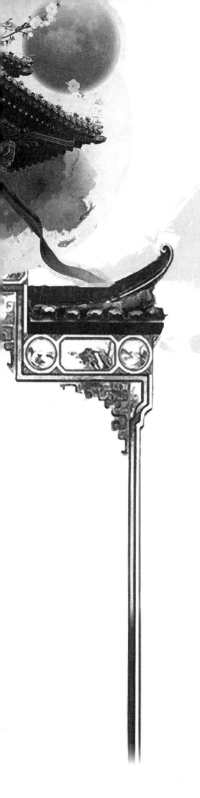

腹满寒疝宿食
病脉证治第十

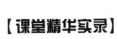【课堂精华实录】

同学们，现在我们来学习第10篇《腹满寒疝宿食病脉证治》。本篇论述了腹满、寒疝、宿食等的脉证、诊断和治疗。病位都涉及腹部的脾、胃、肠，症状都有腹部疼痛，治法可互参。

腹　　满

腹满是以腹部胀满为突出表现的一种证候，可以出现在多种不同疾病的过程中，所以它是一个症状，本篇又作为一个疾病来阐述。根据阳道实，阴道虚的理论，腹满概括为两大类：①实证、热证，多与胃、肠有关。②虚证、寒证，多与脾、肝、肾有关。

一、病因

跌阳脉微弦，法当腹满，不满者必便难，两胠疼痛，此虚寒从下上也，当以温药服之。（1）

两胠疼痛，即两边腋下胁肋部疼痛。两胠属肝的部位，是肝经循行的道路，肝气上逆，走窜于胠、胁，发生疼痛。此虚寒从下上也。李今庸考历代医学书籍，认为本条文的胠字，不能读"胠胁"，理解为"两胁疼痛"是不对的。应读为脚，是脚的省文，应是必便难，两脚痛。在中医学里，脾病有脚痛一证，是不乏其例的。

跌阳脉微是中焦脾胃阳气不足，脾胃虚寒的表现。弦，属肝，主寒、主痛，肝经有寒，厥阴之气上逆，法当腹满，如腹不胀满者，说明虚寒之邪不留于腹中而反下趋，"此寒气从上向下也"，《黄帝内经》云："脏寒则生满。"那么对于"必便难，两胠疼痛"如何理解呢？《脉经》《千金要方》中记载本条在必字后有"下部闭塞大"，即腹不满者必下部闭塞，大便难。脾主运化，肝主疏泄。脾胃虚寒，运化失职；肝气上逆，疏泄失职，则下闭谷道，大便难。

胃虚则寒动于中，寒不是从外入，而是从下上也，病自内生。治法当

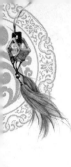

以温药治疗，用温药则上者下，聚者散。《医门法律》："趺阳，脾胃之脉，而见微弦，为厥阴肝木所侮。其阴气横聚于腹，法当腹胀有加，设若不满，阴气必转攻于上，决无轻散之理，盖阴邪既聚，不温必不散。阴邪既不散，其阴窍必不开，故知其便难。逆攻两胠，而致疼痛，较腹满更进一步也，以温药服之，使阴气从阴窍走散，而不致上攻。"

腹满时减，复如故，此为寒，当与温药。（3）

虚寒性腹满，由于寒气或聚或散，按之不痛，用温脾胃，散寒药即可。

寸口脉弦者，即胁下拘急而痛，其人啬啬恶寒也。（5）

病人出现"啬啬恶寒"，是仲景用来形容表寒证的，所以此证往往兼有风邪。寸口脉弦，应为脉浮弦，浮主表，弦属肝胆，主痛、主寒，是肝气夹寒邪为病，往往胁下拘急而痛，此为里证。肝气横逆克制脾土也可出现腹痛。

实证腹满，根据本篇有关条文，其原因多属于寒少热积，一种是由消化失职而来，和宿食有联系；一种是感受风邪，胃肠热化，三焦不能疏通，排泄失去功能，津液消耗过多，出现口苦、咽干、腹满、便秘、潮热、汗多、神昏谵语等。有寒积、热积之分。

二、腹满虚实的辨证

病者腹满，按之不痛为虚，痛者为实，可下之。舌黄未下者，下之黄自去。（2）

病腹满，按之不痛为虚，痛者为实。虚寒性腹痛特点是腹满时减，复又如故。黄元御认为："阳有时而复，故减；阴有时而胜，故腹如故，阴易盛而阳难复，是减不逾时，而旋即如故"。实证腹痛特点有腹满不减，减不足言，其内有积滞，当须下之，宜大承气汤。表现在舌象是，实热证腹满，多黄厚苔，胃肠中邪热积滞熏蒸，多见黄厚而燥苔。虚寒性腹满舌苔，为白滑苔。湿温病是黄滑腻苔。《伤寒论》："舌上白苔滑者为难治，舌上苔滑者不可攻也。"肠内有实热积滞，用下法，大便通了，有害物质排出去了，舌苔就正常了，即下者黄自去。若用下法，黄苔未去，下法不得当，黄苔不去。比如：苔黄而滑，心下满，误用下法，则黄苔不去，应当用开泄法，小陷胸汤之类；阳明热结津枯，燥屎不行，单用寒下，大便难通，黄苔难去，法当增水行舟，邪正兼顾。

病者痿黄，躁而不渴，胸中寒实，而利不止者，死。（4）

此为寒实内结，里阳衰竭的危候。

痿黄表现为枯黄，暗淡无神，《素问·移精变气论》："得神者昌，失神者亡"。此为脾虚而色败，愈后很不好。躁而不渴是体内阳气不足，阴寒内盛，而成阴躁。胃中寒实内积，中阳败绝，脏气下脱，则下利不止，所以下之不可，补之亦不可。又伴失神，故为死证。

夫中寒家，喜欠，其人清涕出，发热色和者，善嚏。（6）

关于"中寒家"，历代有不同的理解：①五版教材认为"中寒家"是指素体虚弱的人，常易感受寒邪，在表之阳虽受阻，但里阳不虚，仍有伸展之机，故常呵欠。②七版教材认为"中寒家"是指患者体质阳虚阴盛。③李今庸认为"中寒家"是中焦素寒的人，阴气下盛，阳被招引，故频频呵欠。④中寒家就是感受了寒邪比较严重的病人，寒邪伤肾。《黄帝内经》中讲肾主欠，主嚏，主液，故其人喜欠，善嚏，清涕出。认为肾虚是本。

而"流清涕，发热而面色如常人，善嚏"其解释有四：①是新感外邪的现象，由于里阳不虚，正气驱邪外出之势，常嚏。②上焦阳气为下焦阴寒之气所引，肺卫失其正常作用，稍遇外邪即流清涕；阳气稍盛之时，尚能与邪抗争，驱邪外出，向上冲击鼻窍而为嚏。③发热：不是表证发热，而是正气与寒气抗争，有正能胜邪之势，善嚏。④新感外寒之症，发热清涕出，善嚏。临床应用要灵活多变。

中寒，其人下利，以里虚也，欲嚏不能，此人肚中寒。（7）

中寒，受寒严重，寒邪直中少阴肾经及太阴脾经。本来阴寒体质，被寒邪所中，里阳虚弱，脾胃运化失职，则下利；下利更损伤阳气，难以驱邪外出，则欲嚏不能。

两条说明，寒邪直中往往伤肾。寒实证，当温下。

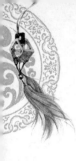

三、辨证论治

（一）虚寒性腹满腹痛证治

1. 附子粳米汤，温中散寒，降逆止痛

腹中寒气，雷鸣切痛，胸胁逆满，呕吐，附子粳米汤主之。（10）

附子粳米汤方：

附子一枚（炮） 半夏半升 甘草一两 大枣十枚 粳米半升

上五味，以水八升，煮米熟，汤成，去滓，温服一升，日三服。

本条论述了脾胃虚寒，水湿内停，寒气上逆的腹满痛的证治。水湿寒气攻走于胃肠之间，寒热交争，雷鸣切痛；阴寒之气逆于阳位，脾虚肝郁，肝胆之气上逆，则胸胁逆满，呕吐。本证以寒和逆为特点。吐出物多为清水稀饭，或夹有不消化食物，及四肢厥冷，舌苔白滑等。《素问·举痛论》："寒气客于肠胃，厥逆上出，故痛而呕也。"

炮附子，温中散寒止痛。半夏，化浊降逆止呕。叶橘泉认为："附子、半夏，可去胃中积水，两者缺一效果不佳。"粳米、草、枣，缓中补虚，建立中气，补充津液，制附子、半夏之燥。本证寒盛者可加蜀椒、干姜，以温中祛寒。

附子粳米汤和附子理中汤的区别：二者均治中焦虚寒证，理中汤主要在下利，而附子粳米汤主要在呕吐。

2. 大建中汤，大建中气，温中祛寒

心胸中大寒痛，呕不能饮食，腹中寒，上冲皮起，出见有头足，上下痛而不可触近，大建中汤主之。（14）

大建中汤方：

蜀椒二合（去汗） 干姜四两 人参二两

上三味，以水四升，煮取二升，去滓，内胶饴一升，微火煎取一升半，分温再服，如一炊顷，可饮粥二升，后更服，当一日食糜，温覆之。

本条论述了脾胃虚寒引发腹满痛的证治。

脾胃中阳大虚，中焦寒甚，所以大寒痛，以剧痛满呕为主，其疼痛面广，寒邪肆行无制，上下攻冲。面广，从上下来说，是从心、胸胁到腹部；从内外来说，是从脏腑到经络，均为寒气所充斥，大寒而痛。痛剧是上下剧痛，不可触近。上下攻冲，成像（即看到腹部鼓起，摸上去也可有包块），上冲皮起，出见有头足，为寒气凝聚，或见蛔虫症。本条为虚寒证，如何疼痛不可触近？《千金要方》也有本条，以"心胁中大寒大痛"来阐述心窝部、胁肋部发生的剧烈疼痛，腹中寒邪从腹中向腹壁、向上攻冲出，见有头足样块状物，上下移动，故痛不能用手接触。

蜀椒（杀虫作用）、干姜，温中散寒。人参、饴糖，温补脾胃。共奏大建中脏之阳，以胜上逆之阴的功效，使中阳得运，阴寒自散。

3. 赤丸证

赤丸，散寒止痛，化饮降逆。

寒气厥逆，赤丸主之。（16）

赤丸方：

茯苓四两　乌头二两（炮）　半夏四两（洗），一方用桂　细辛一两，《千金要方》作人参

上四味，末之，内真朱为色，炼蜜丸如麻子大，先食酒饮下三丸，日再夜一服；不知，稍增之，以知为度。

本条论述了脾肾虚寒，水饮上逆的腹痛，伴有出现四肢厥冷的表现。因为寒气夹水饮上逆，阳气不能外达四肢，除手足逆冷外，应有腹痛、恶心、呕吐、心悸等。厥逆有三个含义：①四肢逆冷，《伤寒论》："凡厥者，阴阳气不相顺接，便为厥。厥者四肢逆冷也"。②气机上冲，尤在泾："寒气厥逆，下焦阴寒之气，厥而上逆也"。③神志昏迷。

乌头、细辛，大辛大热，治沉寒痼冷，腹痛。半夏、茯苓，祛饮止呕，降浊，下冲气。朱砂，甘寒入心，镇心安神。蜜以制乌头毒性。

（二）实热性腹满痛证治

1. 厚朴七物汤证

病腹满，发热十日，脉浮而数，饮食如故，厚朴七物汤主之。（9）

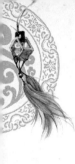

厚朴七物汤方：

厚朴半斤　甘草　大黄各三两　大枣十枚　枳实五枚　桂枝二两　生姜五两

上七味，以水一斗，煮取四升，温服八合，日三服。呕者加半夏五合，下利去大黄，寒多者加生姜至半斤。

本条论述了腹满兼表证的证治。病腹满，饮食如故，说明病不在胃而在肠，肯定会有大便不通之症，此为气滞热壅而致。可伴有脉浮数，发热等表证。可理解为太阳表证兼阳明里实证。表里同病时，治疗上要分析表里证孰多孰少，孰轻孰重，孰急孰缓，以达表里同治的效果。本条里证以腹满为主，表证以发热为主，里证重于表证，正是用下法的良机。

厚朴七物汤是厚朴三物和桂枝汤加减而成。解表以桂枝汤，因其腹满不痛，故去芍药。本证气滞大于积滞，以厚朴三物汤，行气除满，厚朴重用，以行气除满。厚朴三物汤与小承气汤用药相同，差别在于药物的剂量上，大家要仔细斟酌，才能发现其中的道理。

2. 大柴胡汤证

按之心下满痛者，此为实也，当下之，宜大柴胡汤。(12)

大柴胡汤方：

柴胡半斤　黄芩三两　芍药三两　半夏半升（洗）　枳实四枚（炙）

大黄二两　大枣十二枚　生姜五两

上八味，以水一斗二升，煮取六升，去滓，再煎，温服一升，日三服。

本条论述了心下满痛，病属少阳、阳明病的胆胃腑实证。病位在心下，范围较广，胃脘，胸腹，连及于胁，病位高，即现在胰腺、胆的部位。心下满是少阳、阳明二经俱病，胆胃不降，少阳经腑郁塞所致。正如黄元御云："心下满痛者，少阳之经郁迫阳明之腑也"。治疗上要下之，以大柴胡汤，和解少阳，攻下阳明。少阳病本不得下，今兼阳明里实，又不得不下。

本方为小柴胡，去人参、甘草，加大黄、枳实、芍药、生姜由3

148

两加为 5 两而成。为什么加大生姜的用量呢？心下满痛，胆、胃气不降，一定有呕吐。《伤寒论》记载，大柴胡汤证"有呕吐不止，小柴胡汤证有心烦喜呕"，前者更严重，故加大生姜用量，以降逆止呕。大黄泻实，枳实除满，芍药止痛。全方共奏舒畅少阳之气，排出阳明积滞的功效。

3. 厚朴三物汤证

痛而闭者，厚朴三物汤主之。（11）

厚朴三物汤方：

厚朴八两　大黄四两　枳实五枚

上三味，以水一斗二升，先煮二味，取五升，内大黄，煮取三升，温服一升。以利为度。

本证突出闭，表明腹胀满十分严重，六腑之气不通，大便秘结，也不矢气，提示气滞大于积滞。厚朴三物汤主之。

厚朴，行气除满；大黄、枳实，去积通便；全方共奏行气导滞之功。

小承气汤的组成为厚朴二两、大黄四两、枳实三枚，与厚朴三物汤仅剂量之差。厚朴三物汤以厚朴八两为君，说明此证以气闭为主，而不是以热结为主，故以行气通便为功。小承气汤以大黄为君药，意在荡积，用于湿热积滞。鉴别两证，舌苔很重要。

4. 大承气汤证

腹满不减，减不足言，当须下之，宜大承气汤。（13）

大承气汤方：

大黄四两（酒洗）　厚朴半斤（炙，去皮）　枳实五枚（炙）　芒硝三合

上四味，以水一斗，先煮二物，取五升；去滓，内大黄，煮取二升；内芒硝，更上火微一二沸，分温再服，得下止服。

"腹满不减，减不足言"，腹满持续不减轻，说明有积滞在体内，此为实，气滞与燥屎内结肠道，脉沉数有力。此为阳明腑实证，痞、满、燥、实、坚俱备。大承气汤主之。

"通可去滞，泻可去实"。大黄，荡涤肠胃，推陈致新，以通大

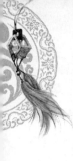

便。芒硝咸寒，软坚散结，能增加肠道内水分，燥屎松动了就往下走，是解决燥坚的。厚朴、枳实，行气降气，具有推动作用，以解决痞满。四味药，互相协调，缺一不可，共奏峻下通便，行气泄满之功。

大承气汤的胃家实证，病在大肠。一定要摸肚子，进行腹诊，若腹部硬满疼痛，伴有舌苔黄燥，甚至起刺，脉沉实有力，或有潮热，汗出即为此证。服大承气汤后，得下，是停药还是继续服用呢？还应该继续腹诊，尤其注意肚脐的上下左右，如果还有硬、痛，可能是下之未尽，可考虑再下一次。

[鉴别]

小承气汤

大黄四两　厚朴二两　枳实三枚

三药同煎，虽有痞、满、实，但燥结的不厉害，所以没有芒硝，有的专家认为小承气汤证的病变在小肠，大便未燥结，但大便已硬了。

调胃承气汤

大黄四两　甘草二两　芒硝半斤

是以胃为主，泻下为次。硝、黄，泄胃肠燥热，重点在胃；甘草，缓硝、黄之力，重点解决胃的燥热，调胃承气汤证有不吐，不下，心烦，蒸蒸而热等症状，与燥屎、大便秘结之症联系不密切。

（三）寒实证腹满

大黄附子汤证

胁下偏痛，发热，其脉紧弦，此寒也，以温药下之，宜大黄附子汤。（15）

大黄附子汤方：

大黄三两　附子三枚（炮）　细辛二两

上三味，以水五升，煮取二升，分温三服；若强人煮二升半，分温三服。服后如人行四五里，进一服。

大黄附子汤，温经散寒，泻下止痛。

本条论述了寒实内结腹痛的证治。胁下偏痛是腹痛连及胁下，偏左或偏右，此为阴寒成聚，偏着（偏即胁下一侧，着即寒邪聚着之意。）一处的缘故。脉紧弦，主寒痛，是寒实内结之脉，多伴有形寒肢冷，舌苔白而黏腻。发热是由于寒积于体内，阳气被郁而产生，不是表证。当然本证还伴有大便不通的表现。

阴寒内结，非温不能已其寒，非下不能去其结。治疗上以温药下之，宜大黄附子汤。附子，把守真阳，使之不随所下而脱。细辛，温经散寒止痛，治寒邪伏于阴分。大黄，苦寒泻下，走而不守，得附子、细辛之大热，则寒性散而走泄之性存。《医学衷中参西录》认为此方为开结良方。临床上有用本方治疗尿毒症的。

药后若大便通利，即可转危为安，如药后大便不通，呕吐肢冷增加，脉象转细，病情已趋恶化。温脾汤是由本方加减而成，也是温下。临床上可以辨证使用。

［鉴别］

麻黄附子细辛汤：太阳在表，风寒之邪不解，而少阴里阳已虚，寒邪直中少阴肾，为太阳、少阴两感之病，因此张仲景提出了兼顾的治疗方法，麻黄附子细辛汤为温经发汗之法，温少阴之经，发太阳之汗。麻黄宣发阳气，治太阳之表热；附子温少阴之里；细辛既配附子散少阴里寒，又助麻黄散表寒。麻黄、细辛走而不守，发汗之力强。

大黄附子汤：没有表证，而寒积体内，所以温下。

寒　　疝

寒疝，病名，《诸病源候论》中说："疝，痛也"。疝病受寒则发，叫寒疝。古代认为疝是一种阴寒性腹痛。疝，在中医有三种含义：①指腹腔内容物凸出于腹腔外。②指阴囊或睾丸肿大疼痛，如水疝、血疝等。③指阴寒性腹痛，前人认为凡寒气攻冲作痛，概称为寒疝。本篇寒疝，就指寒气攻冲而腹痛，概称为寒疝。

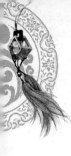

寒疝的成因及证治

腹痛，脉弦而紧，弦则卫气不行，即恶寒，紧则不欲食，邪正相搏，即为寒疝。寒疝绕脐痛，若发则白汗出，手足厥冷，其脉沉弦者，大乌头煎主之。(17)

乌头煎方：

乌头大者五枚（熬，去皮，不㕮咀）

上以水三升，煮取一升，去滓，内蜜二升，煎令水气尽，取二升，强人服七合，弱人服五合。不差，明日更服，不可一日再服。

从脉象说明，寒疝成因为阳虚阴盛。阴气积于内，寒气搏而不散，脏腑虚弱，风邪冷气与正气相击，则腹痛里急，寒疝腹痛。弦而紧，都是阴脉，主寒、主痛，寒邪凝闭，阳气不能正常运行，阳虚则不能卫外。胃为卫气之源，寒邪损伤胃阳，导致卫气不行，出现恶寒不欲食。

1. 大乌头煎证

前人认为"脐者"小肠之蒂也。小肠的寒证每与肝、脾、肾有关，其热者与胃有关。寒疝结于三阴经，势必直接或间接地影响脐周部位而产生疼痛，即为"绕脐疼痛"。寒结腹中，犯寒即发。阳气不能达于四肢，手足厥冷，疼痛剧烈，发作时冷汗出，脉沉紧。大乌头煎主之。

乌头五枚，加蜜二升，共奏温阳破结，散寒止痛之功。外寒当散，里实当温，一味单刀直入，竟趋虎穴，专用建功，峻补元阳，骤攻沉寒，温里止痛；白蜜甘缓，既缓病证之急迫，又制乌头之毒。此方壮阳祛寒，为阳复散阴之峻剂。

2. 乌头桂枝汤证

寒疝腹中痛，逆冷，手足不仁，若身疼痛，灸刺诸药不能治，抵当乌头桂枝汤主之。(19)

乌头桂枝汤方：

乌头（《千金要方》《外台秘要》《医心方》，都作5枚）

上一味，以蜜二斤，煎减半，去滓，以桂枝汤五合解之，得一升后，初服二合，不知，即服三合，又不知，复加至五合。其知者，如醉状，得吐者，为中病。

桂枝汤方：

桂枝三两（去皮）　芍药三两　甘草二两（炙）　生姜三两　大枣十二枚

上五味，㕮，以水七升，微火煮取三升，去滓。

此为寒邪兼有表证的证治。腹中痛是由于阳虚，阴寒之气内结。四肢逆冷是阳气大衰，不能达于四末，阴寒之极而痹的表现。手足不仁是阳气衰，卫气受阻，四肢失其所养所致。身体疼痛是表寒，营卫不和的表现。乌头桂枝汤主之。

乌头桂枝汤，温里解表止痛。乌头攻寒为主，七分治里；桂枝汤治表和营卫，三分治表。得吐者，则内之冷结将去，为中病。《金匮发微》认为乌头麻醉作用大于附子。服后遍身麻木，欲言不得，欲坐不得，欲卧不得，心中跳荡不宁，神志沉冥如中酒状，顷刻寒痰从口中一涌而出，胸膈便舒，手足温而身体止矣。

3. 当归生姜羊肉汤证

寒疝腹中痛，及胁痛里急者，当归生姜羊肉汤主之。(18)

当归生姜羊肉汤方：

当归三两　生姜五两　羊肉一斤

上三味，以水八升，煮取三升，温服七合，日三服。若寒多者，加生姜成一斤；痛多而呕者，加橘皮二两、白术一两。加生姜者，亦加水五升，煮取三升二合，服之。

此为血虚寒疝的证治。素日血虚、气虚，气虚寒自内生，肝血不足，胁腹失去气的温煦和血的濡养，出现胁腹疼痛，寒主收引，则里急疼痛。本证一般是绵绵作痛，喜暖、喜按，也会有剧痛，绞痛的发生。

《素问·阴阳应象大论》："形不足者，温之以气；精不足者，补之以味"，当归生姜羊肉汤，养血、散寒、止痛，就是温气补精的方剂。当归

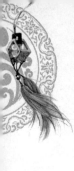

生姜羊肉汤辛、甘、重浊，味厚，温暖下元而不伤阴，生姜随血肉有情之品引入下焦，温散其寒。因为血为阴，故血虚阴亦虚，所以不能用辛热燥烈之药，重劫其阴。本方在妇人病妊娠篇中可用于治疗腹痛，对产后下焦虚寒者亦称神剂。张路玉："凡少腹疼痛，用桂心等药不应者，用本方则效。"

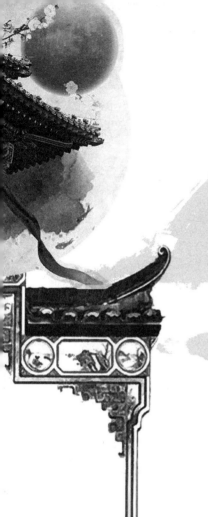

五脏风寒积聚病
脉证并治第十一

【课堂精华实录】

同学们，现在我们来学习第 11 篇《五脏风寒积聚病脉证并治》，本篇论述了五脏风寒的真脏脉象、三焦各部位病证及脏腑积聚脉证。但其中五脏风寒部分脱节较多，三焦各部病证亦略而不详，脏腑积聚在于指出积、聚、䅽气三者之鉴别。唯对肝着、脾约、肾着三种病证的治疗、论述较为具体。本篇着重讲解此三种病。

跌阳脉浮而涩，浮则胃气强，涩则小便数，浮涩相搏，大便则坚，其脾为约，麻子仁丸主之。(15)

麻子仁丸方：

麻子仁二升　芍药半斤　枳实一斤　大黄一斤（去皮）

厚朴一尺（去皮）　杏仁一升（去皮尖，熬，别作脂）

上六味，末之，炼蜜和丸梧子大，饮服十丸，日三服，渐加，以知为度。

跌阳脉是背冲阳穴，位于足阳明胃经上。跌阳脉浮提示胃热强盛，跌阳脉涩提示脾阴不足。脾主为胃行其津液，所以脾阴不足，不能为胃行其津液，津液不得四布，但输膀胱，则小便频数，大便干结，"其脾为约"，即脾的津液受到约束。此证还没有到痞、满、燥、实的程度，故以麻仁、芍药、杏仁，滋脾阴，以润下；厚朴、枳实、大黄，即小承气汤之意，以清胃热。

肾著之病，其人身体重，腰中冷，如坐水中，形如水状，反不渴，小便自利，饮食如故，病属下焦，身劳汗出，衣（一作表）里冷湿，久久得之，腰以下冷痛，腹重如带五千钱，甘姜苓术汤主之。(16)

甘草干姜茯苓白术汤方：

甘草　白术各二两　干姜　茯苓各四两

上四味，以水五升，煮取三升，分温三服，腰中即温。

肾著是指寒湿痹着于腰部。"身劳汗出，衣里冷湿"是久之寒湿留着于腰部，故腰以下冷痛重。甘草干姜苓术汤是将理中汤（人参、白术、干姜、甘草）中人参换成茯苓而成，增加利湿功效，燠土胜水，是治肾著的

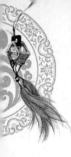

专用方。

肝著，其人常欲蹈其胸上，先未苦时，但欲饮热，旋覆花汤主之。(7)

旋覆花汤方：

旋覆花三两　葱十四茎　新绛少许

上三味，以水三升，煮取一升，顿服之。(7)

肝著是肝经气血郁滞，血黏着不行引发的。上焦阳虚，风、寒、湿相合而袭，气分受邪，肝疏泄失职，出现气滞，传入血分，引发血凝，"肝经脉布于两胁而络于胸"则胸闷胀满。初起时，喝热水可助胸胃之阳冲开肝著之气，则胀痛暂缓。"常欲蹈其胸上"即意欲重按、揉等，借此以舒展气机，使气血暂时得以通畅。

旋覆花汤，疏肝散结，理气通络。旋覆花，咸温，归肺、脾、胃、大肠经，通肝络，降胸中逆气，《本草纲目》云："治结气，去五脏间寒热，通血脉。"新绛（古代写成猩绛）为清官官帽上的红丝带，用猩猩的血染红的，现在已经没有了，《神农本草经》内也没有记载，现在以红花、茜草代用。茜草，活血祛瘀。葱白，辛温，通胸中之阳，散结，《本草纲目》云："主寒热，除肝邪"。叶天士在胁痛或肝病时，常常会用这个方子加当归，取其"辛润通络"之用。我们临床应用时常加赤芍增加活血止痛的功效。

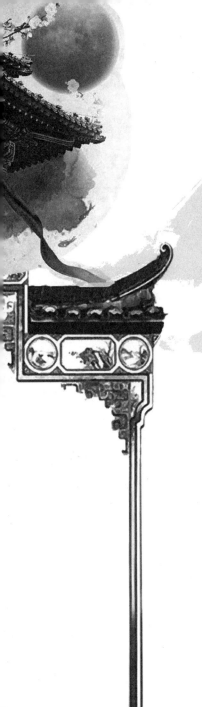

痰饮咳嗽病脉证并治第十二

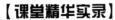

【课堂精华实录】

同学们，现在我们来学习第 12 篇《痰饮咳嗽病脉证并治》，本篇主要介绍了由痰饮引发的病症。痰饮是以病因和症状命名的，有广义、狭义之分。广义的，泛指各种饮病；狭义的，是指四饮中的痰饮。那么到底什么是痰饮病，痰饮病的脉证与治疗又是怎么样的呢？接下来，我们一一来探讨。

痰饮病是指一定量水液，停聚在人体某一局部的疾病。由于所停聚的部位不同，其证候表现也不同，故有四饮之称。如肺有停痰，胸中有伏饮，胃肠有积水，肢体有浮肿。

一、痰饮水气的联系与区别

1. 痰与饮

痰与饮在病因、病机及症状上，不尽相同，痰指稠浊者，饮指清稀者，本篇指的后者，以饮为主。张仲景成书时代当无"痰"字，《黄帝内经》称痰为"涕"，本书称痰为"浊唾""浊涕"。《脉经》《千金翼方》亦作"淡饮"，淡与澹通，水摇貌也。痰饮病患者咳出之痰绝大部分是清稀的，而不是稠黏的，本篇痰饮，当是"淡饮"之误。

2. 水与水饮

本篇有些条文里，有水或水饮之称，都是指饮。饮泛溢于全身，则为水肿；水停留于一处，则为痰饮。这也是三者之区别。《广韵》："淡，胸中液也"。

3. 留饮、伏饮

留饮、伏饮是从饮病新久、浅深来分析的。水饮留而不行者，是为留饮；水饮潜伏而不出，反复发作者，是为伏饮，均属痰饮范畴。

4. 痰饮与咳嗽

本篇所提咳嗽是由痰饮引起的，是痰饮病中的一个症状，但不是所有痰饮病都一定有咳嗽。所以要与肺痿、肺痈咳嗽相鉴别。

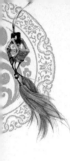
5. 痰饮与水饮

痰饮病的成因是阳气衰微，津液不化，水饮潴留，与肺脾关系最密。

夫病人饮水多，必暴喘满。凡食少饮多，水停心下。甚者则悸，微者短气。

脉双弦者寒也，皆大下后善虚。脉偏弦者饮也。（12）

"夫病人"有两层意思：一指痰饮病人，一指脾胃虚弱的病人。过多饮水，脾不及运化，水饮上逆，肺气壅遏，失于肃降，则突然气喘胸满。与《伤寒论》"发汗后饮水多，必喘满"的病机相似。"食少饮多，水停心下"此为饮病由渐而得的原因。因中焦阳虚，脾胃运化功能衰弱，平日食少饮多，水谷不化精微，停留为饮（本条提出痰饮病成因之一）。生理情况下，人体的水液循环，正如《素问·经脉别论》所述："饮入于胃，游溢精气，上输于脾，脾气散精，上归于肺，通调水道，下输膀胱，水精四布，五经并行"与肺、脾、肾有着密切关系。肺气宣化，通调水道；脾气运化，津液上行，濡养心肺，水湿下行，渗入膀胱；肾气温化，助脾运化水湿，加强膀胱气化功能。若反之，阳气衰微，肺、脾、肾功能失调，则肺不能通调水道，水精不布；脾不能转输津液，水饮停留；肾不能蒸化水液，则水饮停留，以成痰饮病。

二、辨证

1. 辨四饮

问曰：夫饮有四，何谓也？师曰：有痰饮，有悬饮，有溢饮，有支饮。（1）

问曰：四饮何以为异？师曰：其人素盛今瘦，水走肠间，沥沥有声，谓之痰饮；饮后水流在胁下，咳唾引痛，谓之悬饮；饮水流行，归于四肢，当汗出而不汗出，身体疼重，谓之溢饮；咳逆倚息，短气不得卧，其形如肿，谓之支饮。（2）

本条总述痰饮，并分辨其主症。正常情况下，不论饮水多少，通过三焦气化作用，吸收和排泄是平衡的。若脾胃运化不及，三焦气化失常，水湿停留，积而为饮，在身体所虚之处，停留为患，产生四饮。

（1）痰饮

主症：素盛今瘦，肠间沥沥有声。

病机：脾胃阳虚，水谷化饮。饮走肠间，水阻气击，所以沥沥有声。水谷入胃，变化精微以充肌肉，所以身体丰盛。今脾病失其转输之能，津液不能充实肌肉，反聚而成饮邪，故素盛今瘦。

（2）悬饮

主症：咳唾，胸胁引痛。

病机：水停胁下，肝肺气机不利，升降失常，气饮相搏。水流胁下，影响了足厥阴肝经气的输注，升降失常，肝气上逆，引发三焦气道受阻，肝经支脉贯膈上注于肺，引发肺气不降，咳而上气，出现咳唾引痛。

（3）溢饮

主症：身体痛重而无汗。

病机：水饮流于四肢肌表或复受外邪，肌腠闭塞，壅阻经络肌肉，或阳虚不胜水。水泛溢于表，表，阳也，流于四肢者，四肢为诸阳之本，十二经脉之所起，水至其处，若不胜其表之阳，则水散当为汗出。今不出汗，是阳不胜水，反阻碍经脉荣卫之行，所以身沉重而疼痛，或者受外邪束表。

（4）支饮

主症：咳逆倚息，短气不得卧，其形如肿。

病机：饮停胸膈，凌心射肺，水邪壅肺，气机不利，胸阳被遏。饮邪浸渍于胸膈之间，上犯于肺，阻塞气道，使肺失宣降，出现咳逆倚息，短气不得卧。肺合皮毛，肺卫气机失常，滞而不宣，则其形如肿。

2. 辨五脏水（提示：此为论述水饮影响五脏的"证候"）

（1）水在心：水气凌心

水在心，心下坚筑，短气，恶水不欲饮。（3）

水饮在心下，则心下痞坚而悸动有力，坚即为硬，《说文解字》认为，筑，"捣也"。阳虚不能化水，则恶水不欲饮，气被饮抑，所以气息短促，丹波元胤认为："短气者，饮抑往来之气也"。喻嘉言认为："水攻于外，

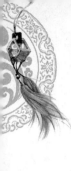

火衰故水益坚，火郁于内，气收故筑短气。"尤在泾认为："心属火畏水"，水气上逆，则火气不生。所以根蒂在"火衰"，阳虚不能化水。心为君主之官，属清阳之候。诸脏可以有水，而心脏不当有水，水气不能发汗外泄，则内陷，出现水气凌心的表现。

（2）水饮射肺：肺不布津液，诸经失溉也。

水在肺，吐涎沫，欲饮水。（4）

肺主气，布津液。水饮射肺，是肺气与水饮相激，气道阻塞，液聚，则吐涎沫。本证欲饮水原因有三：一是诸经失溉也，二是气不化津，三是频吐涎沫，津液耗损，故欲饮水以自救。

（3）饮注于脾

水在脾，少气身重。（5）

脾本喜燥而恶湿，湿盛水淫，久必伤及脾气。若脾气素虚，失其健运，也能造成水湿停聚，泛溢为患，故中气不足和水湿停蓄互为因果。中气不足则倦怠而少气。水淫肌肉，故身重。

（4）水饮侵肝

水在肝，胁下支满，嚏而痛。（6）

胁下为肝的部位。肝经布胁肋。肝主疏泄。水饮侵肝，则肝络不和，阴阳升降之道受阻，出现胁下支撑胀满。嚏，本出于肺，肝脉上注于肺，饮阻气滞，故嚏则相引而痛也。

（5）水饮犯肾

水在肾，心下悸。（7）

水饮犯肾，肾气不化，水气上逆，则心下悸动。程原仲认为："水在肾，则肾气凌心。"尤在泾说："心下悸者，肾水盛而上，凌心火也。"《医家金鉴》："水在肾，脐下悸"。皆为此意。

所谓五脏水，均非五脏本身有水，不过是受饮邪的影响，出现与各脏有关的外候。五脏水、四饮之间有密切关系，如水在心、肾之与痰饮；水在肺之与支饮；水在脾之与痰饮、溢饮；水在肝之与悬饮，其病机、证治均有内在联系。

3. 辨留饮、伏饮

水饮痼疾，稽留日久，以郁遏心肺气机为主，多实少虚，以逐水消饮为主。

夫心下有留饮，其人背寒冷如手大。(8)

留饮者，胁下痛引缺盆，咳嗽则辄已。(9)

胸中有留饮，其人短气而渴；四肢历节痛。脉沉者，有留饮。(10)

留饮指水饮之留而不去者，饮邪久留，阴寒日盛，邪留之处，阳气不通，则其为病，亦较顽固。关于水饮停留于心下，出现"背寒冷如掌大"的症状，尤氏认为，是因"留饮之处，阳气所不入也。"赵以德则说："心之俞，出于背。背，阳也。心有留饮，则大气不能布散，惟是寒饮注其俞，出其背，寒冷如掌大，论其俞之处。"这个我们就要结合临床实际来辨识了。治疗上可选用苓桂术甘汤或《医学六要》的指迷茯苓丸。

水饮停留在胁下，肝络不和，厥阴、少阳经气不舒，则痛引缺盆；水饮停留于胸中，阻碍肺气肃降，则短气；水饮流溢于四肢，痹著于关节，阳气不通，阴寒凝滞，则四肢历节痛。

膈上病痰，满喘咳吐，发则寒热，背痛腰疼，目泣自出，其人振振身𥆧剧，必有伏饮。(11)

本条解释了膈上有伏饮发作时的证候。伏饮是潜伏不出，发作有时的一种疾患，伏而难攻。陈修园说："膈上素有伏饮，时见痰喘胸满而咳，病根已伏其中"。关于"寒热、背痛腰痛"有两种解释，现今多数医家认为是外邪所致，而《类证活人书》则认为："所谓痰为病，能令人憎寒发热，状类伤寒者也。"痰病本身便可引发这类症状。我们现在按照外邪所致来解释，外邪猝伤，引动内饮，内外相搏，痰满喘咳大作，以致目泣自出。目泣自出，振振身𥆧动者，是饮发而迫液道，外攻经隧也。咳喘而吐是饮伏膈上，阻遏肺中，阳气不行，出现胸满而咳喘的表现。肺脉起于中焦，中焦亦并于胃中，肺气上逆则引起胃气上逆，则咳吐。

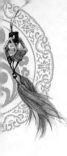

三、脉象

夫病人饮水多，必暴喘满。凡食少饮多，水停心下。甚者则悸，微者短气。

脉双弦者寒也，皆大下后善虚。脉偏弦者饮也。（12）

肺饮不弦，但苦喘短气。（13）

支饮亦喘而不能卧，加短气，其脉平也。（14）

本节指出痰饮病的主要脉象是弦兼沉。弦脉可见于多种疾病，如两手六部脉都见弦，多属虚寒之症，可由于大下后，导致里阳虚弱引起。痰饮与虚寒有别，双弦者，胃虚寒；偏弦者为痰饮。痰饮为阴邪，在人体内偏注，故偏弦，为积水之处也。"胸中有留饮，其人短气而渴，四肢历节痛。脉沉者，有留饮""脉得诸沉，当其有水"，所以饮邪久留，阳气不通，脉沉而不起。

痰饮脉多弦，不是痰饮脉都弦。弦只是言其常，并非每个饮病的各个阶段都呈弦脉。未影响经气运行，则不弦。赵以德说："水积则弦，水未积则不弦，非谓肺饮尽不弦也"。

四、证治

病痰饮者，当以温药和之。（15）

本条论述了广义痰饮病的治疗大法。痰饮由水停也，饮为阴邪，得寒则聚，得阳则化，得温则行。赵以德认为温药可发越阳气，开腠理，通水道。沈明宗说："因为脾失健运，水湿酿成痰饮，温药可助阳而胜脾湿，阳运而湿除，化饮为气，水气流行，津液布达，以致平和。"魏念庭认为痰饮病为本虚标实之证，痰为实物，必可有开导，所以不概言温补。治标方面有行、消、开、导之法，行者，行其气也；消者，消其痰也；开者，开其阳也；导者，导饮邪从大小便出也。

若久用温补，则滞腻而不去；若久用燥热，则结而不散；若久用寒凉，则饮凝越多；若久用泻下，水饮虽可暂去，而脏腑亦虚，导致饮去而复聚。温药和之，为治疗大法，至于寒凉补泻等法，可暂用一时，非长久之计。和之，即行、消、开、导，治缓而力专，正邪兼顾。

（一）痰饮

1. 苓桂术甘汤

心下有痰饮，胸胁支满，目眩，苓桂术甘汤主之。（16）

苓桂术甘汤方：

茯苓四两　桂枝　白术各三两　甘草二两

上四味，以水六升，煮取三升，分温三服，小便则利。

本条论述了狭义痰饮病的证治。心下一般指胃，有时将心下、膈上统称为心下。痰饮为阴邪，其气夹寒夹湿，上冲胸胁，出现支满。痰为有形，阻碍气机，升降之机失常，则满。目者，心之使，心下有痰饮，阴邪抑制上升之阳，水精不能上注于目，则目眩。

痰饮为阴邪，温则易散，温则能运行。苓桂术甘汤主之。茯苓，《本草纲目》认为茯苓能治痰水、伐肾邪，使水淡渗于脾，引入膀胱，所以有淡渗利水作用。桂枝，辛温通阳，《本草纲目》认为桂枝是心经药，能通阳气，开经络。桂枝、茯苓相协，可以温阳化水。白术，健脾燥湿，《本草纲目》认为白术能除风眩，燥痰水，除胀满。甘草，和中益气，与术合用，以补土制水。全方共奏温阳化饮，健脾渗湿的功效。若为水走肠间，沥沥有声之痰饮，非本方力所能及。

《黄帝内经》有言："中满者，勿食甘"，而本方却用甘草，原因如下：①《本草纲目》认为甘草能下气，除烦满。②甘草有茯苓配伍，不产生支满，反有渗泄作用。③甘草佐桂枝之辛散，和其热，使不向上，益土制水。所以，同学们，课本不可死学，要灵活多变，这是中医的深奥之处，大家要细细体会。

夫短气有微饮，当从小便去之，苓桂术甘汤主之；肾气丸亦主之。（17）

本条为微饮，外证不甚明显，仅见短气。气为饮抑则短，欲司其气，必蠲其饮。水饮内阻，导致三焦之气升降失常，出现小便不利。若因中阳不运，水停为饮者，其本在脾，必是胸胁逆满，目眩，苓桂术甘汤主之；

若因下焦阳虚，不能化水，以致水泛心下，又见畏寒足冷，小腹拘急不化，肾气丸主之。

肾气丸，温阳化气。桂、附益火之源，于命门加火，以升胃阳，烘暖中焦之阳，则胃利于消，脾快于运。

2. 甘遂半夏汤

病者脉伏，其人欲自利，利反快，虽利，心下续坚满，此为留饮欲去故也，甘遂半夏汤主之。（18）

甘遂半夏汤方：

甘遂大者三枚　半夏十二枚（以水一升，煮取半升，去滓）

芍药五枚　甘草如指大一枚（炙）

上四味，以水二升，煮取半升，去滓，以蜜半升，和药汁煎取八合，顿服之。

本条论述了留饮水走肠间的证治。伏脉是指推筋着骨，重按始得的脉象。沉极为伏，饮停日久较深，阳气不通，故脉沉伏。自欲下利，利后觉舒快，此为留饮欲去之势。饮邪盘结，根深蒂固，虽然下利，但病根未除，所以去者虽去，然新饮内积，心下续坚满。除此之外，结合上述条文内容，本条应有素盛今瘦，水走肠间，辘辘有声，心下坚满的症状。

《素问·至真要大论》："结者散之，留者攻之"，因势利导，而攻之。甘遂半夏汤，因势利导，攻下利水，此为峻猛攻逐之品，以荡其巢穴。甘遂，行水攻结，直达水所，快利，从大便中泻出黏腻之物。甘遂峻猛，有毒。甘遂必得半夏合之而和脾胃，除心下坚。甘草作用有二：①与甘遂相反相成，激发留饮尽去。②甘草与芍药，补脾阴，脾胃为土，木郁其中而坚满，甘草补土，芍药伐木。蜜以缓甘遂毒。《金匮要略心典》、《类聚方广义》认为："此方之妙，在于用蜜，若不用蜜，不但不效，反而有瞑眩而生变。"

本方的煎法与服用方法有点讲究，需甘遂、半夏同煎，甘草、芍药同煎，两汁与白蜜合煮，以顿服。临床应用时需要注意。

3. 泽泻汤

心下有支饮，其人苦冒眩，泽泻汤主之。（25）

泽泻汤方：

泽泻五两　白术二两

上二味，以水二升，煮取一升，分温再服。

此为痰饮轻症，饮停心下，苦冒眩的证治。冒者，即昏冒而神不清，如有物冒蔽也。眩者，目眩转而乍见玄黑也。饮邪行于心下，支撑于胸膈之间，阴乘阳位，清阳之气被饮阻遏，心阳被阻，不得上升于头目，则苦冒眩。泽泻汤主之。支饮冒眩证，其剧者昏昏摇摇，如居暗室，如坐舟中，如步雾里，如冒空中……非此方不能治。

泽泻汤，可健脾利水逐饮。泽泻，气味甘寒，生于水中，得水阴之气而能制水，一茎直上能从下而上，故同气相求，领水阴之气从下走，即泻水气。白术崇土制水者以堵之，犹治水者必筑堤防也，恐水气下而复上。

本方临床上也可用于治疗舌体特别肥大塞满口腔的症状。因心开窍于舌，脾主舌本。水中夹湿，凌心浸肺，日久天长，阳气不煦不化，一片汪洋浸渍，为构成舌体胖大的根源。

4. 小半夏汤

呕家本渴，渴者为欲解，今反不渴，心下有支饮故也，小半夏汤主之。(28)

小半夏汤方：

半夏一升　生姜半斤

上二味，以水七升，煮取一升半，分温再服。

呕而不渴，是胃有停饮，上逆作呕。呕后只排出部分饮邪，余邪未尽，必然还会上逆作呕。小半夏汤为止呕方之祖，和胃止呕，降逆散饮。半夏，辛开苦降，畅通气机，使清升浊降，温脾助阳而运湿，以祛痰祛水。《本草纲目》认为半夏可治"膈上痰，心下坚，呕逆者"。生姜，生发阳气，利气止呕降逆，散寒止呕，又能制半夏的剽悍。二者配伍，可为逐饮涤痰，降逆止呕的圣药。

5. 小半夏加茯苓汤

卒呕吐，心下痞，膈间有水，眩悸者，小半夏加茯苓汤主之。(30)

小半夏加茯苓汤方：

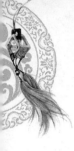

半夏一升　生姜半斤　茯苓三两

上三味，以水七升，煮取一升五合，分温再服。

先渴后呕，为水停心下，此属饮家，小半夏加茯苓汤主之。（41）

本条论述了痰饮呕吐眩悸的证治。仲景以先呕后渴，或呕而不渴，以及先渴后呕，来辨痰饮之去留。尤在泾认为："饮气逆于胃则呕吐，滞于心则心下痞，凌于心则悸，蔽于阳则眩。"小半夏汤降逆止呕，但水气凌心之心悸，却非姜、夏所能胜任。加茯苓，去水伐肾，邪去心安。先渴后呕，此属饮家，水停心下，阻遏正气，津液不化，不能上润于咽喉，故渴。饮水，得水而愈恣其冲逆，所以先渴后呕，当治其饮。小半夏加茯苓汤，化饮降逆。痰去眩悸止，湿去痞满消，气顺呕吐止。

《伤寒论》有水逆一证，渴欲饮水，水入则吐，并且有发热之表证。其病机为水蓄膀胱，肾之气化不行，关门不利，肾为胃关，下关不开，胃气不降，逆而上行，故水入则吐。五苓散，通阳化气，解表行水。临床上要辨证使用。

6. 己椒苈黄丸

腹满，口舌干燥，此肠间有水气，己椒苈黄丸主之。（29）

己椒苈黄丸方：

防己　椒目　葶苈（熬）　大黄各一两

上四味，末之，蜜丸如梧子大，先食饮服一丸，日三服，稍增，口中有津液。渴者加芒硝半两。

本条论述了痰饮病热饮、实饮的证治。痰饮积于中焦，气机不畅，津液不能上承，则腹满，口舌干燥。己椒苈黄丸主之。以方测证，本方为前后分消之剂，故当有浮肿、小便不利、大便秘结的表现。

己椒苈黄丸，前后分消，利水散结。防己，泄湿行水，导水饮于前，使清者从小便而出。椒目，苦寒，入肺、脾、膀胱经，行水气，平喘满，苦寒，易损中阳，虚寒之体不宜用。葶苈、大黄，攻坚决壅，推水饮于后，使浊者从大便而出。全方可使腹满减、水饮行、脾气转、津液生，达到水去阳通的效果。

本证中若有口渴者，可加芒硝半两。口中有津液，而口渴者，为痰饮

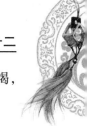

聚于血分，芒硝为血分药，治痰实结，去坚消血瘀。或服药后反见口渴，为饮阻气结，加芒硝软坚破结，促其下泄。

7. 五苓散

假令瘦人脐下有悸，吐涎沫而癫眩，此水也，五苓散主之。

五苓散方：

泽泻一两一分　猪苓三分（去皮）　茯苓三分　白术三分　桂枝二分（去皮）

上五味，为末，白饮服方寸匕，日三服，多饮暖水，汗出愈。(31)

本条论述了下焦水逆的证治。水停于脐下，膀胱气化不行，水无去路，反逆而向上，则吐涎沫而头眩。此为水饮动于下，逆于中，犯于上的表现。

五苓散，化气利水。桂枝，解肌发汗，散饮，化膀胱之气。茯苓、猪苓、泽泻，淡渗利水。

本证与奔豚气欲作奔豚之脐下悸近似，但病机有别。本条病机是脾虚不运，饮停下焦，膀胱气化不利所致。

（二）悬饮

为骤得之证，故攻之不嫌峻而骤。

十枣汤

病悬饮者，十枣汤主之。(22)

咳家其脉弦，为有水，十枣汤主之。(32)

夫有支饮家，咳烦胸中痛者，不卒死，至一百日或一岁，宜十枣汤。(33)

本条论述了悬饮的脉象及证治。病机是饮邪流于胁下，阳气被阻遏而不能分布，肝经气机升降受阻，肺失宣降，咳嗽则痛引缺盆（肝胆经连及缺盆）。沉弦脉是痰饮主脉。咳家是指长期咳嗽的人，多咳而见沉弦脉，知是饮邪为患，饮邪不去，咳嗽不愈。饮邪结实，又非攻不去。所以有"多咳而脉弦，水饮渍肺也"。

悬饮、支饮轻者均无胸痛、心烦的表现，重者则由于饮邪停聚，胸中阳气严重受阻，大气不转，会出现胸痛、心烦之症，是为心肺俱病，病情十分严重，有猝死之可能（心衰）。"弦急之脉必治饮为急"。"膈上为阳

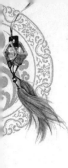

气所治，心肺所居。饮邪居上，动肺则咳，动心则烦，搏击阳气则痛，其甚者营卫不行，神气乃亡。"或者病情延久不愈，至消百日或一年，其病支饮为本，病本不拔，终无愈期。医家以虚故畏缩，宜十枣汤，以其攻病不嫌峻，不得悠悠，以待毙也。新病未必皆实，久病未必皆虚。

急去其邪，则可安正。以十枣汤，破结逐水。甘遂，苦寒，泻经隧水湿，可迅速直达水所。大戟，苦寒，去五脏水。芫花，性苦温，能破水饮囊巢。大枣，安中，调和诸药，使下不伤正。骤得急症，用荡剂，药后当得快下，水饮由大、小便排出，此为药到病除之佳兆，若加重剂量后仍不得下，乃正不胜邪，《类证活人书》认为"支饮家，水在肺，令人胀满，通身浮肿而死，此又不可不知。若为缓症，则用粉剂，各等分，为末，1.5~4.5g，清晨空腹服用。"现代常用于胸腔积液的治疗。

（三）溢饮

病溢饮者，当发其汗，大青龙汤主之；小青龙汤亦主之。(23)

大青龙汤方：

麻黄六两（去节） 桂枝二两（去皮） 甘草二两（炙）

杏仁四十个（去皮尖） 生姜三两（切） 大枣十二枚 石膏如鸡子大（碎）

上七味，以水九升，先煮麻黄，减二升，去上沫，内诸药，煮取三升，去滓，温服一升，取微似汗，汗多者，温粉粉之。

小青龙汤方：

麻黄三两（去节） 芍药三两 五味子半升 干姜三两

甘草三两（炙） 细辛三两 桂枝三两（去皮） 半夏半升（洗）

上八味，以水一斗，先煮麻黄，减二升，去上沫，内诸药，煮取三升，去滓，温服一升。

溢饮是指饮水流行归于四肢的表现，当汗出而不汗出。本条论述了表寒证加水饮外溢的证治。治疗上要因势利导，当用汗法。之所以用方不同，是因为内症不同。

（1）大青龙汤

大青龙汤证，里饮轻，伴有郁热。可见脉浮紧，发热恶寒，不汗出，喘，烦躁口渴的症状。大青龙汤，散寒化饮，清热除烦，用于表寒里热，以行发汗、散水、清热的功效。但是，大青龙汤发汗功效强大，若汗出过多，则会耗气伤阴，故服药后汗出过多者，要以温粉粉之。温粉有两种解释：①《千金要方》上以煅龙牡、生芪各九两，粳米一两，研细，用稀疏绢包，缓缓扑于肌肤，是为温粉。②《伤寒论》认为是炒米粉。

（2）小青龙汤

小青龙汤证，表证轻，咳痰多，内饮重，是表寒里饮证，可见恶寒发热，胸痞干呕，咳喘，吐稀痰的症状。小青龙汤，散寒化饮，止咳平喘，以行水、温肺、下气为主。

（四）支饮

1. 木防己汤

膈间支饮，其人喘满，心下痞坚，面色黧黑，其脉沉紧，得之数十日，医吐下之不愈，木防己汤主之。虚者即愈，实者三日复发，复与不愈者，宜木防己汤去石膏加茯苓芒硝汤主之。（24）

木防己汤方：

木防己三两　石膏十二枚鸡子大　桂枝二两　人参四两

上四味，以水六升，煮取二升，分温再服。

木防己去石膏加茯苓芒硝汤方：

木防己　桂枝各二两　人参四两　芒硝三合　茯苓四两

上五味，以水六升，煮取二升，去滓，内芒硝，再微煎，分温再服，微利则愈。

心肺在膈上，肺主气，心主血。

支饮在膈间，则气血皆不通利，气、血、水杂揉，结于膈间，则升降之机不利，发为喘满，心下痞坚（饮聚于里），饮结阳郁，郁久化热，则烦躁。面色黧黑是饮邪内盛，阳气不动的反应，此为血凝之色，肾气上应水色。脉沉紧是支饮重症，主里实，里实则可下。

治疗上尤在泾认为："而饮气之实，非常法可下；痰饮可吐，而饮之在心下者，非吐可去"。支饮，饮邪在胸膈间。膈属于少阳三焦，为三焦

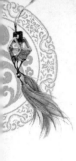

通气行水之道，所以不能吐下，而且吐下后必然损伤胃气。现医者误用吐下之法，伤及正气。治疗上要邪正兼顾，木防己汤主之。

木防己汤，补虚散结，清热行水，有开三焦水结，通上、中、下之气的作用。木防己，行膈膜之水，辛温，能散留饮结气，通水气壅塞。汉防己，能泻血中湿热，通其壅滞及下焦湿肿、皮水，除膀胱积热宜之，上焦气分热证禁用。桂枝，通血脉，开结气，行水散结，通阳降逆。石膏，清郁热，镇饮逆，清肺定喘。人参，补心肺之气。此方具有治其本，救其失，面面俱到的特点。

邪客浅，在气分多而虚者，（尤在泾）服木防己汤则愈。邪客深，在血分多而实者，则愈后必复发（赵以德），心下痞坚甚，中有实物，气暂行而复聚，即实者三日复发。宜木防己汤去石膏加茯苓芒硝汤主之。生石膏对水饮无益，故去之。加芒硝，血分药，去坚，消血痹，以软坚破结。茯苓，渗利水湿。二药配合，加强了蠲除停饮的药力。

2. 厚朴大黄汤

支饮胸满者，厚朴大黄汤主之。（26）

厚朴大黄汤方：

厚朴一尺　大黄六两　枳实四枚

上三味，以水五升，煮取二升，分温再服。

本条论述了支饮病而兼有胃家实证候的治疗。饮与痰涎结久，为有形之实邪。在胃肠，有心下时痛，大便秘结（急病，新病先治）的症状。厚朴大黄汤主之。

饮邪停于胸膈部，导致下焦不通，厚朴大黄汤，调气分，开下口。厚朴，辛散苦降，调上焦之气，使气行水行。枳实，转舒气分。大黄，推荡，直通地道。

3. 葶苈大枣泻肺汤

支饮不得息，葶苈大枣泻肺汤主之。（27）

息比卧又发展一步，提示呼吸困难。支饮偏溢于肺，饮邪壅肺，气机阻塞，支饮重证，发展成为痰浊。《医宗金鉴》："喘咳不得卧，短气不得息，皆水在肺之症也"。此证与肺痈初期，痰热壅肺，肺痈热结，症状相似。葶苈大枣泻肺汤，峻逐肺水。苦葶苈子，性急，直泻肺水，祛痰定喘（甜葶苈，性缓，泻不伤中）。大枣，通肺气，补中。

4. 小青龙汤

咳逆倚息不得卧，小青龙汤主之。（35）

外寒引动内饮，旧有支饮，外邪易入，下邪逆上。

5. 服小青龙汤后变证

（1）苓桂五味甘草汤

青龙汤下已，多唾口燥，寸脉沉，尺脉微，手足厥逆，气从小腹上冲胸咽，手足痹，其面翕热如醉状，因复下流阴股，小便难，时复冒者，与茯苓桂枝五味甘草汤，治其气冲。（36）

桂苓五味甘草汤方：

茯苓四两　桂枝四两（去皮）　甘草三两（炙）　五味子半升

上四味，以水八升，煮取三升，去滓，分温三服。

本患者若肾不虚，服小青龙汤则愈。若少阴肾气素虚，冲任之火易于上逆，冲任火上，咳烦，动其冲气，则生出变证。现患者肾虚，药后出现寸脉沉，尺脉微，手足厥逆的症状。《金匮要略心典》云："冲脉之火，得表药以发之则动；得热药以逼之亦动。"麻黄、细辛，能发越外邪，亦易动人冲气。冲气，冲脉之气，起于下焦。挟胃脉上行至咽。气冲胸咽，厥气上行而阳气不治，出现手足厥逆，麻木；虚阳上越，则其面翕热。冲脉为病，时发时平，因有时冲气又能复还于下焦，所下下流阴股，则小便困难，上则时作昏冒。

治疗应敛气平冲，宜茯苓桂枝五味甘草汤。茯苓、桂枝，抑冲气，使之下行。桂枝、甘草，平冲气，土厚则阴火自伏。五味子，敛肾纳气，助桂枝平冲气。（仲景止咳嗽时，从不单用五味子，必与干姜、细辛同用，取其一敛一散，一开一合，共奏散寒止咳之功。）

（2）茯苓五味甘草干姜细辛汤

冲气即低，而反更咳，胸满者，用桂苓五味甘草汤去桂加干姜、细辛，以治其咳满。

苓甘五味姜辛汤方：

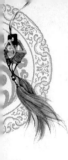

茯苓四两　甘草　干姜　细辛各三两　五味子半升

上五味，以水八升，煮取三升，去滓，温服半升，日三服。(37)

此为肺中有沉匿之寒饮。冲气平后，咳嗽、胸满加剧。宜苓甘五味姜辛汤。细辛，为人阴之辛热。干姜，是纯阳之辛热，能驱散脏腑沉匿之寒。所以本方可以祛寒祛满而止咳。徐忠可认为："小青龙汤用桂；苓桂五味甘草汤亦用桂，两用桂，冲气平，而饮未去，以桂枝能去阳分凝滞之寒，而不能去脏内沉匿之寒，故去桂。"

（3）茯苓五味甘草姜辛夏汤

咳满即止，而更复渴，冲气复发者，以细辛、干姜为热药也。服之当遂渴，而渴反止者，为支饮也。支饮者法当冒，冒者必呕，呕者复内半夏以去其水。(38)

桂苓五味甘草去桂加姜辛夏汤方：

茯苓四两　甘草　细辛　干姜各二两　五味子　半夏各半升

上六味，以水八升，煮取三升，去滓，温服半升，日三服。

本条论述了冲气与饮气逆之鉴别及饮气上逆的鉴别。桂苓五味甘草去桂加干姜细辛半夏汤是在上方的基础上加半夏而得。干姜、细辛，为热药，伤阴动阳，冲气复发，口渴，眩冒，则可服苓桂五味甘草汤。若口不渴，眩冒，呕吐，是饮邪上逆之候，仍有咳满。起于中焦，加半夏，以蠲饮降逆止呕。

（4）茯苓五味甘草加姜辛半夏杏仁汤

水去呕止，其人形肿者，加杏仁主之。其证应内麻黄，以其人遂痹，故不内之。若逆而内之者，必厥，所以然者，以其人血虚，麻黄发其阳故也。(39)

苓甘五味加姜辛半夏杏仁汤方：

茯苓四两　甘草三两　五味半升　干姜三两　细辛三两

半夏半升　杏仁半升（去皮尖）

上七味，以水一斗，煮取三升，去滓，温服半升，日三服。

里气转和，表气未宣，本条论述了支饮不除，伴有溢饮的治法。服药胃中水去，呕吐止，里气转和，但支饮未尽除，肺气壅滞不通，水饮流溢于体表，其人形肿、手足痹、咳嗽。水在表，发其汗，本可以使用麻黄，现在不能用，是因为寸脉沉、尺脉微、手足痹，提示患者为阴阳俱虚之人，若误投麻黄发汗，更伤阴津，复亡其阳，则引起厥逆，即厥冲气逆之证。用杏仁升肺气以消肿。

复习题：

1. 试述痰饮病的病因病机、分类、主症。

2. 痰饮病的治则是什么？请概述之。

3. 请复习各类痰饮治疗的方证。

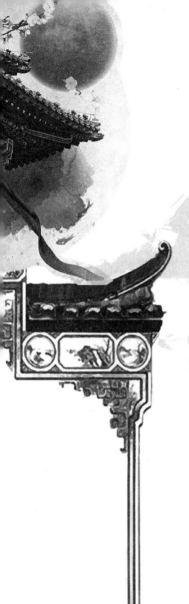

消渴小便不利淋病
脉证并治第十三

【课堂精华实录】

同学们，现在我们来学习第 13 篇《消渴小便不利淋病脉证并治》，本篇主要介绍了消渴、小便不利、淋病的脉证与治疗。

消渴在本篇有两种含义：一指症状，是热性病过程中的一个症状，是渴饮无度的意思；二指病名，即杂病中的消渴病。人口渴能饮，饮水能消，即水入不足以制火，反火消的病变，亦有由于津液内凝，变而为水，水蓄于下，则小便不利亦可出现消渴的症状。后世医家从证候变化分为上、中、下三消。上消在肺，口干舌燥，渴欲饮水；中消在胃，热盛而燥，消谷善饥；下消在肾，气虚寒冷，不能蒸水化气，有多饮多尿之变。

小便不利是一个症状，可出现在多种疾病之中。从本篇内容看，涉及面较广，时病、杂病均可见到，有伤寒太阳病、阳明病，及瘀血证引起的小便不利。

淋病是以小便淋漓涩痛为主证，根据证候和病理变化，后世医家又分为膏淋、石淋、气淋、血淋、劳淋五种。

三种病在证候上虽各有特点，但这些疾病大都涉及口渴和小便的变化，从脏腑看，都与肾及膀胱有关，所出方证，有的互相通用，故合为一篇论。

消　　渴

一、病机与脉证

厥阴之为病，消渴，气上冲胸，心中疼热，饥而不欲食，食即吐，下之不肯止。(1)

本条见于《伤寒论》厥阴病篇第 326 条，论述厥阴病的消渴不可使用下法。本条论述的消渴是厥阴病热胜时的一个症状，与杂病的消渴不同。厥阴之为病，由伤寒失治，病邪由太阳传至厥阴所致，表现为厥热胜复和上热下寒错杂两种类型。本条属于后者，由内热耗灼津液所致。邪热入厥

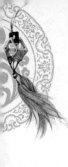

阴，"邪愈深者热愈甚也"。邪自太阳传至太阴，表现为咽干；传至少阴，表现为口燥舌干而渴；传至厥阴，表现为热甚多脱水，乃成消渴。足厥阴肝经循少腹而络于心，挟热上逆则气上冲心窝部，心中疼热。胃肠寒而木克土，表现为饥不欲食，蛔闻食窜动而上出于口，表现为食则吐蛔。此时因上热误用苦寒攻下，则上热不除，中气损伤，下焦虚寒加重，必下利不止。

陈修园曰："消证后人有上消、中消、下消之分，而其病源总属厥阴。夫厥阴风木，中见少阳相火，风郁木燔，则病消渴。《黄帝内经》亦有风消二字，消必兼风言之，亦即此意，且上消系太阴者，心热移肺也，中消系阳明者，火燔土燥也，下消系少阴者，水虚不能制火实，火虚不能化水也。时医俱不言及厥阴，而不知风胜则下，火从木出，消证不外乎此，师故于开宗处，指出总纲。"陈修园认为可于乌梅丸中求治。其实本证在木火上逆犯胃，似当选用温胆汤，碧玉散等。

寸口脉浮而迟，浮即为虚，迟即为劳；虚则卫气不足，劳则营气竭。

趺阳脉浮而数，浮即为气，数即消谷而大坚；气盛则溲数，溲数即坚，坚数相搏，即为消渴。（2）

本条论述消渴病的病机。徐忠可曰："论消渴之脉，当从寸口、趺阳合而证之也。"

（1）寸口脉候心肺，心主血属营，肺主气属卫，脉浮大而无力，是气虚外浮，卫气不足。脉迟，沉取涩而不滑，是营血不足，运行不畅。一言虚即阳虚气病，一言劳即阴虚血病，合则虚劳内热，消渴之证也。本条意在说明尽管消渴病的病因很多，如劳倦伤脾、肥甘伤胃、精神刺激伤心、恣性纵欲伤肾等，而其病理变化未有不是营卫精气不足，由虚劳积渐而成。

（2）趺阳为胃脉，当沉而和缓。《黄帝内经·素问》云："二阳结，谓之消，胃与大肠，谓之二阳。以其热结于中，则脉浮而数。"浮为胃气盛，数为内热炽盛。热胜消谷则善饥，热盛伤津则大便坚。气有余便是火，水为火迫则小便频数。津液偏渗膀胱，肠失濡润则大便坚。

徐忠可曰："盖消渴证，本属热边，而寸口脉但见虚状，不见数脉，可知消渴结热在下，不必见之寸口脉也。若趺阳则专主二阳之脉，乃浮而数，浮则气鼓不下，故曰浮则为气，数则脾强而约，谷易消而热愈坚，故曰数即为消谷而大坚。"

（3）营卫虚与胃火盛的关系

喻嘉言："消渴之患，常始于微而成于著，始于胃而极于肺肾。"

黄元御载："虚劳伤其营卫，为发热作渴之原，燥热耗其津液，为消谷引饮之渐。"

魏钟龄："治中消者，宜清其胃，兼滋其肾。"

二、证治

（一）肺胃热盛，气津两伤

渴欲饮水，口干舌燥者，白虎加人参汤主之。（12）

白虎加人参汤方：

知母六两　石膏一斤（碎）　甘草二两　粳米六合　人参三两

上五味，以水一斗，煮米熟汤成，去滓，温服一升，日三服。

本条论述肺胃热盛，气津两伤消渴病证治。本条与《伤寒论》222 条完全相同，阐述阳明病误下后，里热炽盛未能缓解，津气受到严重损伤，气虚不能化津，津亏无以上承，出现口干舌燥欲饮水等症状。尤在泾云："此肺胃热盛伤津，故以白虎清热，人参生津止渴，盖即所谓上消、膈消之证。"

鉴别：

（1）"渴欲饮水"：白虎加人参汤为热燥伤津；五苓散为水停膀胱，气化不行。

（2）"口干舌燥"：白虎加人参汤为热燥伤津；己椒苈黄丸为水气结于肠间，津液不能布散。

（二）肾气亏虚

男子消渴，小便反多，以饮一斗，小便一斗，肾气丸主之。（3）

肾气丸方：

干地黄八两　山茱萸　山药各四两　泽泻　茯苓　牡丹皮各三两　桂

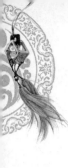

枝　附子（炮）各一两

本条论述下消偏于肾阳虚的证治。肾藏精，内有元阳，又为水火之腑。肾阴亏损，虚火上炎，可引起本病；肾阳衰微，水不化气，不能蒸腾津液上润，又不能化气摄水，出现饮一斗，小便一斗。小便反多的证候区别于热性病，大热耗津的口渴，小便必不多。

鉴别：饮一斗，小便二斗是龙火内燔，消津不消水，水与膏液滚化而下，故饮少溲多。

肾气丸是滋阴补阳之剂，于"阴中求阳"，具有温补肾阳、化气摄水的功效。《景岳全书》"善补阳者，必于阴中求阳，则阳得阴助，而化生无穷。"其用桂附的原因：①《黄帝内经》注："火自肾起为龙火，当以火逐火则火乃灭，以水治之则火愈炽。"②只有桂附才能斡旋肾中颓堕之气，致上行于脾。不然只滋阴，则同饮水无济，斧底无薪，水不化气，气不上为云为雨，肺无以布，固而致渴，渴故饮水；水不化气，诋从小便而出，乃阳无以生，阳无以化的现象。

渴欲饮水不止者，文蛤散主之。（6）

文蛤散方：

文蛤五两

上一味，杵为散，以沸汤五合，和服方寸匕。

本条论述渴欲饮水不止的治法。肾阴衰弱，心火独亢，水入不消其热，反为热邪所消。

文蛤性寒味咸，滋水润燥，生津止渴，导心热下行。

小 便 不 利

一、膀胱气化不行

脉浮，小便不利，微热消渴者，宜利小便发汗，五苓散主之。（4）

渴欲饮水，水入则吐者，名曰水逆，五苓散主之。（5）

五苓散方：

泽泻两一分　猪苓三分（去皮）　茯苓三分　白术三分　桂枝二分（去皮）

上五味，为末，白饮服方寸匕，日三服，多饮暖水，汗出愈。

以上两条论述膀胱气化不行所致小便不利证治。第四条脉浮微热为太阳表邪未解，循经入腑，影响膀胱气化功能，水道失调，小便不利；水热互结，津液不能上承，则口干舌燥，渴欲饮水。第五条是水逆证，因膀胱气化失司，水不下输，进而胃中停水，胃失和降，故所饮之水拒而不受，以致水入即吐；津不上布则渴欲饮水。本两条的渴欲饮水，原指热病过程中的一个症状，与消渴不同，必不将此归入消渴症。徐忠可："此非真消渴也。"合证以示辨耳。

鉴别：

前者是表邪未解，热不得泄，水停于下；后者是先因膀胱气化失职，下焦蓄水。但二者病机均为膀胱气化不利所致，故同用五苓散化气行水利小便，则诸症得解。

二、水热互结，阴液受伤

脉浮发热，渴欲饮水，小便不利者，猪苓汤主之。(13)

猪苓汤方：

猪苓（去皮）　茯苓　阿胶　滑石　泽泻各一两

上五味，以水四升，先煮四味，取二升，去滓，内胶烊消，温服七合，日三服。

本条论述水热伤阴所致小便不利证治。燥热在肺，郁蒸皮毛，肺热上浮外达则脉浮、发热；肺经虚热，津不输布则见渴欲饮水，水热互结，不能通调水道，则小便不利。

鉴别：

本条与本篇第4条"脉浮，小便不利，微热消渴者，宜利小便发汗，五苓散主之"文字相近，但病机治法各有不同。五苓散脉浮发热为太阳表证未解；小便不利，消渴是邪热随经入腑，膀胱气化失司，水停下焦，治以化气行水、利小便。猪苓汤脉浮发热是肺热郁蒸皮毛所致；渴欲饮水是

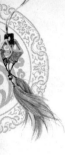

津伤水液互结，不能化气生津；小便不利是水热互结，膀胱气化不利。病机为水热互结，兼有阴伤，治以养阴清热利水。

三、下寒上燥

小便不利者，有水气，其人若渴，用栝蒌瞿麦丸主之。(10)

栝蒌根二两　茯苓三两　薯蓣三两　附子一枚（炮）　瞿麦一两

上五味，末之，炼蜜丸梧子大，饮服三丸，日三服；不知，增至七八丸，以小便利，腹中温为知。

本条论述下寒上燥所致小便不利证治。《素问·灵兰秘典论》曰："膀胱者，州都之官，津液藏焉，气化则能出矣。"肾主司一身水液之运行，若肾阳不足，则气化无权，小便不利；水停下焦，泛溢肌肤，则身体浮肿；水气内停，津不上承，上焦产生燥热，则其人苦渴。上浮之燔，外滋不息；下积之阴，外暖不消。栝楼瞿麦丸温肾化气，利水消燥，此方寒润辛温并行不悖。方中栝楼根、山药以生津润燥，止口渴，除上焦之热；茯苓、瞿麦以淡渗利水，补中焦之虚；附子一枚以温阳化气，振作肾气，为诸药之先锋。

鉴别：

若小便不利，是因于下焦阳虚，而不宜于地黄之滋腻者，用本方比较合适。脉沉、无热者可用。小便不利和小便过多者，因为下焦阳虚者，亦可用肾气丸。小便过多者则栝楼瞿麦丸不适宜。

四、瘀热相搏，湿热下注

小便不利，蒲灰散主之；滑石白鱼散，茯苓戎盐汤并主之。(11)

蒲灰散方：

蒲灰七分　滑石三分

上二味，杵为散，饮服方寸匕，日三服。

滑石白鱼散方：

滑石二分　乱发二分（烧）　白鱼二分

上三味，杵为散，饮服方寸匕，日三服。

茯苓戎盐汤方：

茯苓半斤　白术二两　戎盐弹丸大一枚

上三味，先将茯苓、白术煎成，入戎盐再煎，分温三服。

本条论小便不利的三种治法。小便不利可见于很多疾病之中，其发生的原因甚多，本条详方略证。

蒲灰散：蒲黄生用活血化瘀，炒用止血。本方生用，以凉血消瘀，配滑石清热利湿。二药合方具有凉血消瘀、清热利湿的功效。对内有湿热，兼有瘀血，而症状有小便不利，尿道疼痛，少腹拘急，腹胀水肿，苔薄黄腻，舌紫暗，脉弦数合适。《金匮要略·水气篇》曰："厥而皮水者，蒲灰散主之。"

滑石白鱼散：滑石为清热利湿之要药；乱发止血消瘀，利水通淋；白鱼祛水气，消瘀止血，故可用于治疗血淋，症见小便涩痛，或有尿血，脉弦数；或兼涩象，舌紫苔少，紧脉症。

茯苓戎盐汤：茯苓、白术健脾利湿，故本方具有健脾益肾，清利湿热作用。戎盐咸寒润下，渗利之功，助水脏，益精气。适用于脾肾虚弱，湿重热轻的劳淋或膏淋，如慢性前列腺疾病等。症状可见小便不利，尿后余沥，刺痛不明显，饮食减少，身体瘦弱，腰膝酸软。

淋　病

一、脉证

淋之为病，小便如粟状，小腹弦急，痛引脐中。(7)

本条论述膀胱热结之石淋症状。淋病多因肾虚膀胱有热，尿液为热所灼，结成固体物质，阻滞尿道，则小便赤涩疼痛，甚至排出粟粒之物；热郁气滞，以致少腹弦急，疼痛牵引脐腹。

二、禁忌

淋家不可发汗，发汗则必便血。(9)

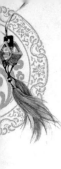

本条论述淋家禁忌。久治不愈的淋病患者，多属于肾阴不足，津液素亏，膀胱蓄热，不可使用汗法再伤阴液。若兼外感，也不可妄用辛温发汗。如误用辛温发汗之法，必劫伤营分，迫血妄行，引起血尿。

复习题：

1. 消渴病分几型？如何分证论治？

2. 治小便不利，如何选肾气丸和栝楼瞿麦丸分证治疗？

3. 试比较猪苓汤证和五苓散证的异同。

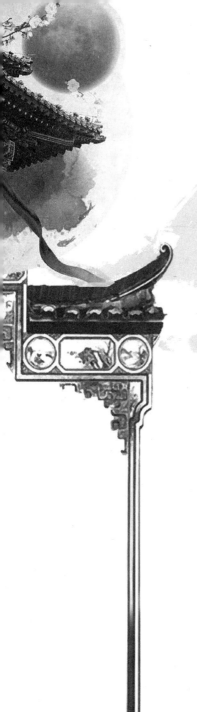

水气病脉证
并治第十四

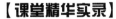

【课堂精华实录】

同学们，现在我们来学习第 14 篇《水气病脉证并治》，本篇主要介绍了水气病的脉证与治疗。

"水气"病名，首见于《素问·评热病论》："诸有水气者，微肿先见于目下也。"又称水肿病，是水液停留于体内，引起的面目、四肢，甚则腹部肿大的疾病，水气就是水肿，两者并无明显区别。水气是从病机而言，水肿是从症状而言。那么为何不称水肿而称水气呢？原因有三：①水在体内运行转化有赖于肾阳气化，脾气运化，肺气宣化通调，三焦、膀胱通调气化。②水可化为气，气亦可以化为水，水与气关系密切，可以相互转化。③在治疗上亦互不可分。正如《血证论》所云："气与水本是一家，治水即是治气，治气即是治水"。

本篇提出了气分、水分、血分病三种不同程度的疾病。血、津、水相互间有密切关系。血、津液均由水谷精气所化生，津渗脉中则为血，水是津血的原始物质。在生理状态下是见不到水的，水血同源，病理上相互影响。《血证论》："水病不离乎血，血病不离乎水"，血液瘀阻，津液输布困难，水道不通可引起水停，相反，水湿停滞，血脉不畅，瘀而不行亦可引起瘀血。水分、血分、气分，三者互相影响，互相转化，所以"气行则水行，气滞则水阻，气寒则水凝"。

水的生理运行，保持水液代谢平衡，是通过许多脏器完成的。《景岳全书》："凡水肿等症，乃肺脾肾相干之病。盖水为至阴，故其本在肾；水化于气，故其标在于肺；水惟畏土，故其制在脾"。故肺虚则气不化精而化水，脾虚则土不制水而反克，肾虚则水无所主而妄行皆能引起水气病。

一、分类

师曰：病有风水、有皮水、有正水、有石水、有黄汗。风水其脉自浮，外证骨节疼痛，恶风；皮水其脉亦浮，外证胕肿，按之没指，不恶风，其腹如鼓，不渴，当发其汗。正水其脉沉迟，外证自喘；石水其脉自沉，外证腹满不喘。黄汗其脉沉迟，身发热，胸满，四肢头面肿，久不

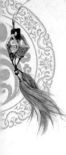

愈，必致痈脓。（1）

寸口脉沉滑者，中有水气，面目肿大，有热，名曰风水。视人之目窠上微拥，如蚕新卧起状，其颈脉动，时时咳，按其手足上，陷而不起者，风水。（3）

太阳病，脉浮而紧，法当骨节疼痛，反不疼，身体反重而酸，其人不渴，汗出即愈，此为风水。恶寒者，此为极虚发汗得之。

渴而不恶寒者，此为皮水。

身肿而冷，状如周痹，胸中窒，不能食，反聚痛，暮躁不得眠，此为黄汗，痛在骨节。

咳而喘，不渴者，此为肺胀，其状如肿，发汗即愈。

然诸病此者，渴而下利，小便数者，皆不可发汗。（4）

本节根据水气病的病因、病机和病变部位的不同，将其分为五种类型，此五类皆有水肿现象。将黄汗归入本篇的原因是因为其病因和某些症状与水气病有共同之处。后世医家认为应分为四种类型。

1. 风水

风水是指水邪在表，而兼有风邪的病症。王冰注曰："劳勇汗出则玄府开，汗出逢风则玄府复闭，玄府闭己则余汗未出，内伏皮肤，传化为水。从风而水，故名风水。"水湿、风邪袭表，外邪犯肺，肺之宣化功能失职，水道逆行而肿，病位在肌表。主要表现有脉浮，骨节疼痛，恶风，发热，头面肿，或者脉浮紧，骨节不痛而身体酸重，不渴，或者脉沉滑，面目肿，有热，或小便不利；目窠上微肿，其颈脉动，时时咳，按其手足陷而不起。

风水初起，病邪在表，则脉浮恶风；湿淫关节，则骨节疼痛；风邪犯肺，肺失肃降，出现时时咳；水湿犯脾胃，土虚不制水，水反侮土，目下为胃脉所过，脾所主，故目窠下肿；水湿滞留于胸颈以上，水气随足阳明胃经上达，则颈脉动；病势日久，邪渐入里，水气盛，溢于皮下而脉陷于内，则脉沉滑，表示病情加重。

本病发病急骤，每从头面开始，迅速出现周身水肿，以身肿为主。本节第1条说脉自浮，第3条说脉沉滑，皆为风水，是风水病的不同病理阶

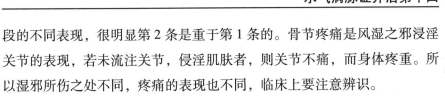

段的不同表现，很明显第 2 条是重于第 1 条的。骨节疼痛是风湿之邪浸淫关节的表现，若未流注关节，侵淫肌肤者，则关节不痛，而身体疼重。所以湿邪所伤之处不同，疼痛的表现也不同，临床上要注意辨识。

2. 皮水

皮水刚开始的时候，也是从感受外邪而来的，但无表证，水邪在表，水行皮中，不兼风邪。肺脾宣化失职，脾肺功能失调，表气不宣，湿性不化，出现水湿阻滞的表现。主要表现为脉浮，跗肿，按之没指，不恶风，不渴，其腹如鼓。脉浮表明水邪在表，肿在表。外证胕肿，按之没指，是水湿滞留于皮中的表现。不恶风，即非外感侵袭。其腹如鼓，是因为脾失健运，导致水湿阻滞脾络，亦表明里水所存之多。不渴是水停皮中，没有热象的表现。《诸病源候论》："腹如鼓而不满亦不渴"，但临床实际是既可满，也可不满。

第 1 条皮水不渴，是无热的表现。与第 1 条不同，第 4 条出现口渴，水为阴邪，当口不渴，本条出现口渴是有热或脾阳虚，水饮阻遏，津不上承的表现。无外邪，则不恶寒。水滞肌肤、阳气不行，则身肿而冷，状如周痹。

本病特点是四肢水肿，每从下肢先起，伴有身肿肢冷。治法，当发其汗。病邪在表，故因势利导，使水从皮肤排出。《黄帝内经》："在其皮者，汗而发之"。

3. 正水

正水，"其脉沉迟，外证自喘"。此为水邪在里而阳虚者的表现。肾阳不足，不能气化和蒸发水湿之邪，水停于里，气逆于上，随少阴肾经上冲，影响肺的肃降，出现肾不纳气的表现。《黄帝内经》："正水，肾脏之水自盛也"。本证以腹内水积为主证，病久可波及全身，导致全身水肿。

脉沉迟是里寒的表现。水湿内停则腹胀。水上犯肺，肺失宣降，卫阳失布，则喘，伴恶寒肢冷。故其本在肾，其标在肺。本证举喘而满亦在其中，无满不作喘。

4. 石水

石水，"其脉自沉，外证腹满不喘"，此为虚寒性水肿，水邪沉积在腹

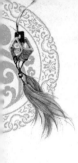

部而四肢不肿。肾阳虚衰，寒水凝结于下焦，亦可上引胁下，病及肝脾，病久也可以波及全身水肿。《素问·大奇论》："肾肝并沉为石水"。《素问·阴阳别论》："阴阳结斜，多阴少阳，曰石水"。

《诸病源候论》《千金要方》都有石水之名，述其见证有少腹肿，少腹硬如石，四肢酸，腹肿，此为水在下无疑也。石水，水之聚而不行也。本证主要表现为脉沉，腹满不喘。腹硬满如石，水结于少腹，不上犯，则小腹肿。《诸病源候论》："肿起脐下，至小腹垂垂然，上至胃脘，则死"。《医门法律》："凡有症瘕积聚痞块者，即呈胀病之根，日积月累，腹大如瓮，是名单腹胀"。仲景所谓石水，正指此也。

5. 黄汗

黄汗以汗出色黄而得名。脾阳虚不能运化水湿，或水从外受，水湿内郁，郁滞化热，营血受病，湿热流于肌肤。脉沉迟是水湿内郁，营气被阻的表现。汗出色黄是由于卫郁营热，湿热交蒸肌腠所致。湿热，出黄汗，则身发热。热上熏于肺，肺气不畅，则胸满。湿热外溢，则四肢头面发肿。湿热相持日久，影响营气流通，湿热外蒸，郁滞不透，腐肉化脓，必生痈脓。

二、治则

以宣肺健脾、温肾，以发汗、利小便、逐水为要。

师曰：诸有水者，腰以下肿，当利小便；腰以上肿，当发汗乃愈。（18）

一般来说，水气在上常与表相联系；水气在下，常与里相联系，治疗要因势利导。《黄帝内经》所谓："开鬼门，洁净府"。开鬼门，有的叫魄门，肺藏魄，肺与皮毛相表里；另有一种玄府，就是汗孔，玄是黑的意思，是汗孔上毛的颜色，故开鬼门就是指发汗。而洁净府是利小便。腰以上肿，发汗，以通表气，表气通，则里气亦通。所以上肿多风宜乎汗，发汗多用越婢加术汤。腰以下肿，利小便。利小便时，肌表每随之而微微有汗，是里气通，表气亦和也。发汗利小便不能截然分开，若上窍闭塞，下窍亦不通。故临床上要辨证使用。

临床应用发汗、利小便需要注意以下几点：①用发汗药效果不显著时，加分利之品，每能迅速见效。②用分利药不显效时，则配一些发散之品，或宣通肺气的药物，也可迅速见效。③发汗、利小便只适宜于阳证、实证，不宜于阴证、虚证，宜温阳扶正为主。

夫水病人，目下有卧蚕，面目鲜泽，脉伏，其人消渴。病水腹大，小便不利，其脉沉绝者，有水，可下之。（11）

本条论述了水肿病可下的脉证。目下为胃脉所过，脾所主。"目下有卧蚕，面目鲜泽"是皮中水多的表现，说明水病是从头面部开始的。脉沉伏不出，是水势重，水气瘀壅而不行，脉道被遏而不出的表现。沉绝是对伏脉的形容和重申，比喻很难摸到，很微弱。口渴是因为水盛气阻，气郁化热，或津不上承，饮水过多，水蓄于内，壅滞，则病水腹大。临床表现为越喝越肿，是水不行，小便不利，水热互结，水积腹大，水积气闭的表现。本条重点要关注脉与实邪两方面的特点，脉沉绝说明病重，脉伏不出。实邪表现在腹大与口渴，腹大是水渗出肠胃之外的表现，伴有小便不利。口渴，表明里有水邪。

治疗上"可下"此为治标缓急之法。治水最好是寓攻于补或攻补交替使用。

三、证治

1. 风水表虚证
风水，脉浮身重，汗出恶风者，防己黄芪汤主之。腹痛加芍药。（22）
防己黄芪汤方
防己一两　黄芪一两一分（去芦）　白术七钱半　甘草半两（炒）
上锉麻豆大，每服五钱匕，生姜四片，枣一枚，水盏半，煎取八分，去滓，温服，良久再服。

风邪侵袭肌表，卫气虚不能固表，引起荣卫之行阻涩，水道不利，水湿之邪滞于肌表。风邪在表则脉浮。水湿浸淫肌表，湿多风少，表现为身重。汗出恶风是表虚不固的表现。本证还可能见到两眼泡微肿，或头痛面肿，甚至手足浮肿。

风湿在表，表气虚，汗出，关节疼痛。邪在表，当用汗法。但表尚未

195

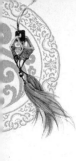

解，已有表虚自汗出的表现。防己黄芪汤主之。黄芪，温分肉，补卫虚，实腠理，配草、枣则养正祛邪。姜，辛、甘，发散。防己配姜以祛风湿。白术，祛风止汗。全方合用，振奋卫阳，驱邪外出，则风湿自解。本方不用麻、桂，以防妄汗，伤阴耗气。若腹痛，是肺虚木无所制，木克土的表现，故加芍药以缓急止痛，此外芍药还有利尿的作用。若风湿伤肺，出现喘的表现，加麻黄以宣肺定喘。若有胃不和的症状，加白芍、防风和白术，以健脾除湿，柔肝。若腹中胀痛不舒，气上冲，加桂枝以温阳平冲，散逆。若下有陈寒，加细辛，以温振肾阳，除阴经陈寒。

本证特点有二：①风湿在表，以关节疼痛为主。②风水在表，以面肿，手足肿，表虚为主。服药后，有虫行皮中的感觉，是卫阳振奋、风湿欲解的征兆。结合现代医学，本方临床上主要应用于急性肾小球肾炎、蛋白尿、类风关节炎、肝硬化腹水、单纯性肥胖合并高脂血症等疾病。

2. 风水夹热表实证

风水恶风，一身悉肿，脉浮不渴，续自汗出，无大热，越婢汤主之。（23）

越婢汤方：

麻黄六两　石膏半斤　生姜三两　甘草二两　大枣十五枚

上五味，以水六升，先煮麻黄，去上沫，内诸药，煮取三升，分温三服。恶风者加附子一枚炮。风水加术四两。（《古今录验》）

风水恶风表明风邪袭表。一身悉肿，是风邪壅遏肺气，肺通调失职所致，先头面肿，而后四肢、周身皆肿，来势急骤。水为风激则泛溢，因风致水则急。脉浮是病在表的表现。口渴原因有二：一是风为阳邪，易伤津液；二是风水开始化热的表现。续自汗出是指汗陆续出不止，原因亦有二：一是风性疏泄，卫外不固的表现；二是内有郁热，迫津液外出的表现。无大热是指表无大热，里有郁热，虽有汗出，但表未宣解。本证重点可以概括为风多、热多、气多、水少。

本证已陆续汗出不止，为什么还要发汗呢？因为热迫汗出，多是人体正常的津液，故虽有汗出，但汗出不畅，若热不散，则水亦不消，故仍需发汗除热。

越婢汤，发越风湿、清解郁热，药少力专，为治水圣药。麻黄、石膏，发越水气，兼清肺胃之热（阳郁），若走肺与三焦，则能使毛窍开泄。大量麻黄可逐水气，使水气从皮肤而出，以达到消肿的目的，但虚者慎用。石膏，清热，以缓麻黄之峻汗。麻黄、生姜，发越阳气，宣散水湿。甘草、大枣，调和营卫。若怕风厉害，即恶风，可加附子，防汗多伤阳，以起复阳止汗之功。若风水偏湿重，可加白术4两，健脾燥湿，实中之虚，配麻黄，并行表里之热，不至过汗，所以，临床上常加白术以止汗。典型方剂有越婢加术汤，此方可治疗里湿已盛的皮水证。

3. 皮水表实不夹热

里水，越婢加术汤主之；甘草麻黄汤亦主之。(25)

越婢加术汤方（见上，于内加白术四两，又见脚气中）

甘草麻黄汤方：

甘草二两　麻黄四两

上二味，以水五升，先煮麻黄，去上沫，内甘草，煮取三升，温服一升，重覆汗出，不汗，再服。慎风寒。

甘草麻黄汤，解表，宣肺行水。本方适用于里水伴无汗的证候，无汗是表实，肺气不利的表现。麻黄，发汗，宣肺利水。甘草，和中补虚。全方共奏上宣肺气、中助脾气、外行水气的功效。本方服用时需要重复发汗，即一定要有汗，若无汗，则需再服。

4. 皮水表虚

皮水为病，四肢肿，水气在皮肤中，四肢聂聂动者，防己茯苓汤主之。(24)

防己茯苓汤方：

防己三两　黄芪三两　桂枝三两　茯苓六两　甘草二两

上五味，以水六升，煮取二升，分温三服。

"聂聂动者"形容树叶在微风中飘动，说明动的比较轻微，与响动略同。水邪阻遏皮肤中，阳气失运，皮中水气盛而不行，此为皮水表虚的表现。脾虚水泛，阳气不运。水邪在皮肤中，阳气被郁，不兼风邪，脾、肺运化宣降失职。尤在泾认为："皮中水气，浸淫四末，而壅遏卫气，气水

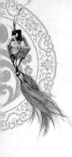

相逐，则四肢聂聂动也。"防己茯苓汤主之。

防己茯苓汤是防己黄芪汤去白术、生姜、大枣，加桂枝、茯苓而成。因为现在无表证，无汗出，所以不用白术止汗，不用姜枣调营卫。桂枝，通阳化水。桂枝、茯苓合用，桂得茯苓则不发表，而通阳行水，去周身之湿。防己，助表中之气。桂枝、黄芪，实表，温阳助卫，走表祛水。甘草，调和诸药。黄芪，走表，使水从表走。茯苓配防己，利水；茯苓配桂枝，通阳，茯苓身兼二职，所以用量加倍。全方合用，共奏通阳利水、表里分消、利水（便）除湿的功效。防己茯苓汤除皮水作用强，常用于肌表水邪偏重者，合五皮饮，则利水效果更好。

5. 皮水表实夹热证

里水者，一身面目黄肿，其脉沉，小便不利，故令病水。假如小便自利，此亡津液，故令渴也。越婢加术汤主之。（5）

本病是由于脾虚不能运化水湿，肺气不宣，水道失于通调而引发的。一身面目黄肿是脾虚不运，肺气不宣，水滞皮中的表现。脉沉是水湿内盛，阻遏脉气的表现。水滞皮中，不能下输膀胱，则小便不利，水无去路，反过来，又加重了水肿。所以故令病水。越婢加术汤主之。假如小便自利，说明肺气尚通，可以通调水道，下输膀胱，此时便不能用越婢加术汤了。张仲景："渴而下利，小便数者，皆不可发汗"。汗多则亡津液，故令渴。此时治当以健脾运水、输布津液为主，不应再用越婢加术汤发汗，恐亡津液。

越婢加术汤，解表，清热除湿。重用麻黄、石膏，发越水气，兼清内热。生姜、大枣，调和营卫，宣扬气机。甘草、麻黄，宣扬表气，若表气通，往往小便自利。白术，祛风寒湿痹。白术配麻黄，除痹祛湿，可调节麻黄过汗之弊。《千金要方》："越婢加术汤，治肉极，热则身体津脱，腠理开，汗大泄，厉风气，下焦脚弱。"肉极是指肌肉极度消瘦。厉风气是古代证候名，指风入营分的证候。所以，越婢加术汤的主症是有汗的，是津液为内热所迫的表现。即"腠理开，汗大泄"。

6. 厥而皮水证

厥而皮水者，蒲灰散主之。（27）

皮水内有郁热，外有水肿，阳气被郁，不能达于四肢，则厥，故皮水可见四肢逆冷的表现。**蒲灰散**，清湿热，利小便。本方"通阳不在温而在利小便""救阴不在血，而在津与汗"。

7. 正水与风水

水之为病，其脉沉小，属少阴；浮者为风，无水虚胀者，为气。水，发其汗即已。脉沉者宜麻黄附子汤；浮者宜杏子汤。(26)

麻黄附子汤方：

麻黄三两　甘草二两　附子一枚（炮）

上三味，以水七升，先煮麻黄，去上沫，内诸药，煮取二升半，温服八分，日三服。

正水，其脉沉迟，外证自喘。脉沉小与少阴肾有关，为正水。脉浮与肺有关，为风水。两者其表均有水气，治疗上因势利导，则皆可用发汗法，正水以麻黄附子汤温经助阳，发汗行水。

下面我们来论述一下正水与风水的不同治法及水气病与虚胀的鉴别。

（1）正水与风水的区别

$$
水之为病脉
\begin{cases}
沉主里 \\
小是正气不足 & \left.\begin{array}{l}肾阳不足，不能化气行水 \\ 此与少阴有关，为正水\end{array}\right\} \\
浮为风，风邪袭表，肺卫失宣 \\
\quad\quad\quad 水气泛溢肌 & \left.\right\}风水
\end{cases}
$$

（2）水气病与虚胀鉴别

$$
水气病的虚胀大于腹满
\begin{cases}
有水肿，按之没指，水便不利 \\
无\begin{cases}水肿 \\ 小便不利\end{cases} 不能用发汗利水之法
\end{cases}
$$

（3）正水与风水治法

$$
正水、风水均可发汗已
\begin{cases}
正水\begin{cases}发汗 \\ 温肾阳\end{cases} 助阳发汗——麻黄附子汤 \\
风水\begin{cases}发汗 \\ 宣肺\end{cases} ——杏子汤
\end{cases}
$$

本证还可以伴有恶寒，四肢不温，小便清长等表现。此为肾阳虚又感受了水寒之气。麻黄，发汗解表。甘草，调中补脾。附子，温阳散水。麻黄配附子，温经发汗；甘草助附子回阳。

风水的治疗，若风水夹热可用越婢加术汤。若无热宜用甘草麻黄汤加杏仁。

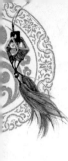

临床案例

正水麻黄附子汤医案

覃某，女，50岁，全身浮肿来治病。初起时眼睑浮肿，继而全身浮肿，按之凹陷，体重由80斤到140多斤，行动困难，食欲不振，大便软，小便少，西医诊断为肾脏性水肿，脉沉小，患者服用五苓散、济生肾气丸没有作用。患者先从颜面部肿起，符合"腰以上肿当发其汗"的宗旨，用麻黄附子甘草汤三剂，汗出一直到大腿以下，顿时全身舒服了，但肿消的不显著，以后又用温阳发汗的五苓散、济生肾气丸多剂小便就多了，一昼夜十多次小便，两周全身水肿全消了。体重恢复到80多斤。

8. 石水

石水在肾而及于肝，可见胁下胀满疼痛。治疗可选用温补脾胃，佐以舒肝通络之法，如真武汤加桂枝、川楝子、玄胡、石楠藤、小茴香等。

9. 黄汗病

问曰：黄汗之为病，身体肿，发热汗出而渴，状如风水，汗沾衣，色正黄如柏汁，脉自沉，何从得之？师曰：以汗出入水中浴，水从汗孔入得之，宜芪芍桂酒汤主之。（28）

黄芪芍桂苦酒汤方：

黄芪五两　芍药三两　桂枝三两

上三味，以苦酒一升，水七升，相和，煮取三升，温服一升，当心烦，服至六七日乃解。若心烦不止者，以苦酒阻故也。

黄汗病是汗出表疏加上水湿合邪化热，侵入肌肤，侵犯经络，阻滞营卫运行而形成的。湿热内陷营分，营郁血瘀，则发热，湿热交蒸，熏蒸于肌腠，则汗出色黄。卫气郁，水不行，出现身体肿。热甚汗出，伤津，则口渴。

黄芪芍药桂枝苦酒汤，调和营卫，祛散水湿。黄芪，走表祛湿，实卫止汗，卫阳之气运行，肺气得充，则驱邪从表而解。桂枝、芍药，调和营卫，疏解郁遏。苦酒，魏念庭："古人称醋曰苦酒"，能引药入营分，以泄营中郁热，散肌腠水湿，以摄营益阴。营卫调和，则气血通畅。

服至六七日乃解，久积药力，自行而不阻，湿邪渐去。即所谓："不止不行，不塞不流"。若服药后，出现心烦者，是酸收阻滞于内所致；心烦不止，是苦酒用之太过所致。临床应用要多加注意。

黄汗之病，两胫自冷；假令发热，此属历节。食已汗出，又身常暮盗汗出者，此劳气也。若汗出已反发热者，久久其身必甲错；发热不止者，必生恶疮。

若身重，汗出已辄轻者，久久必身𥆧。𥆧即胸中痛，又从腰以上必汗出，下无汗，腰髋弛痛，如有物在皮中状，剧者不能食，身疼重，烦躁，小便不利，此为黄汗，桂枝加黄芪汤主之。(29)

桂枝加黄芪汤方：

桂枝　芍药各三两　甘草二两　生姜三两　大枣十二枚　黄芪二两

上六味，以水八升，煮取三升，温服一升，须臾饮热稀粥一升余，以助药力，温服取微汗；若不汗，更服。

本条论述了黄汗与历节、虚劳之间的区别。历节，身热，两胫热。黄汗是身热，两胫冷，此为水湿壅阻肌表，流注于下肢，阻塞阳气，不能下达所致。但是关节处仍有黄汗渗出，是湿热流注关节的表现。黄汗多，汗出热减。虚劳，汗出多，是由于胃气虚乏，出现食后汗出（食气外泄）或阴虚内热，盗汗的症状，此证汗出，但热存。

变化及预后：若汗后热不止，是湿热并存不减的表现。久久不愈，损耗营血；热陷营分，则肌腠失养；营气不通，则出现皮肤甲错，瘀热腐败气血，则生恶疮。若汗出过多，必然耗伤阳气（内蕴热邪仍在），筋肉失

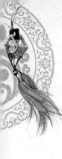

养，发生跳动；胸中阳气不足，出现胸中痛；上焦（虚）阳气（卫表）不固，则腰以上汗出。湿盛于下，卫气不能下达，则腰髋弛掣痛，筋肉松弛无力，无汗，皮肤中如有虫行，或胀盛。

病势转剧：内伤脾胃，不能饮食；外伤肌腠则身痛；伤心则心烦躁；伤膀胱则小便不利，身重。

治疗上要以桂枝加黄芪汤补气活血，调和营卫，正气恢复则湿热之邪易去。

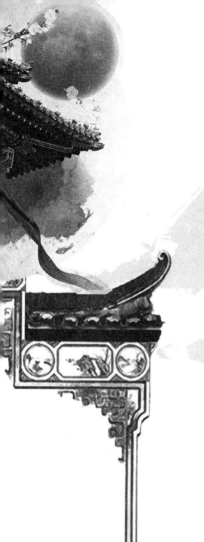

黄疸病脉证
并治第十五

【课堂精华实录】

同学们，现在我们来学习第 15 篇《黄疸病脉证并治》，本篇主要介绍了黄疸病的脉证及治疗。黄疸病是一种以身黄、目黄、尿黄为主症的疾病。早在《黄帝内经》就有记载，但不系统。本篇以专篇讨论。篇中涉及范围广，论述了各种发黄证候，包括湿热发黄、燥结发黄、寒湿发黄、火劫发黄、女劳发黄、虚黄等。

本篇论述黄疸以湿热发黄为主，以清热利湿为法。从内伤角度论述，主要分为三类：谷疸、酒疸、女劳疸。后世进一步发展，《巢源》分发黄为 28 候，《圣济总录》分 9 疸 36 黄，元代罗天益又分为阴黄、阳黄两类，便于临床应用。

阳黄之证，湿热交蒸，肝胆失于疏泄而成黄疸。色鲜明而不晦暗者，多伴有发热证候。

阴黄之证，以寒湿为主，由于脾胃虚弱，寒湿留滞中焦，肝胆气机不畅，胆汁外溢引发。阴黄，黄而发暗无热象，或者伴有腹满肢冷。

孙思邈："凡遇时行热病，必多内瘀着黄"。故有的黄疸，有传染性。临床上要综合来看。

黄疸病有三大特点：①初病在气，久必入血，气分者少，血分者尤多。②病位在肝脾，肝气郁结则瘀凝，脾运不健则凝滞。③治疗上着眼于六法，即疏解肝郁、利小便（必要时通大便）、清热解毒、清心开窍、活血化瘀（凉血逐瘀）、健脾（补）。

一、病因病机

黄疸病可由外感、内伤、伤食、酒积或房劳等引发。病机是湿热、寒湿或肾虚有热。

（一）湿热发黄

寸口脉浮而缓，浮则为风，缓则为痹。痹非中风，四肢苦烦，脾色必黄，瘀热以行。（1）

本条论述了湿热黄疸病的发病机理。"浮则为风"，风泛指外邪，风邪

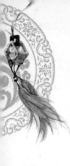
属阳，易化热。"缓则为痹"，痹为闭藏之意，闭塞不通，又为闭和湿病之意。脉缓主脾湿，湿邪闭阻于脾也。痹非中风是指不是太阳中风证，也非风寒痹痛，鉴别于外感。四肢苦烦是因为湿热痹阻于脾，四肢疲重，烦扰不宁之意。"脾色必黄"，脾为病位，脾色外露，血行于体表，必呈黄色。"瘀热以行"，瘀为病机，唐容川认为："一个瘀字，便见发黄皆发于血分。又说凡气分之热，不得称为瘀。"瘀热以行，下流膀胱，尿黄；上熏于目，目黄；外熏皮肤，身黄。湿热郁于脾，影响及血，并行于周身，湿热熏蒸于外，则发黄疸。湿毒化热，致使湿热疫毒深入血分，血分瘀热，成为黄疸的主要原因。

湿热郁闭的几个条件：

小便不利，无汗或汗出不透，致邪无出路。所以篇中强调"诸病黄家，但利其小便"这个治则，至今仍具有指导意义。

师曰：病黄疸，发热烦喘，胸满口燥者，以病发时火劫其汗，两热所得。然黄家所得，从湿得之。一身尽发热而黄，肚热，热在里，当下之。（8）

黄家与湿有关，若无湿只有热，不会发为黄疸。黄疸病的发热是由于湿热熏蒸于里引发的。误治火劫，强劲发汗，里热增剧，湿从燥化，两热相得，病势急剧，则发热烦喘，胸满口燥。治疗上用苦寒泻下其热，可随证选用栀子大黄汤、大黄硝石汤或凉膈散等。

（二）寒湿发黄

阳明病，脉迟者，食难用饱，饱则发烦头眩，小便必难，此欲作谷疸。虽下之，腹满如故，所以然者，脉迟故也。（3）

本条论述了谷疸从寒化的病机。谷疸属于阳明实证，多因湿热为病，其脉当数，今脉反迟，是太阴虚寒证的表现。病由脾气虚寒不能腐熟水谷所致，饱食则气滞不化，故发生烦闷的症状；湿浊上逆，阻遏清阳，则见头眩；湿浊下流，气化失职，故小便难。"腹满"是由于脾虚不能运化水谷所致，属于太阴寒湿证，治疗应当温运，不应攻下；若误用攻下，则更伤脾阳，腹满不愈，所以说："虽下之，腹满如故"。

（三）辨湿热与寒湿发黄

脉沉，渴欲饮水，小便不利者，皆发黄。(9)

腹满，舌痿黄，躁不得睡，属黄家。舌痿疑作身痿。(10)

以上两条论述了湿热发黄与寒湿发黄的不同症状。脉沉主病在里，亦为湿热郁滞的反应。热郁于里，故口渴欲饮水；饮水而小便不利，则湿无由排泄，因而发生黄疸。

腹满是太阴（脾）寒湿的症状，由脾虚不能运化所致。但其腹满应按之柔软，与实热拒按者不同。躁不得睡，是湿郁于中焦的表现，胃不和则卧不安。腹满而又色黄晦暗，属寒湿发黄，多迁延难愈，故曰“属黄家”。

原文第 10 条，后世注家亦有认为是湿热发黄的，如尤在泾说："腹满舌痿，脾不行矣，脾不行者有湿，躁不得睡者有热，热湿相搏，则黄疸之候也。"可作参考。以上两条，从病机而论，前条是湿热熏蒸，后条是寒湿所致，如根据后世黄疸的分类，似可以分属于阳黄和阴黄。

二、分类

跌阳脉紧而数，数则为热，热则消谷，紧则为寒，食即为满。尺脉浮为伤肾，跌阳脉紧为伤脾。风寒相搏，食谷即眩，谷气不消，胃中苦浊，浊气下流，小便不通，阴被其寒，热流膀胱，身体尽黄，名曰谷疸。

额上黑，微汗出，手足中热，薄暮即发，膀胱急，小便自利，名曰女劳疸；腹如水状不治。

心中懊恼而热，不能食，时欲吐，名曰酒疸。(2)

夫病酒黄疸，必小便不利，其候心中热，足下热，是其证也。(4)

本条进一步论述了谷疸的病机、主症及与女劳疸、酒疸的区别。

1. 谷疸

跌阳脉以候脾胃。今跌阳脉数是胃中有热的表现，胃热则消谷善饥。跌阳脉紧，提示脾脏有寒，运化无力，湿从内生，则"食即

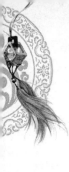
为满"。本证脾湿、胃热交互郁结，称为谷疸。"风寒相搏"，即湿热蕴结于脾胃，运化受阻，谷气不消，食入更助胃热，热上则头眩。湿浊本出下窍，若小便通利，则浊气随溺而去。今小便不通利，湿浊流注下焦，影响肾和膀胱的气化功能，即"阴被其寒，热流膀胱"。

胃热加上太阴脾经受湿生寒，热邪弥漫三焦，熏蒸于全身，则成黄疸。因为病在脾胃，与饮食有关，故曰谷疸。

2. 酒疸

酒疸是湿热注于下，膀胱气化不利所致。

3. 女劳疸

额上黑，额为天庭，为南方离明之位，黑为北方阴晦之色，是为肾之色，此为肾邪乘心，水来克火。临床上出现额汗有两种常见的可能：一是阳明热及瘀血；二是虚阳上越，阴不附阳。本证的额上微汗出是肾热而上行，而气通于心也。《黄帝内经·灵枢》："肾病者，颧与颜黑，微汗出者，肾热上行，而气通于心也。"是虚羸之象，表示心液将亡。"手足心热"，手心为劳宫穴，手少阴心经所过；足心为涌泉穴，足少阴肾经所过，肾阴亏损，水不济火，则手足心发热。"薄暮即发"，黄昏申时，气血注膀胱，则发热；酉时，气血注肾也，肾极虚不化寒热，故傍晚时即发。"膀胱急"是形容少腹部拘急，因为肾精不足，少腹失养而成。肾虚瘀热，内无湿热，气化自然，则小便自利。腹如水状，不治，是脾肾两败的症状。

男子血化为精，精动则一身血动，以女劳而倾其精，血必继之，所以女劳溺血者，其血尚行易治；女劳成疸者，血瘀不行，难治，瘀久大腹尽满，难治。

谷疸与女劳疸在脉象上的区别：

女劳疸是房劳伤肾所致，所以肾精亏损，肾阴不足，虚热内生，"尺脉浮为伤肾"。谷疸是脾湿、胃热交互郁结而成，趺阳脉紧为伤脾，趺阳脉数是胃中有热。故两者脉象有差别，临床注意鉴别。

三、证治

（一）谷疸

谷疸之为病，寒热不食，食即头眩，心胸不安，久久发黄为谷疸，茵陈蒿汤主之。（13）

本条论述了谷疸湿热俱重的证治。"寒热不食"，此处寒热与一般外感表证不同，是湿热郁滞，营卫之气不利所致。《医宗金鉴》认为此为"未成谷疸之时的表现"，相当于黄疸前期的表现，有外感寒热。外感寒热或体内湿热，影响胃肠，脾失健运，则不食。"食即头眩，心胸不安"是湿热内困中焦，升降功能失常的表现，勉强进食，反助湿热，湿热之邪上冲，则头眩，心胸烦闷不舒。"久久发黄"，久时，湿热内陷，影响及血分，则发黄。茵陈蒿汤主之。

茵陈，清三焦和血分之热，清热利湿，利胆退黄，善开肌肉之郁。现代研究认为，茵陈具有扩张胆管、促进分泌、消除肝实质炎症、防止肝细胞坏死、促进肝细胞再生的功能。栀子，清三焦，通水道，清热利水，有显著的利胆作用。大黄，清热泻下，荡涤积滞，使湿热从大便走，兼清血分热，湿热久入血分，不能从小便排出。

茵陈蒿汤，清泄湿热、利胆退黄。本方开郁解热，非攻胃也。茵陈量三倍于大黄，主要清三焦和血分热。临床应用时，若热重，可加黄柏、龙胆；若伴有便秘，则大黄加量，再加枳实；伴有胁痛，可加郁金、川楝子；伴有头痛口苦，可加柴胡、黄芩。根据我个人的临床经验，凡湿热黄疸，如见大便难或大便呈白色，应属实证的，可早用大黄，即所谓"下不厌早"。

（二）酒疸

1. 治法

酒黄疸者，或无热，靖言了了，腹满欲吐，鼻燥；其脉浮者先吐之，沉弦者，先下之。（5）

酒疸，心中热，欲呕者，吐之愈。（6）

以上2条论述了酒疸的症状和治法。酒疸虽由于湿热内蕴所致，但其

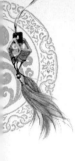

病机趋势，却有在上、在中、在下的不同。如湿热偏于上部，则欲吐、鼻燥；偏于下部，则腹部胀满；湿热不甚，邪在于中，故心中无热，神情安静，语言清晰。从治疗上来说，主要是因势利导，如鼻燥、脉浮而欲吐者，是病势趋向于上，当用吐法；如腹满、脉沉弦者，是病势趋向于下，当用下法。人体的表里上下，是有一定联系的，所以在临床上应权衡轻重，随机应变，灵活地采用治疗方法。

酒疸是湿热内蕴于胃所致，欲呕是病势趋向于上。欲呕者，吐之，是顺应病势的一种疗法，通过呕吐，使病邪从上排出，故曰"吐之愈"。

2. 证治

酒黄疸，心中懊侬，或热痛，栀子大黄汤主之。（15）

栀子大黄汤方：

栀子十四枚　大黄一两　枳实五枚　豉一升

上四味，以水六升，煮取二升，分温三服。

饮酒过度，湿热郁蒸于脾，升清降浊受阻，则胃气上逆；热伤于心，则心烦懊恼；湿热阻滞，气机不利，则胸中痛。栀子大黄汤主之。以方测症，可知本证还伴有小便不利，大便难，腹满，身热，烦躁的表现。

栀子，清三焦之热，以利水；豆豉，清心中湿热，除烦；酒热气血两伤，欲速逐之，以大黄、枳实，荡泄胃肠中的湿热。枳实佐大黄，气下而血分之热解也。全方共奏上下分消、清心除烦的功效。临床上，除湿热时，药物过燥则耗津，过渗则竭液，故用药要注意把握分寸。

栀子大黄汤与茵陈蒿汤的区别：

栀子大黄汤，泄热除烦。病位在心中、心下（胃），主要表现为心中懊恼或热痛。茵陈蒿汤，清泄湿热。病位在腹中，主要表现为食即头眩、腹满。

（三）女劳疸

黄家日晡所发热，而反恶寒，此为女劳得之；膀胱急，少腹满，身尽黄，额上黑，足下热，因作黑疸。其腹胀如水状，大便必黑，时溏，此女劳之病，非水也。腹满者难治。硝石礬石散主之。（14）

硝石礬石散方：

硝石　礬石（烧）等分

上二味，为散，以大麦粥汁和服方寸匕，日三服，病随大小便去，小便正黄，大便正黑，是候也。

本条论述了女劳疸转变为黑疸兼有瘀血、湿热的证治。

额上黑，色黑为劳，是为肾色外现。黑色上乘天庭，是肾邪乘心，水来克火的表现。微汗出，是心液将亡的表现。男子血化为精，精动则一身血动，以女劳而倾其精，血心继之。《黄帝内经·灵枢》："肾病者，颧与颜黑，微汗出者，肾热上行，而气通于心也。"肾主下焦，以膀胱为腑，"膀胱急，少腹满，足下热"是肾虚，湿热所迫而成。女劳疸初起，肾虚有热，与湿热关系不大，病不在腑，所以小便自利。女劳有尿血者，说明其血尚行，则易治；女劳成疸者，血瘀不行，瘀久，则大腹尽满，难治，如血腹证。"腹如水状不治"是血积于血海，而成血臌的表现。湿热凝于肠胃之间，病根为肾阴亏虚，脾肾两败。本证由瘀血引起，不是水分病，故有小便自利、身体不肿、大便黑、时溏的表现。

硝石，入血分，消坚积，消散郁积之热，咸寒，以补肾水不足，泻所客之热，荡涤胃肠而不伤津；礬石入气分和血分，除骨髓、膀胱、肾热，入胃肠泻郁热，消瘀去浊，所到之处，邪不复还；大麦粥，防石药碍胃，补中补虚，保养胃气。用法以硝石、礬石等分压粉，1～1.5g/次，2～3次/日，饭后服用。

（四）黄疸

1. 热盛里实

黄疸腹满，小便不利而赤，自汗出，此为表和里实，当下之，宜大黄硝石汤。(19)

大黄硝石汤方：

大黄　黄柏　硝石各四两　栀子十五枚

上四味，以水六升，煮取二升，去滓，内硝，更煮取一升，顿服。

本条论述了黄疸病热盛里实的证治。自汗出是里热熏蒸迫汗自出的表现，不能误认为是表虚。腹满提示为瘀热内结的里实证。宜大黄

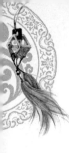

硝石汤。

栀子，清三焦热；黄柏，清下焦热。两者皆有助于热邪从小便排出。大黄，清中焦热，使热邪从大便排出，兼清血分热。硝石（火硝），入血分，消瘀活血，虚人不用。全方共奏清热通便，利湿除黄的功效。

2. 湿重于热

黄疸病，茵陈五苓散主之。一本去茵陈汤及五苓散并主之。(18)

茵陈五苓散方：

茵陈蒿末十分　五苓散五分，方见痰饮中。

上二物和，先食饮方寸匕，日三服。

茵陈五苓散的功用为清利湿热，化气行水。

以方测症，本症应有身黄、目黄偏暗，伴有小便不利，脘闷腹胀，倦怠无力，食减便溏，形寒不渴，食欲减退的表现。茵陈，清热，利胆退黄。五苓散，解郁利湿，化气行水。本方也可用于寒湿发黄，若出现身重、头重，可加附子、干姜。

（五）黄疸兼证、变证

1. 兼表虚证

诸病黄家，但利其小便；假令脉浮，当以汗解之，宜桂枝加黄芪汤主之。方见水气病中。(16)

本条论述黄疸的正治法，并提出了黄疸兼表虚的证治。黄疸的正治法是通利小便，因为黄疸是湿热之邪所致，如果小便通利，不但能排泄湿邪，也能祛除热邪，因此通利小便是黄疸的通治法则，所以说："诸病黄家，但利其小便"。当然，也有例外的，如有恶寒发热，脉浮自汗的表虚证，非内热影响者，仍当汗解，宜用桂枝汤调和营卫，解表，加黄芪扶正，且能去水湿。

2. 兼少阳证

诸黄，腹痛而呕者，宜柴胡汤。必小柴胡汤，方见呕吐中。(21)

本条论述黄疸兼少阳证的证治。在黄疸的发病过程中，如见往来寒热，胸胁苦满，腹痛而呕，但属邪在少阳，治宜和解少阳，方用小柴胡汤。

因为黄疸病与脾胃关系密切，脾胃有邪则肝胆受累，所以在黄疸的诸多兼证中，少阳兼证最多。腹痛而呕，是土壅木郁，少阳失和之征，故治宜柴胡汤。

3. 兼燥结血瘀证

诸黄，猪膏发煎主之。(17)

猪膏发煎方：

猪膏半斤　乱发如鸡子大三枚

上二味，和膏中煎之，发消药成，分再服。病从小便出。

本条论述胃肠燥结血瘀的黄疸证治。猪膏发煎方中用猪膏（俗称猪油）利血脉、解风热、润燥结；配合消瘀、利水道的乱发，使余邪得以泄利，而从小便排除。由此可知，本证是由于燥结而兼血瘀所引起的黄疸病。

本条所谓"诸黄"，应该灵活看待，因为本方不能用治所有黄疸，更不可用治湿热黄疸。

4. 误治成哕

黄疸病，小便色不变，欲自利，腹满而喘，不可除热，热除必哕。哕者，小半夏汤主之。方见痰饮中。(20)

本条指出黄疸误治变哕的治法。黄疸病，小便色不变，欲自利，为太阴虚寒，非湿热实证，虽有腹满，必然时减喜按，其喘多兼少气不足以息，与实热内结之腹满而喘不同。病机为寒湿内蕴，脾虚失运，治当温运脾阳，散寒除湿，故云："不可除热"。若误用苦寒之剂，伤及中阳，胃失和降则发为哕逆，治用小半夏汤以温胃化饮，降逆止哕，待哕逆止，再辨证论治。

(六) 虚黄

男子黄，小便自利，当与虚劳小建中汤。方见虚劳中。(22)

本条论述了虚黄的证治。黄疸病由湿热内蕴引起，其证多小便不利，今小便自利而黄不去，知非湿热黄疸，而为脾胃气血虚弱，肌肤失荣所致。此证不仅男子有，凡妇女经病或产后，或大失血之后，气血虚损，血

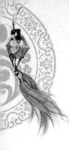

不能外荣，均可出现。因为病由脾胃气血不足导致，故用小建中汤，开发生化之源，使气血充盈，气色外荣，则虚黄自退。

历代医家对虚黄的认识很不一致，大多数认为虚黄即是萎黄，不属黄疸病，亦有少数医家认为虚黄是黄疸病之一种。如《环溪草堂医案》载："两目及身体皆黄，小便自利而清，此属脾虚，非湿热也，名曰虚黄……诒按：此疸病中另有一种，以小便清利为据，证不多见，录之以备一格。"《静香楼医案》中亦有类似病例，书云："面目及身体悉黄，而中无痞闷，小便自利，此仲景所谓虚黄也。"另据《中医杂志》1958 年第 7 期报道，溶血性黄疸按中医虚黄治疗，用黄芪建中汤及归芪建中汤合真武汤加茵陈等，收到较好效果。说明黄疸病见有建中汤证者，古今皆有验案可查。现代临床上治疗溶血性黄疸，多受本条启发，用益气、养血、补肾等法治疗。

四、转归

酒疸下之，久久为黑疸，目青面黑，心中如噉蒜齑状，大便正黑，皮肤爪之不仁，其脉浮弱，虽黑微黄，故知之。(7)

本条论述了酒疸误下变为黑疸的证候。酒疸可下，但下之不当，导致湿热内陷，邪入血分，久久熏蒸，血为之瘀滞，就可以变为黑疸。其症目青面黑，皮肤搔之不仁，则为血瘀于内，不荣于外所致。大便正黑，则为瘀热内积，流滞于肠腑所致。心中如唉蒜齑状，是瘀热内蕴，上蒸于心的现象。其脉浮弱，说明湿热仍有上攻之势，但血分已经受伤，故脉又见"弱"。面目虽黑而犹带黄色，可知是由酒疸误下转变而来。文中"久久为黑疸"，说明黑疸的形成有较长的过程。

黄疸之病，当以十八日为期，治之十日以上瘥，反剧为难治。(11)

本条是论述黄疸的预后。说明黄疸病向愈或增剧，是以 18 日左右为期。假如经过治疗，10 日左右症状减轻，就容易治愈；如果 10 日以后病情反而加重，是邪盛正虚，治疗就比较困难。

疸而渴者，其疸难治，疸而不渴者，其疸可治。发于阴部，其人必呕；阳部，其人振寒而发热也。(12)

本条再论黄疸病的预后。口渴，是湿热化燥的现象，同时也意味着病邪入里热重，病势正在发展，故"其疸难治"；如口不渴，是病邪尚浅的表现，里热不盛，正气尚能胜邪，故"其疸可治"。

呕吐多发病于里，所以说"发于阴部"；恶寒发热，病多在表，所以说"发于阳部"。这里的发于阴、发于阳，与首篇第 13 条阳病、阴病相似。

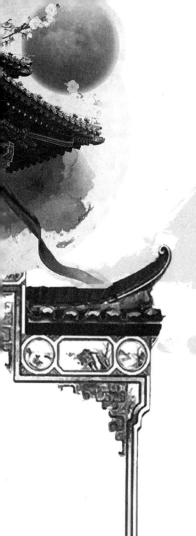

惊悸吐衄下血胸满瘀血病脉证治
第十六

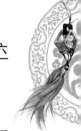

【课堂精华实录】

同学们，现在我们来学习第 16 篇《惊悸吐衄下血胸满瘀血病脉证治》，本篇主要以血症的证治为主。

一、衄血吐血概述

师曰：夫脉浮，目睛晕黄，衄未止。晕黄去，目睛慧了，知衄今止。 (2)

校勘："夫"赵本及俞乔本并作"夫"，程氏、《医宗金鉴》同。其余诸家本均作"尺"为是。《诸病源候论·鼻衄候》作"尺中自浮"，"未"上有"必"字。

本条从脉症判断衄血的预后。尺脉候肾，肾寓相火，脉浮是脉不潜而内动之象。目为肝窍，肝主藏血，相火亦寄于肝，且肝肾同源。肝有郁热，上扰于目，则目睛昏黄，视物不清。肝肾阴虚，阳亢火动，势必迫血上升而妄行，热犯阳络，络脉受伐，邪正盛时，衄血，衄未止。

假如晕黄已去，热已衰，目睛清明，视物清晰，是肝热已解，肝肾之阴已复的表现，相火得降，阳络不再受伐，血亦平静，则知衄今止。此时脉亦平静，无虚浮躁动之象。

徐彬："衄为清道之血，从督脉由风府贯顶下鼻中，此肝肾热郁，火冲阳经，而经血妄出，故云衄者其尺脉浮。以尺主下焦，肝肾有热虚则尺脉浮，故前曰尺脉浮为伤肾。目睛属肝，阳明热气乘之，则目睛晕黄。乙癸同源，故尺浮晕黄，其邪正盛，衄为未止；晕黄去，则热已衰，更目睛慧了知肾热已解，则肝血无恙。血乃阴属，无热之……故知衄今止"。

尤怡："尺脉浮，知肾有游火，目睛晕黄，知肝有蓄热。衄病得此，则未欲止。盖血阴类，为肝肾之火热所逼而不守也。若晕黄去，目睛且慧了，知不独肝热除，肾热亦除矣，故其衄今当止"。

衄血，一般多指鼻衄。此外，还有舌衄、齿衄、耳衄、眼衄、肌衄

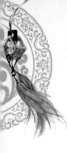

等。鼻衄新病，多属实火上冲，责之于心肺之热邪过盛，迫血上溢。久病，多属虚火上扰，责之于肝肾阴虚，治疗要滋阴降火。

又曰：从春至夏衄者太阳，从秋至冬衄者阳明。（3）

本条论述了季节气候与衄血的关系。《素问·百病始生》曰："阳络伤则血外溢，血外溢则衄血。"可见衄血是多种原因导致阳络损伤。此外衄血与季节也有一定的关系。如春、夏两季，气候由温变热，阳气外浮。故阳气升发太过，往往导致素体阴虚者阳络受伐而衄血。秋、冬两季，气候由温变寒，阳气隐藏在内，人体阳气亦应内藏。若阳气不能收藏，甚或浮越不隐，则亡阳伤及阳络，迫血妄行。太阳行身之表，《素问·阴阳离合论》："太阳为开"，是春生夏长，阳气外浮的意思，故春夏衄者属太阳。阳明行身之里，《素问·阴阳离合论》"阳明为合"，是秋冬所藏，阳气内藏的意思，故秋冬衄者属阳明。赵以德："《黄帝内经》太阳为开，阳明为合"。春夏气之发生，以开者应之，故邪气逼血从升发冲出。冬主收藏，以合者应之，故邪郁内极，而后发出。衄为阳盛，独不言少阳，以太阳、阳明二经皆上交颊中，故也。

人身阳气之升降浮沉，固然与四季气候变化有关，但衄血原因很多，外感、内伤皆有，学者不可拘泥。从临床看，夏季天暑地热，每致阳明热盛，迫血妄行而为衄；冬季风寒外来，阳气被郁，亦常令致衄。

衄家不可汗，汗出必额上陷，脉紧急，直视不能眗，不得眠。（4）

本条论述了衄者无汗，衄家蒙汗与误汗的变证。

《医宗金鉴》："衄血吐血之家，阴已亡矣，若发其汗，汗出液竭，诸脉失养，则额角上陷中之脉为热所灼，紧且急也。"《金匮要略心典》："血与汗皆阴也，衄家复汗，则阴重伤矣。"脉者血之府，额上陷者，额上两旁之动脉，因血脱于上而陷下不起也。脉紧者，寸口之脉，血不荣而失其柔。如木无液而枝乃劲也，直视不眗不眠者，阴气亡，则阳独盛也，不得入于阴也。

历代医家对额上陷有多种解释。断句：①"汗出必额上陷，脉紧急"。②"汗出必额上陷脉紧急"。徐忠可《金匮要略论注》："汗乃血液，心主之，衄家亡血过多，若又汗，则重亡其阴，而阳气为之馁；额为心部，阴亡阳馁，则必陷矣，陷者如物之不坚满也"。黄树曾《金匮要略释义》："太阳阳明之脉均抵额上，素有衄血病之人，阳经之血已虚，如发汗，令汗出，则阳气又伤，自然额上陷落"。成无己《注解伤寒论》："衄者，上焦亡血也。若发汗，则上焦津液枯竭，经络干涩，故额上陷"。

以上注家均是将"陷脉"分开作解释，故不妥。陷脉，乃指人体"陷中之脉"。如《素问·骨空论》："腨下陷脉灸之"。《素问·三部九候论》："上部天，两额之动脉"。《灵枢·九针十二原》："故针陷脉则邪气出"，额上，额角部也。王冰注云："在额两旁，动应于手"者是血之与汗，俱属阴矣，"夺血者无汗"。阴血极度亏损，不能濡养经脉，则经脉失缓和而紧急，故两额角陷中之动脉呈紧急状态。营血亏损不能润养经脉，不能上注于目，则直视不能眴。阴不藏阳，虚阳上扰，则不得眠。

病人面无色，无寒热。脉沉弦者，衄；浮弱，手按之绝者，下血；烦咳者，必吐血。（5）

出血有外感、内伤两种原因。无寒热，提示没有表证，即为内伤出血。患者失血后，面无血色。脉沉主肾、弦主肝，阴虚，阳气亢盛，血随气涌，则衄血。脉浮弱，按之则绝，是虚阳外浮，阳不摄阴，而血脱于下，即下血的表现。脉浮弱，心频咳逆，是阴虚生内热的表现，虚热上扰熏灼心肺，损伤肺络，则发吐血、咯血。出血之后，出现以上脉象、症状，说明邪盛于正，仍要出血。

夫吐血，咳逆上气，其脉数而有热，不得卧者，死。（6）

本条论述了吐血的预后。吐血，多因伤阴，虚火上炎而刑金。气为血帅，血为气母。肺气不能归根，咳逆上气，不得卧。身有热而脉数，是阴血大虚，阳气不能隐藏而浮越于外，阴血将亡，阳气独亢的表现。阴虚阳无所附，神不敛，则不得卧，躁扰于外，气随血脱，多属病危。赵以德《金匮玉函经二注》："不得卧，阴已绝也，阴绝，阳岂能独生乎"。

第5条："烦咳者，必吐血"，乃先咳后吐血。"咳伤肺络，较易治"，本条先吐血，后咳嗽，是虚火刑金，为难治。脉数、身热、不得卧，是失神的表现。《黄帝内经·素问》云："得神者昌，失神者亡"。

陈修园用二加龙骨汤（即桂枝加龙骨牡蛎汤去桂加附子、白薇）加阿胶曾治愈多人。

二、血证证治

心气不足，吐血、衄血，泻心汤主之。（17）

泻心汤方：（亦治霍乱）

大黄二两　黄连　黄芩各一两

上三味，以水三升，煮取一升，顿服之。

本证还常见有面赤、舌红、烦渴、便秘、脉数有力的症状，由心火亢盛，扰乱心神，迫血妄行而形成，泻心汤主之。

大黄，行瘀止血，重用，直泻上炎之火，通止不留瘀，使之逆折而下行，泻火通腑，釜底抽薪，火降血平。《十药神书》："余治吐血，诸药不止者，用金匮泻心汤百试百效，其效在生大黄之多，以行瘀也。"黄芩、黄连，泻心火邪热，共奏清热泻火，解毒之功。邪去则正安，热毒解则心气定而停。"泻心即是泻火，泻火即是止血"。三黄苦寒泻火，引热下行，血随气行，气火下降，血行亦趋于宁静，从而达到止血的效果。泻心汤，苦寒清泄，直折其热。陈修园称之为吐衄之神方。

本方非专泻心火，而是泻一切实火，解热毒、清湿热的方剂。对于湿热中阻肠胃，郁而化火，而出现舌苔黄糙、高热、烦躁、胸闷、泛恶、便秘者，最为适宜。本方为苦寒泄热之剂，又能治吐、衄血之证，虽邪火有余，但阴血已耗，相应地正气必伤，所以方后云："顿服之"，有其意是要加以注意。本方治实火上炎之吐血、衄血，服一次往往血止，最多服两次，不能多服，以防伤正。气热血逆，当清其血也。

吐血不止者，柏叶汤主之。（14）

柏叶汤方：

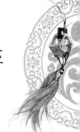

柏叶　干姜各三两　艾三把

上三味，以水五升，取马通汁一升，合煮取一升，分温再服。

本条论述了虚寒性吐血的证治。中气虚寒，阳不敛阴，影响肺胃之和降，气不摄血而吐血，与气逆不降有关。中气虚寒，气不摄血，吐血时多时少，持久不止。症见面色萎黄或苍白，精神不振，舌淡不渴，脉虚软无力。尤在泾按《仁斋直指》云："……气虚挟寒，阴阳不相为守，荣气虚散，血亦错行"，血得热则妄行吐衄，得寒则不与气俱行，渗于胃中。

柏叶汤，温阳逐寒，引血归经。干姜、艾叶，温阳守中，振奋阳气，使气摄血。干姜，辛热，入肺、脾、胃三经，热能散寒。炮姜炭，温中，和胃止逆，炮黑则守而不走，更能入血分，温其欲绝之脉。艾叶炭，性温，气味俱重，入血，行血中之气，温经敛血，以姜为佐，既济其温暖之功，复援其入血之用。血既上溢，其浮盛之势又非温药所能御者，以柏叶降之，马通汁下之。柏叶，苦、涩、微寒，性轻质清，气香味甘，清降止血，是治上部滞腻之圣药，既能折其逆上之势，又能收敛以止血，而且有反佐作用，使干姜、艾叶等温药深入下焦虚寒之地，使姜、艾得行。马通汁，即马尿，现用 13 岁以下儿童的尿液代替，苦凉，有活血化瘀、止血的作用，以浊导浊，导火使上逆之血下行。《本草经疏》："……然必是苦而凉者，惟其苦凉，所以能疗诸血热证。"人尿，味咸气臊，性寒，入胃、心经，可清心泻火，退热除烦。入胃经，随脾气上归于肺，通调水道，下输膀胱，故能清肺导火下行，且与血同类，味咸走血，为滋阴降火，消瘀止血之品。

本条（14 条）"吐血不止"和方药看，并非势如涌泉而吐血不止，而是指吐血时多时少，病程较久或用寒凉止血而仍不止。吐血不止，失血必多，热随血去，阳气亦虚。阳虚气寒，不能摄血，而又吐血不止，形成恶性循环。本证病机为失血过多，中气虚寒，营气不敛，阴血不能内守。

柏叶汤证与泻心汤证的区别：

一温一寒。血属阴，全赖冲和之阳气以运行。气寒则血凝；气热则妄行。故治血全在审因，辨证，求其根本，不可见血止血，若虚实不分，寒热不明，一味止涩，必致不良后果。气寒血凝，当温其气；气热血逆，当清其血。

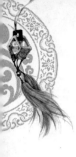

临床案例

案1 吐血

段某，男，38岁，有胃溃疡、胃出血病史。就诊前20天大便潜血阳性，近因劳累受寒饮酒，突然发生吐血不止，精神萎靡，急住院治疗2日，大口吐血仍不止，恐导致胃穿孔，决定立即手术，而家属不同意。半夜后请蒲老处一方止血。蒲老曰："吐血已两昼夜，若未穿孔，当可以服药止之"。询其原因，由受寒饮酒致血上溢，未可以凉药止血，宜用《金匮要略》侧柏叶汤，温通胃阳，消瘀止血。

侧柏叶9g，炮姜6g，艾叶6g。浓煎取汁，兑童便60ml，频频服用。

次晨注诊，吐血渐止，脉沉细涩，舌质淡，无苔。原方再进，加西洋参12g，益气摄血，三七粉6g，止血消瘀，频频服之。次日复诊，血止，神安欲寐；知饥思食，并转矢气，脉两寸微，关尺沉弱，舌质淡，无苔，此乃气弱血虚之象。在大失血之后，脉证相符为吉，治宜温运脾阳，并养营血，佐以消瘀，主以理中汤，佐以白芍、三七。

服后微有头晕耳鸣，脉细数——此为虚热上冲所致。加入地骨皮6g，藕节9g，浓煎取汁，乃兑童便约60ml。再诊，诸证悉平，脉亦缓和，纳谷增加，便转矢气而无大便，继宜益气补血，养阴润燥，兼以消瘀。

白人参9g，柏子仁6g，肉苁蓉12g，火麻仁12g，当归6g，藕节15g，新会皮3g，山楂肉3g，阿胶12g，煎汁，兑童便60ml，分4次服，药后宿粪渐下，大便潜血阴性，后饮食调养。（蒲辅周医案）

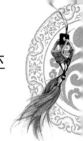

案2　咯血

彭某,男,43岁,患支气管扩张,咯血,并有结核病史,一般来说,此类病人多属阴虚血热之类,治宜养阴清肺。但此患者咳痰稀薄,形寒畏冷,苔薄白,脉沉缓,前医用四生丸加白芍、白术、仙鹤草,反觉胸闷不适,食纳减少,此肺气虚寒,不能摄血,拟以温肺摄血之柏叶汤治疗。

柏叶12g,干姜炭5g,艾叶3g,童便1杯,服两剂,咯血已止,仍咳稀痰,继用六君子加干姜、细辛、五味子,服3剂,咳嗽减轻,食欲好转。(谭日强医案)

下血,先便后血,此远血也,黄土汤主之。

黄土汤方:亦主吐血、衄血。

甘草　干地黄　白术附子(炮)　阿胶　黄芩各三两　灶中黄土半斤

上七味,以水八升,煮取三升,分温二服。(15)

本条论述了虚寒便血的证治。便血来自直肠以上的部位,脾阳不足,不能统血,阴血下渗,故成便血。《素问·阳阳别论》称之为"阴结"。阴气内结,血无所禀,渗入肠间。小肠有寒者,其人下虚便血。本证因中气虚寒所致,脾失统摄之权,血渗于下,故血从大便而出。

中阳虚,若引发胃气上逆,则吐;若引发脾气下陷,则便血。治疗上以黄土汤,温脾摄血。黄土,温燥入脾,可温中涩肠,有很好的止血作用,配白术、甘草,补益中焦,以统血。地黄、阿胶,养血止血,并防附子、白术辛燥太过,防止因失血而有阴虚。附子,温脾阳,散内寒,又防地黄、阿胶滋腻太过,血得温则循经而行。黄芩,苦寒坚阴,反佐,制约温燥之品,寒热互用,也止血。

陈修园认为此方"凡中气虚寒脾失统血的吐、衄、便血、崩漏均可用。"黄土汤被后世发展为归脾汤、补中益气汤、固肠散等。

下血,先血后便,此近血也,赤小豆当归散主之。(16)

本条论述了湿热便血的证治。此证即后世所说"肠风下血""脏毒"。本证因湿热蕴结于大肠,损伤脉络所致。近血临床上主要表现为色鲜红,

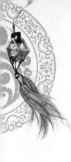

量少或兼脓血，大便不畅，口苦，尿赤，舌苔腻，脉数。

治疗上以赤小豆当归散，清利湿热、解毒排脓、活血化瘀。

赤小豆三升（发芽——能排脓） 当归1~3两 浆水服

张璐认为无浆水以醋和沸汤代之也可。赤小豆，渗湿清热，解毒排脓。当归，活血祛瘀，引血归经。浆水，清凉解毒，调和脏腑。后世用地榆散、槐花散、槐角丸、脏连丸等治湿热。

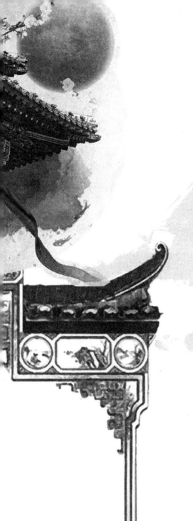

呕吐哕下利病脉证并治第十七

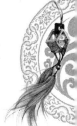

【课堂精华实录】

同学们，现在我们来学习第 17 篇《呕吐哕下利病脉证并治》，本篇主要论述呕吐、哕、下利三种疾病的病因病机和证治。

呕吐为各种原因引起胃气上逆而吐出痰涎、蓄水、宿食等浊物，既是症状也是病名，前人以吐为有物无声，呕为有声无物，或也有干呕者。哕就是呃逆，无物有声，均是胃气上逆为患。下利包括泄泻和痢疾，表现为大便异常，以上疾病都属于胃肠疾患，故放入一篇讨论。呕吐、哕、下利凡属实证热证的，多责之阳明胃肠之腑，属于虚证寒证的，则多责之于太阴脾肾之脏，又常受到肝疏泄作用的影响。

本篇条文有些是痰饮篇的重复，很多又和《伤寒论》相同，合在一起，以便系统研究阐明肠胃疾病。

呕吐、哕

一、病机与脉证

问曰：病人脉数，数为热，当消谷引食，而反吐者，何也？师曰：以发其汗，令阳微，膈气①虚，脉乃数，数为客热②，不能消谷，胃中虚冷故也。

脉弦者，虚也，胃气无余，朝食暮吐，变为胃反③。寒在于上，医反下之，今脉反弦，故名曰虚。（3）

本条论述误治导致虚寒胃反呕吐的病机。本条分为两段解释，从条首至"胃中虚冷故也"为第一段，误汗损伤胃阳，致胃中虚冷，不能腐熟运化水谷和降浊所致，不是消谷而是呕吐。误汗而太过，伤阳气而致心阳微弱，则胃气虚，而脉数，数而无力，虚阳浮越产生虚热，称之客热，为假

① 膈气：指胸中宗气，胸中大气。
② 客热：指虚热或假热，是相对真热而言。
③ 胃反：亦称反胃或翻胃，这里指朝食暮吐，暮食朝吐，吐出不消化食物。

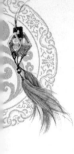

热。以上说明了呕吐的病机。尤在泾说："客热，如客之寄，不久即散，故不能消谷也。"

最后一段，"脉弦者……故名曰虚"，寒邪在上，医反下之，出现弦脉，弦而无力，《黄帝内经》云："脉弱以滑，是有胃气。"弦属肝脉，此胃虚，木邪乘土，故胃气无余也。胃气虚弱且寒，不能运化水谷。王太仆云："食不得入，是有火也；食入反出，是无火也。"此"朝食暮吐，变为胃反"，寒在上也，当温中始愈，反下之，则愈虚愈寒而愈吐矣。

寸口脉微而数，微则无气，无气则营虚，营虚则血不足，血不足则胸中冷。（4）

本条从脉象论述胃反气血俱虚的病机。寸口是指两手的寸关尺六部脉，数与微并见，是数而无力，数为假热，微为阳气不足。《黄帝内经》云："营者，水谷之精气也。卫者，水谷之悍气也。"是因水谷以生气血，气生而脉始盛矣，"寸口诸微亡阳，故为无气，无气则阳既不生，而阴亦不长，遂致营虚血不足也。"现气血均不足，积于胸中的宗气自然虚少。则胸中冷，既指上焦，也包括胃在内，不能消化谷食，出现胃反呕吐之证。

李玮西曰："血犹水也，食犹舟也。舟因水通，涸则不行，若荣微血少，食不得顺流而下，故梗塞致吐，此丹溪治噎膈反胃，不主香燥，而主滋润之剂也。然既云胸中冷，则甘温之药自不可少。"

跌阳脉浮而涩，浮则为虚，涩则伤脾，脾伤则不磨，朝食暮吐，暮食朝吐，宿谷不化，名曰胃反。脉紧而涩，其病难治。（5）

本条从脉象来论述脾胃两虚胃反的病机及预后。跌阳脉是指脚背上的冲阳脉，跌阳，胃脉也，脾胃相为表里。脉在不沉不浮之间，浮则胃阳不能下降，外泄而内不充，故为胃气虚，跌阳脉也不能涩，涩则脾阴伤而不能运化散精。现胃气虚，脾阴虚，则胃不纳，脾不升。导致"朝食暮吐，暮食朝吐"宿食不化的胃反。脉紧而涩，紧主寒，涩主阴津不足，胃中虚寒又津液不生，阴阳两虚，失却濡煦作用，胃反久而难愈，预后不良。温阳就会伤阴，滋阴就会伤阳。在上胃反呕吐，在外则身体羸疲，在下则粪如羊屎。

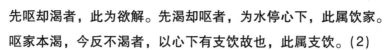

先呕却渴者，此为欲解。先渴却呕者，为水停心下，此属饮家。

呕家本渴，今反不渴者，以心下有支饮故也，此属支饮。（2）

本条是对停饮呕吐进行辨证，并推断预后。本条原文在痰饮篇第41条和28条复见，为先呕后渴，而本条为却渴，即先呕再渴之意。一般讲，呕吐为水饮去，阳气恢复，呕吐又伤津液，故口渴，是病为欲解，病愈之征。如果先有口渴，中阳不能运化，水饮停于心下，津液不能输布，口渴而多饮，再次导致呕吐，此属饮家，水饮所致呕吐。呕吐后，水饮随呕吐而去，或有伤津液，应出现口渴，现反而不渴，说明心下仍有水饮停留，心下支撑胀满，此属支饮。

二、治则与禁忌

夫呕家有痈脓，不可治呕，脓尽自愈。（1）

本条论述痈脓呕吐不可用一般止呕吐的方法治疗。呕吐原因很多，有因热、因寒、因水饮、痰饮、外感内伤均可引起，一般是胃失和降，胃气上逆所致。本条是体内长有内痈，人体会本能地将脓吐出来，排出胃中有害物质，给邪以出路，脓尽自愈。治病必求其本，不可单纯地见呕止呕，而是应该治疗痈脓。内痈，多认为是胃脓疱。《素问·病能论》："热聚于胃口而不行，故胃脘为痈也。"赵以德《金匮方论衍义》指出："胃脘属阳明经，阳明气逆则呕，故脓不自咳出，从呕而出……"

病人欲吐者，不可下之。（6）

本条论述呕吐的一般禁忌，病人想吐而未吐，病邪在胃脘之上，正气有驱邪外出之势，邪正相争，因势利导，能涌吐而出，或润和胃气，消食导滞，即病愈。因邪在胃在上，而不在下在肠，不能用下法，逆其病势，既伤正气，设邪内陷，病势加重。

哕而腹满，视其前后，知何部不利，利之即愈。（7）

本条论述哕而腹满，哕就是呃逆，呃逆之证，有虚有实，这里呃逆与腹满并见，病应属于实证，水湿潴留膀胱，造成腹满，或者宿食积留在大肠，没有排出。如实热内结，大便不通，胃失通降，逆而上冲，致呃逆，小便不利，膀胱之气不化，反逆而上冲，亦可致呃逆，应明确诊断，给予

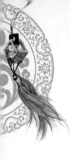

利小便或通大便，腑气一通，腹满可愈，胃气下降，呃逆亦可自行致解。

三、证治

（一）肝胃虚寒

呕而胸满者，茱萸汤主之。（8）

茱萸汤方：

吴茱萸一升　人参三两　生姜六两　大枣十二枚

上四味，以水五升，煮取三升，温服七合，日三服。

干呕，吐涎沫，头痛者，茱萸汤主之。（9）

上两条是论述寒饮上逆的呕吐证治。《伤寒论》里称吴茱萸汤。第8条呕是胃阳不足，胃气上逆，气虚而寒邪上乘，心阳不展，所以胸满。第9条《伤寒论》第377条，兼夹厥阴肝气上逆，并循督脉上出于额，交会于巅顶，出现干呕或吐涎沫而头痛，头痛多在巅顶或前额。

茱萸汤温中补虚，降逆止呕，用于肝胃虚寒，浊气上逆，泛泛欲呕，或干呕，或吐清涎冷沫，胸满脘痛，前额或巅顶头痛。方中吴茱萸为君药，辛苦温，有小毒，入肝胃脾大肠肾经，具有温中散寒、暖肝降逆止呕功用。现代研究，吴茱萸具有抗溃疡，健胃止呕，镇痛，抗血栓形成及保肝、降血压作用。生姜降逆止呕又可散寒；人参、大枣补益中气。

（二）寒热错杂

呕而肠鸣，心下痞者，半夏泻心汤主之。（10）

半夏泻心汤方：

半夏半升（洗）　黄芩三两　干姜三两　人参三两　黄连一两　大枣十二枚　甘草三两（炙）

上七味，以水一斗，煮取六升，去滓，再煮，取三升，温服一升，日三服。

本条论述寒热错杂呕吐的证治。本条在上有呕吐，在下有肠鸣，在中间有心下痞。心下痞是证名，胃脘满闷，按之柔软不痛，虚邪留滞，寒热互结在中所致。一般在治疗是上下皆病求治于中，关键是中焦升降失常，恢复其升降功能，症状即会好转。半夏泻心汤和胃降逆，开结除痞，是寒热互用，辛开苦降的方剂，泻心就是泻胃，把胃中的疾病排除。本方是由小柴胡汤去柴胡、生姜，加黄连、干姜而成。半夏、生姜温中祛寒，辛以开痞；黄芩、黄连苦以泻热；人参、大枣、甘草培补中气，使气机开通，恢复阴阳升降之功能。

（三）呕利并见

干呕而利者，黄芩加半夏生姜汤主之。(11)

黄芩加半夏生姜汤方：

黄芩三两　甘草二两（炙）　芍药二两　半夏半升　生姜三两　大枣十二枚

上六味，以水一斗，煮取三升，去滓，温服一升，日再夜一服。

本条论述干呕而兼热利的证治。上有干呕而兼下利，说明胃肠俱病，是由邪热内犯胃肠，挟胃气上逆则干呕，热迫于下则下利，这个病重点在肠，"利"属于痢疾范畴，可有腹泻腹痛，里急后重，或便脓血，后世以黄芩汤作为治疗热利的主方。本方重用黄芩清大肠热，清热祛湿、止利；芍药、甘草缓急止痛；半夏、生姜和胃止呕。本方与半夏泻心汤同治胃肠不和，但半夏泻心汤证的主证"心下痞"，以治胃为主，兼顾其肠，而黄芩加半夏生姜汤证是下利，治肠为主兼顾胃。

（四）饮停呕吐

诸呕吐，谷不得下者，小半夏汤主之。(12)

诸呕吐，泛指各种各样的呕吐，皆由胃气上逆而造成的，由于呕吐剧烈，吃不下水谷，以方测证，这种呕吐还是胃中有停饮，症见呕吐、心下痞、口不渴等证，小半夏汤止呕效果很好，是止呕的祖方，应用广泛。本方具有和胃降逆，散寒化饮的功效。半夏燥湿化痰、降逆止呕、消痞散结；生姜发汗解表、温中止呕。现代临床常用于治疗胃神经官能症、胃肠炎、不完全幽门梗阻、妊娠恶阻等，均有效果。

（五）阳虚水停

干呕，吐逆，吐涎沫，半夏干姜散主之。(20)

半夏干姜散方：

半夏　干姜等分

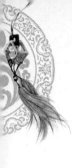

上二味，杵为散，取方寸匕，浆水一升半，煎取七合，顿服之。

本文论述中阳不足之虚寒呕吐的证治。干呕、吐逆，胃不纳谷，吐涎沫，脾不摄液，此为中气虚寒，兼有寒饮所致。半夏干姜散具有温中散寒，化饮止呕的功效。本方干姜以温中阳为主，小半夏汤用生姜，以化饮为主。干姜温中散寒作用强，重在温阳，"守而不走"；生姜重在散，以散水饮为主。浆水，即清浆水，清吴仪络《伤寒分经》云："清浆水，一名酸浆水，炊粟米熟，投冷水中浸泡五六日，味酢生花，色类浆，故名，若浸至败者，害人。"味甘酸，能调中和胃止呕，浆水煎煮，酸温之性，可以敛液。一方寸匕，相当于在 2 克左右，顿服之，故药味骤然而下，则治之有力，是以压下浊涎逆气。

（六）寒饮搏结

病人胸中似喘不喘，似呕不呕，似哕不哕，彻心中愦愦然无奈者，生姜半夏汤主之。(21)

生姜半夏汤方：

半夏半升　生姜汁一升

上二味，以水三升，煮半夏，取二升，内生姜汁，煮取一升半，小冷，分四服，日三夜一服。止，停后服。

本方论述饮停中焦，寒饮搏结，上中二焦气机受阻的证治。彻，《说文解字》"通也"，此为"整个"的意思。愦，《说文解字》"乱也"。愦愦然为心中烦乱的样子，言病人自觉整个心胸中烦乱已极，无可奈何的样子。阳受气于胸中，胸中似喘不喘，似呕不呕，似哕不哕等症，胃里有说不出的难受，皆寒饮内蓄。饮阻阳气，而阳气不得伸越之象。尤在泾云："皆寒饮与气相互搏击之征也，其病势有欲出而不能，欲降而不得。"

生姜半夏汤具有辛散寒饮，舒展胸阳的功效。生姜汁重用为君，其降逆之力固妙，散饮去结作用更好。半夏为臣药，辛散。"待小冷"为恐寒饮固结于中，热药拒而不纳，反致吐逆，采用《素问·五常政大论》谓："治寒以热，凉而行之"的反佐方法。分四次服（日三夜一）因寒饮阻滞，难于骤消，用量不宜过大，用小量药多次饮用，起持续作用，逐渐宣散胸中寒饮。

以上三方用药，大同小异，仲景都用姜、夏，根据不同的病情进行配伍，小半夏汤用生姜；半夏干姜散不用生姜用干姜，且作散用浆煮服；生姜半夏汤用生姜汁，且用量倍于半夏。这些区别，看似微小，实在深意。小半夏汤证为胃中有饮，饮邪上逆而呕吐，生姜散水饮；半夏干姜散证为中阳不足，胃有寒饮，干姜温中散寒；生姜半夏汤证为寒饮与气搏结，阳气不得升越，重用生姜汁散结之力强，舒展心阳，临床应用时应掌握其特点。

（七）热郁少阳

呕而发热者，小柴胡汤主之。（15）

小柴胡汤方：

柴胡半斤　黄芩三两　人参三两　甘草三两　半夏半斤　生姜三两
大枣十二枚

上七味，以水一斗二升，煮取六升，去滓，再煎，取三升，温服一升，日三服。

本条论述少阳邪热迫胃呕吐的治法。病邪在少阳，病在胆，胆热犯胃，呕而发热，用小柴胡汤治疗。《伤寒论》曰："有柴胡证，但见一证便是，不必悉具。"刘渡舟教授讲："凡病邪在表则寒，宜汗；在里则热，宜下；在半表半里，则骎骎（疾速也，快速也）乎。有渐热之意，又宜和解。"小柴胡汤和解少阳，宣畅枢机，疏肝和胃。本方重用柴胡、半夏，发热以柴胡退热，呕吐用半夏止呕，相配伍有和解、退热、止呕作用。柴胡、黄芩解表清热。半夏、生姜和胃降逆止呕。人参、甘草、大枣补气扶正以达邪，治疗少阳证，往往要用一些扶正气的药物，少阳是枢机，扶正可驱邪外出，胆热也清了，反之，气血虚弱，邪可深入传到阳明，也可以传到太阴经。小柴胡汤在仲景处方中，是一个疗效显著，使用极为广泛的方剂，后人对小柴胡汤评价很高，而且在此方的基础上演绎出了不少有效方剂。

（八）里热兼表

吐后，渴欲得水而贪饮者，文蛤汤主之。兼主微风，脉紧，头痛。（19）

文蛤汤方：

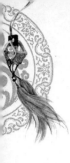

文蛤五两　　麻黄三两　　甘草三两　　生姜三两　　石膏五两　　杏仁五十枚大枣十二枚

上七味，以水六升，煮取二升，温服一升，汗出即愈。

历代注家对本条认识不一，争议很大，如刘渡舟教授认为：吐亡津液，故贪饮，因饮水停饮于中，则津液不布，愈饮愈渴。文蛤味咸，走肾邪而胜水气，以利水饮于内；麻黄、石膏等六味，即大青龙汤去桂枝，发汗剂也，使水饮从毛窍中泄去，以散水饮于外。《黄帝内经》云："开鬼门，洁净府"。此一方向得，以内有麻黄、生姜等解表药，故兼主微风、脉紧、头痛。连建伟教授认为：呕吐后伤津液，有胃热。故"渴饮得饮水而贪饮。"但未导致水饮内停，又兼有轻微的风寒表证，故曰："微呕""脉紧""头痛"，病有兼症，兼而治之。文蛤咸寒，清热生津止咳，配石膏清热解生津，配麻、杏、草，祛风散寒邪，生姜、大枣调和营卫，以助祛风散寒。柯韵伯《伤寒来苏集》中，主张应与《伤寒论》中文蛤散对调，吐后渴欲得水而贪饮，因伤津口渴，应以文蛤散生津止渴。微风脉紧头痛，此句多数注家疑是后人对文蛤汤功用的注解，传抄时误入正文的。

（九）阴盛格阳

呕而脉弱，小便复利，身有微热，见厥者，难治，四逆汤主之。(14)

四逆汤方：

附子（生用）一枚　　干姜一两半　　甘草二两（炙）

上三味，以水三升，煮取一升二合，去滓，分温再服。强人可大附子一枚，干姜三两。

本条论述虚寒性呕吐，并见阴盛格阳的证治。呕而脉弱者，是阴盛阳虚，火不生土，胃气大虚，寒气在上，呕吐必耗津液，小便应少，今小便复利者，寒气在下，是肾气不固，肾虚不能制水；身有微热，是阴盛于里，格阳于外的假热，虚阳有欲脱之势，阳虚不能温达，四肢厥冷，故难治。四逆汤温中祛寒，回阳救逆，功专效宏。附子大辛大热，走而不守，温肾壮阳以祛寒救逆，振奋一身之阳，通行十二经，生用逐阴回阳之功更捷。干姜辛温，温胃阳止呕，能通行十二经，与附子相配，可增强回阳之力，生附子配干姜，补中有发，脾肾双补。甘草甘缓，和中缓急，温养阳气，缓和附子干姜燥热之性。强人用大附子一枚，干姜三两，大附子可能有普通附子两枚大，因为阴寒太盛，格阳于外。若面红为戴阳证，病比较严重，则难治。本方现代常用心肌梗死、心衰、休克、急慢性胃肠炎、水肿、白细胞减少症。

（十）胃寒气逆

干呕、哕，若手足厥者，橘皮汤主之。(22)

橘皮汤方：

橘皮四两　生姜半斤

上二味，以水七升，煮取三升，温服一升，下咽即愈。

本条论述胃寒干呕呃逆的证治。干呕呃逆是胃气上逆，均为有声无物，寒气搏于膈间，手足厥冷，是胃中有寒气，阳气被遏不能达于四肢，而非阴盛阳衰四逆汤证四肢厥冷。橘皮汤为理气散寒，和胃降逆，安胃和中之良剂也。橘皮理气和胃，降逆止呕，燥湿化痰，亦解鱼蟹毒。生姜温中散寒止呕，散水饮。药服下，则阴寒祛，阳气通，胃气和降，呕哕与厥冷自愈，故方后云“下咽即愈”。临床应用如：橘皮 10 克，生姜 6～10 克，共泡茶饮，可用于腹胀、恶心、呃逆。

（十一）胃虚挟热

哕逆者，橘皮竹茹汤主之。(23)

橘皮竹茹汤方：

橘皮二升　竹茹二升　大枣三十枚　生姜半斤　甘草五两　人参一两

上六味，以水一斗，煮取三升，温服一升，日三服。

本条论述胃中虚热，气郁呃逆的证治。从方测证，其病中虚热上冲所致呃逆，常兼有虚烦不安、少气、消瘦、口干、脉虚数等，其本为中焦虚热，热郁气逆为标，治应标本兼治。

橘皮竹茹汤具有和胃降逆，清热补虚的功效。橘皮、生姜和胃降逆；竹茹用量大，性寒凉，清胃热，止呃逆，降胃气，涤痰开郁，清热除烦，胃虚寒呕吐忌用。人参、甘草、大枣补虚益胃，大枣益气补脾养胃，合人参所补中益气，奠安中土而复胃气之虚，故用量大。临床应用于妊娠呕吐、幽门不完全性梗阻、膈肌痉挛及术后呃逆不止等。

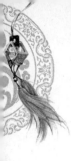

（十二）虚寒胃反

胃反呕吐者，大半夏汤主之。（16）

大半夏汤方：

半夏二升（洗完用）　人参三两　白蜜一升

上三味，以水一斗二升，和蜜扬之二百四十遍，煮取二升半，温服一升，余分再服。

本条论述胃反属于虚寒性的证治。本条文结合起来看，大半夏汤是治疗胃反不能食，食入即吐，而且心下（胃脘）痞硬。胃反的主要症状是：朝食暮吐，暮食朝吐，宿谷不化。由于胃气虚弱，不能腐熟水谷，虽能纳而不能化，幽门不利，宿食停滞在胃，心下痞硬，虚气上逆而呕吐，由于水谷不能转输大肠，病情严重者，可出现大便燥结如羊屎，大半夏汤是治胃反呕吐的主方。

大半夏汤具有降逆润燥，补虚和胃的作用。半夏重用二升，小半夏汤为一升，降逆止呕开结，常用半夏有清半夏、姜半夏、法半夏和生半夏四种，有学者主张本方用生半夏，半夏对肿瘤细胞有杀伤作用。生半夏，辛温有毒，生用对口腔、喉头和消化道黏膜有强烈刺激性，可致肿胀、疼痛、失音、流涎、呼吸困难，甚至窒息而死，偏重于祛风、消瘀、消疖肿、多外用，内服多用于恶性肿瘤。姜半夏善于和胃止呕、祛寒痰、镇咳、蠲饮。清半夏善于清风痰、化饮、散胸痞、降逆止咳。法半夏善于祛痰止咳、除湿浊、温性偏低。

另外，半夏和水半夏不能互代。半夏是天南星科植物半夏的干燥块茎，具有燥湿化痰、降逆止呕、消痞散结、消肿止痛、解毒抗癌功效。水半夏为天南星科植物鞭辗犁头尖的干燥块茎，其药材正名犁头尖，为半夏伪品，该药原为南方民间用药，有散瘀止血、消肿、解毒之功效。主要用跌打损伤、外伤出血、乳痈、疔疱、瘰疬及毒蛇咬伤等。人参补胃气；白蜜和胃补虚，润燥通便。大半夏汤为胃虚反胃常用之方。

（十三）胃肠实热

食已即吐者，大黄甘草主之。（17）

大黄甘草汤方：

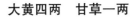

大黄四两　甘草一两

上二味，以水三升，煮取一升，分温再服。

本条论述胃肠实热性呕吐的证治。食已即吐，每餐食物食完马上全部吐出来，不食不吐，一食即吐之证。主要是胃肠有热，腑气不通所致，六腑以通降为顺，阳明积热不降，大便不通，食入于胃，长气于阳，助长阳明邪热之气上逆，食已即吐。《黄帝内经》云："诸逆冲上，皆属于火。"王太仆云："食不入，是有火也。"大黄甘草汤具有荡涤肠胃，泄热通腑的功效。大黄苦寒、无毒，入手足阳明经、小肠经、心经、三焦经，可清肠胃实热、泻热通便、行瘀凉血，用于实热便秘、积滞腹痛等。甘草甘缓而顾胃，使之攻下降火而不伤胃。本方与大半夏汤均治呕吐，且均大便秘结，但有虚实与实热之不同。本方证是胃肠实热，腑气不通，食后马上吐出为特点，为一时积热；而大半夏汤证，是胃气虚寒，能纳不能化，脾伤水谷不能转输大肠，食物在胃停留时间长，以朝食暮吐，暮食朝吐为特点，为久病。

（十四）饮停呕渴

胃反，吐而渴欲饮水者，茯苓泽泻汤主之。（18）

茯苓泽泻汤方：

茯苓半斤　泽泻四两　甘草二两　桂枝二两　白术三两　生姜四两

上六味，以水一斗，煮取三升，内泽泻，再煮取二升半，温服八合，日三服。

本条论述胃有停饮，呕吐与口渴并见的证治。本条胃反，是反复呕吐的互辞，不是宿食不化，朝食暮吐，暮食朝吐的胃反。本证是水饮造成的反复呕吐，胃有停饮，胃气上逆而呕吐，停饮影响气化，脾不传输，津液不能上承，口渴欲饮，愈吐愈渴，愈饮愈吐，停饮不除，则呕吐频作，反复呕吐不止的"胃反"之症，"病痰饮者，当以温药和之"，茯桂术甘汤是仲景治疗中焦水饮的方剂。茯苓泽泻汤是苓桂术甘汤加泽泻、生姜，从脾论治，恢复其运化水湿、运化津液之功。茯苓泽泻汤具有化气利水，和胃降逆的功效。气化行，水饮除，胃气得和，呕吐口渴亦自解除。白术、茯苓、泽泻健脾利水；桂枝、生姜、甘草甘温和胃降逆止呕，桂枝平冲

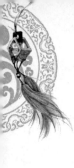

逆，又可振奋膀胱气化功能，促使饮邪从小便排出。

本病证与五苓散主治的"渴欲饮水，水入则吐"的水逆证有相似，故治法亦基本相同，而不同的是五苓散重点是膀胱气化不行，小便不利，消渴水逆是其主症，五苓散治外有微热，故用桂枝。本条论候，重点在于胃有停饮，中阳不用，影响气化，以呕吐口渴为主病，胃反无表热者亦用桂枝，是桂枝非唯一攻表用药也，乃彻上下，达表里，为通行津液，和阳散水之剂。

（十五）

呕吐而病在膈上，后思水者，解，急与之。思水者，猪苓散主之。(13)

猪苓散方：

猪苓　茯苓　白术各等分

上三味，杵为散，饮服方寸匕，日三服。

本条论述停饮呕吐的调治方法。胃中停饮，上逆于膈上，而引起呕吐，"吐后思水者解"，这是饮去阳气渐复，如本篇第2条"先呕却渴者，此为欲解，"病情好转的现象；"急与之"，渴者急与其水以和胃气，恐迟则胃干液竭，但思水者，若饮量多，本胃弱者不能消水，有旧饮未去，新饮复停的可能，乘其好转之机，速于调治，用猪苓散健脾利水。白术燥湿健脾；

猪苓、茯苓利水，猪苓入脾、肺、肾、膀胱经，性淡甘平，健脾利湿，偏阳，能祛膀胱火；茯苓是甘淡平，入心肺脾经，健脾渗湿和胃，宁心安神，性偏阳。茯苓利水作用较弱，为能泻能补之品，猪苓利水渗湿作用胜于茯苓，而无补益作用。

下　利

下利包括泄泻和痢疾两种病，以论泄泻为主。

一、病机与证候

夫六腑气绝于外者，手足寒，上气，脚缩；五脏气绝于内者，利不

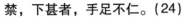

禁，下甚者，手足不仁。（24）

本条论述呕吐、哕、下利的病机和预后。本条夹叙在本篇之中，可知其发病于呕吐、哕、下利，是脾胃病变为主，"夫六腑气绝于外者"，六腑以胃为本，六腑之气虚衰关键是胃气虚衰，"脾以升则降，胃以降则和"。脾气不升，就会发生下利，胃气不降，浊阴上逆，就会发生呕吐、哕。四肢皆禀气于胃，胃阳虚衰，阳气不能温煦四末，则手足寒，寒气收引，筋脉失于阳气温养，故蜷卧"脚缩"。"五脏气绝于内者"，五脏实质是脾，脾胃相表里，一脏一腑，五脏以肾为先天之本，脾为后天之本。脾气虚衰，不能温运于内，则谷气下陷，下利不禁，阳随阴脱，严重者亡失津血，四末失于濡养而麻痹不仁，"五脏之病，穷必及肾"，病久严重必及肾，出于脾肾虚寒之象，治疗上重视顾护脾胃肾之气。

二、脉证预后与治则治禁

下利脉沉弦者，下重；脉大者，为未止，脉微弱数者，为欲自止，虽发热不死。（25）

本条从脉象判断下利预后，隋唐以前没有痢疾一说。仲景将泄泻和痢疾称为下利，本条下利应为痢疾。脉沉病邪在里，弦脉主寒主痛，寒邪入里，阻滞气机，腑气不能通畅，故下利腹痛，里急后重，脉大者为邪气盛，大则病进，故云："为未止"，如果脉转微弱且数，是邪气衰微，邪衰正复，"为欲自止"，此时出现发热症状，必热不甚，是阳气未复，且不久将退，预后是良好的，故"虽热不死。"下利发热死与不死，如徐忠可所说："下利热不止者死，谓亡阳于外，阴亡于内也，脉即微弱数，则邪去。邪去虽有余热，正将胜之，故曰不死。"

下利手足厥冷，无脉者，灸之不温，若脉不还，反微喘者，死。少阴负趺阳者，为顺也。（26）

本条论述从脉象来测脾肾虚寒下利的预后。《伤寒论》362条："下利，手足厥冷至无脉"，是脾肾虚寒，阳随阴脱的危重证候，用灸法温阳，回阳救逆，手足仍不温，无冰，反增加微喘症状，肾为气之根，肾之阳气

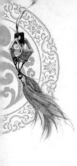

欲脱，是阴气下竭，阳气上脱，阴阳离决之象，"死"是病极严重。"少阴负趺阳者"少阴太溪脉候肾属水，趺阳冲阳脉候胃属土，说明土强水弱，有胃气，还有救，"有胃气则生"，故曰顺也。能扭转病势，恢复正气抗邪。

下利有微热而渴，脉弱者，今自愈。（27）

本条从脉证判断阴寒下利的预后。本条是虚寒性下利，出现微热而口渴，表明阳气在恢复，尤在泾解释："微热而渴者，胃阳复也，脉弱者，邪气衰也，正复邪衰，故今自愈。"

下利脉数，有微热，汗出，今自愈；设脉紧为未解。（28）

本条论述阴寒不利，将愈的脉证及未解的脉象。下利之脉象比较快，说明寒下利阳气在恢复，"微热、汗出"说明此为阳气得通，阴阳调和，自愈之征。假如脉象见紧，紧则为寒，寒邪内阻，故为未解。

下利脉数而渴者，今自愈；设不差，必圊脓血。以有热故也。（29）

本条论述阴寒下利，阳复自愈与阳复太过之便脓血之证。虚寒性下利，有脉数、口渴，说明阳气恢复，病可自愈。如果病不好，必然会大便有脓血，"以有热故也"就是阳热太过，变成壮火，热邪损伤阴络，导致大便有脓血。

下利气者，当利其小便。（31）

本条论述下利气的治则。下利气又叫气利，即下利时而矢气，下利与矢气并见之证，如尤在泾所说："气随利失，即所谓气利是也"。气利有虚有实，本条为偏于实证，湿热滞于肠道，气机不畅，不能分清别浊而传糟粕，所以常有下利、矢气、肠鸣、腹胀、小便不利等症，水和气滞于肠而下注肛门，治疗利小便，分消肠之湿热，使气化正常，气利好转。正如喻嘉言所说："急开支河者"是也。

下利，寸脉反浮数，尺中自涩者，必圊脓血。（32）

本条从脉象阐发发热，下利脓血的病机。下利清（即圊，厕也），即下利便脓血。一般情况下，下利其病在里，多属里证，脉不当浮；下利如见寒证，脉不当数，寸脉属阳，浮数为阳脉，则阳气有余，气分热盛，伤及血分，导致便脓血，尺脉属阴，尺脉涩，主阴血亏虚，上焦有热，下虚

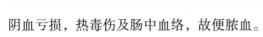

阴血亏损，热毒伤及肠中血络，故便脓血。

下利清谷，不可攻其表，汗出必胀满。（33）

本条论述虚寒下利的治疗禁忌。下利清谷是脾肾阳虚，阴寒内盛，火不生土，治应温其里、散其寒，若有恶寒或兼有表证，应温里为先，不能用汗法，正如第一篇治则中所讲："下利清谷不止，身体痛疼者（有表证），急当救里"，若误用汗法，阳气更虚，里寒更甚，土不运化，造成了"汗出必胀满""脏寒则生满"，脾肾阳虚到了比较严重的程度。

下利脉沉而迟，其人面少赤，身有微热，下利清谷者，必郁冒，汗出而解，病人必微热所以然者，其面戴阳，下虚故也。（34）

本条论述虚寒泄泻，虚阳上越的病机。下利而脉沉迟，是脾肾阳虚，阴寒内盛，不能腐熟消磨水谷，出现下利清谷完谷不化；"其人面少赤，身有微热"，是阴寒内盛，格阳于外，虚阳上越，身微热，面少赤，亦称戴阳；再进一步，则阴阳离决。"必郁冒，汗出而解"，阳气随虚，而真阳未尽浮越，尚能潜藏，正气尚能抗邪，邪正斗争，出现心胸烦闷，头晕目眩，出一点汗，邪随汗出而解。"病人必微热"是邪去正衰，手足不温，待阳和正气复，手足亦自转温。

下利后脉绝，手足厥冷，晬时脉还，手足温者生，脉不还者死。（35）

本条论述虚寒下利的预后。下利后脉绝指虚寒性下利，或急剧性下利，津液骤然大泄，阴过度损失，阳气随脱，以致手足厥冷，脉伏不见。这种情况下，有两种转归，一是元气尚有根蒂，阴阳尚未离绝，通过救治，经过一定时间脉复肢温，可以转危为安，"晬时"，是一昼夜的时间，陈修园认为"阴阳循环五十度"云："夫脉生于中焦，从中焦而注于手太阴，终于足厥阴，行阳二十五度，行阴二十五度……至五十度而复大会于手太阴，故脉还与不还必视乎晬时也。"二是，如果经过救治又过晬时，脉未还，手足不温，说明真阳已绝，元气无根，阴阳两竭，正气不复，则生命危殆，故曰"死"。

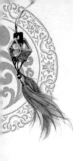

三、证治

（一）里虚兼表

下利腹胀满，身体疼痛者，先温其里，乃攻其表。温里宜四逆汤，攻表宜桂枝汤。（36）

本条论述虚寒下利兼有表证的治疗原则和方法。脏腑经络先后病篇第14条指出了表里同病要分先后缓急的治疗原则。本条指出了具体治疗方剂，温里治下利用四逆汤，解表用桂枝汤。一般性情况下，表里同病先解表，后治里，或表里同治，现脾肾虚寒，正气亏虚，火不生土，下利腹满，又有身体疼痛表证，则应先治里用四逆汤，温脾肾、散阴寒，治疗"下利腹胀痛"，救急为先，待阳气恢复，下利腹胀痛已愈，再解表用桂枝汤，调和营卫而祛外邪。

（二）实热下利

下利三部脉皆平，按之心下坚者，急下之，宜大承气汤。（37）

本条论述正气未虚之实证下利当急下之证治。下利病，脉三部皆平，不实亦不虚弱，差不多属于正常脉象，说明病刚起，正气尚强；"按之心下坚"，由于实邪滞于胃肠，所以不能止利，要通因通用，应急下之，攻其有形之邪，用大承气汤，实积去腑气通，其利自止，此凭证又凭脉之法。

下利，脉迟而滑者，实也，利未欲止，急下之，宜大承气汤。（38）

本条论述宿食停滞之实证下利急下之证治。一般脉迟为寒，本下利脉迟滑并见是实也。脉迟说明有实结滞，经涩不通，"脉滑者，为食病者"，滑有力，有积食，腑气不通，通因通用，急下之，用大承气汤，下其实，利可止。

下利脉反滑者，当有所去，下乃愈，宜大承气汤。（39）

本条论述下利脉滑可下之证治。下利多耗伤气阴致虚，脉当细弱，此是脉滑，脉滑之实。说明内有食积，乃用通因通用之法，用大承气泻下实邪，利自止。

下利已差，至其年月日时复发者，以病不尽故也，当下之，宜大承气

汤。(40)

本条论述休息痢的证治。下利是指痢疾，如唐容川所说："飧泄、洞泻无至期复发之证，唯痢证，有去年泻痢，今年复发者，反复发作，乃湿热未尽，至来年长夏感湿热之气，内外合邪，故期而复发。"病状消失，病根未除，在气候、饮食、劳倦等因素诱发，泄痢又作。也有学者认为，至其年月日时复发者，以春夏秋冬各遇其所伤之时，肝心肺肾各值其所伤之脏，则病复发也。余邪尚在，当下之，宜大承气汤。

下利谵语者，有燥屎也，小承气汤主之。(41)

本条论述下利有燥屎的证治。胃肠实热，热结在里，扰乱了心神而谵语，尤在泾所说："谵语者，胃实之证，为有燥屎也，与心下坚，脉滑者大同。然煎大承气汤者，以因实而致利，去之惟恐不速也；此用小承气汤者，以病成而适实，攻之恐伤及其正电。"这种燥屎导致下利，大肠有燥屎，热结旁流，热迫津液从旁而下，下利臭秽黏腻，可有心腹坚满，通因通用，用小承气汤下其实热。治疗根据病情，可选用大承气汤、小承气汤、调胃承气汤进行治疗，实热下利，多具滞下不爽，下利臭秽浊水的特点。

（三）虚寒下利

下利便脓血者，桃花汤主之。(42)

桃花汤方：

赤石脂一斤（一半锉、一半筛末）　干姜一两　粳米一升

上三味，以水七升，煮米令熟，去滓，温服七合，内赤石脂末方寸匕，日三服；若一服愈，余勿服。

本条论述虚寒性下利的证治。以方测证，本条中焦虚寒，久利不止，气血下陷，大肠失于制约，滑脱不禁，下脓血暗而不鲜，腹中隐痛，神疲无力，喜按喜温。桃花汤具有温中固涩止血的功效。赤石脂，又叫桃花石，温中固涩止血，入下焦血分而固脱；干姜辛温，暖中焦气分补虚，温中散寒止泻；粳米补虚和中，佐赤石脂、干姜厚肠胃。本方是久利不止，下利无度，甚则失禁，日久滑脱，虚寒下利常用有效方剂。

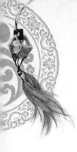

（四）湿热下利

热利下重者，白头翁汤主之。（43）

白头翁汤方：

白头翁二两　黄连三两　黄柏三两　秦皮三两

上四味，以水七升，煮取二升，去滓，温服一升；不愈，更服。

本条论述湿热下利的证治。"热利"指出湿热所致的痢疾，"下重"指症状，肛门口有重坠感，里急后者，因热则伤气，气虚下陷而致，下利不爽，湿热在大肠，肠道络脉受损，下利便脓血，肛门灼热，小便短赤，或有身热烦渴。白头翁汤具有清热燥湿，凉血止利的功效。方中白头翁清热凉血；黄连苦寒燥湿；黄柏清下焦之热；秦皮清热除湿涩肠。常用加减化裁：有表邪恶寒发热者，加葛根、连翘、金银花透表解热；里急后重较甚，加木香、槟榔、枳壳以调气；脓血多者，加赤芍、牡丹皮、地榆以凉血和血；夹有食滞者，加焦山楂、枳实以消食导滞。

（五）热扰胸膈

下利后更烦，按之心下濡者，为虚烦也，栀子豉汤主之。（44）

栀子豉汤方：

栀子十四枚　香豉四合（绵裹）

上二味，以水四升，先煮栀子，得二升半，内豉，煮取一升半，去滓，分二服，温进一服，得吐则止。

本条论述下利后虚烦证治。下利后，余热未尽，上熏于胃，心烦更加严重，按之心下濡软，非痞满、痞结，说明胃肠已无有形之宿滞，非实热而属虚烦，用栀子豉汤清热除烦，解其余热。栀子豉汤清热除烦，去虚热。栀子清胃中虚热，除烦，《名医别录》曰"栀子疗心中烦闷"；豆豉发散、化浊、开郁，宣泄胸中郁热，《名医别录》用于"烦躁满闷"两药合用，共奏清热除烦之效。栀子豉汤是否为吐剂，与用药剂量和煎煮方法有关。刘渡舟教授著作认为：二味俱属苦寒，《黄帝内经》云："寒胜热""酸苦涌泄为阴（吐为涌）下利为泄"。香豉其气能升能散，故于吐药尤宜，喻嘉言、徐忠可、黄元御、尤在泾等均认为是涌吐剂，临床应用中豆豉量少了栀子一倍，两味同煎，只有除烦之功，无涌吐之弊，若豆豉量大于栀子一倍，先煎栀子，后纳豆豉，既有涌吐之功，又有除烦之效。

（六）阴盛格阳

下利清谷，里寒外热，汗出而厥者，通脉四逆汤主之。（45）

通脉四逆汤方：

附子大者一枚（生用）　干姜三两（强人可四两）　甘草二两（炙）

上三味，以水三升，煮取一斤二合，去滓，分温再服。

本条论述脾肾阳虚的虚寒性下利的证治。下利清谷是脾肾阳虚所致，里热外寒，阴盛于内，格阳于外，真寒假热，更见汗出而厥者，手足冰凉，是阴从下利而下竭，阳从汗出外脱，病情危急，顷刻出现阳亡，通用通脉四逆汤，回阳救逆。通脉四逆汤与四逆汤组成完全相同，附子和干姜加大一倍用量，温经回阳作用更强，使寒去真阳恢复，外越的阳气自然内返，二方如何应用，著名中医专家冉雪峰说："阳微于里，主以四逆，阳格于外，主以通脉。"倍用干姜，中阳大振，而达脉通厥回之效。

（七）热毒下利

下利肺痛，紫参汤主之。（46）

紫参汤方：

紫参半斤　甘草三两

上二味，以水五升，先煮紫参，取二升，内甘草，煮取一升半，分温三服。

本条论述大肠湿热郁结、下利腹痛的证治。本条病机当属大肠湿热，传导失职，郁结成毒。其症可见利下不爽，或便脓血，肛门灼热，里急后重，腹中疼痛，发热口渴，舌红苔黄，脉数。治用紫参汤清热祛湿解毒，安中止利。

（八）虚寒气利

气利，诃黎勒散主之。（47）

诃黎勒散方：

诃黎勒十枚（煨）

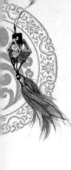

上一味，为散，粥饮和，顿服。

本条论述气利的证治。本条下利是虚寒证，中气可陷，大便随矢气而下，矢气不臭，无腹胀腹痛，无里急后重，治宜温中固脱。诃黎勒散具有温中固涩的功效。诃黎勒即诃子，味苦酸平，生用生津止渴，敛肺止咳，煨用敛肺止利，温涩固脱，用粥饮和服，补益肠胃。

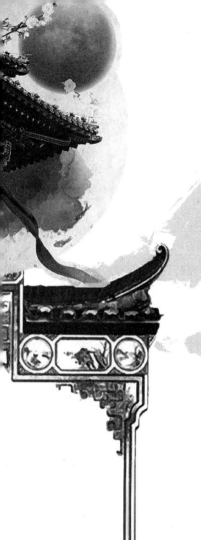

疮痈肠痈浸淫病
脉证并治第十八

【课堂精华实录】

同学们，现在我们来学习第18篇《疮痈肠痈浸淫病脉证并治》，本篇论述疮痈、肠痈、浸淫疮等疾患的辨证论治。因其均为外科疾患，故合为一篇讨论。

《黄帝内经》云："诸痛痒疮，皆属于心火""心主血而恶热，热则血腐为脓，此疮痈诸病之所由生也"。疮痈，即痈肿，以焮红肿痛为特点，因外毒热结，蒸腐血肉，而成痈脓。其病在外，标为疮痈，若痈脓毒热结于肠内，称为肠痈，属阳属实。

痈和疽是不同的，不能并称，疽小而深，痈大而浅，小则气收敛而近里，大则气鼓发而向表；深则从脏从阴，毒常内陷，浅则从腑从阳，毒从外泄，有轻重深浅之不同。

浸淫疮是皮肤病，是湿热之毒，向外发于皮下，形如粟米瘙痒不止，破则流黄水，脓水流处，即溃烂成疮，遍于全身。

金疮，是肌肉被刀斧等器械所伤，为不内外因，疮就是创，创者伤也，古代这两个字是相通的。或内伤后感染毒邪，溃烂成疮，称为金疮。我国古代对金疮的治疗早有研究。

痈　　肿

一、痈肿初起脉证

诸浮数脉，应当发热，而反洒淅恶寒，若有痛处，当发其痈。（1）

本条是论述疮痈初起的脉证。由于湿热火毒，结聚于里，邪热外蒸，营卫并热，脉浮数，浮主表，数主热，现非外感，而为内热，邪热遏于卫，卫气不能畅行，而且洒淅恶寒，一阵阵怕冷。湿热火毒，聚在一处，蒸腐血肉，营血瘀腐不通，则成痈，即有固定的"痛处"为诊断重点，痈毒腐化血肉则成脓，若无固定痛处，则为外感。

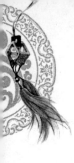

二、痈肿辨脓法

师曰：诸痈肿，欲知有脓无脓，以手掩肿上，热者为有脓，不热者为无脓。(2)

本条论述通过触诊辨别痈肿有脓无脓的方法。由于营血凝滞，郁结一处，瘀而生热，热胜肉腐，则为脓，故以手按其肿处即热又软，为有脓。而且成脓后，其痛轻或无痛。若不热不软而痛为无脓。《金匮要略心典》曰："痈肿之候，脓不成，则毒不化；而毒不聚，则脓必不成，故以手掩其肿上，热者毒已聚，则有脓，不热者毒不聚，则无脓也。"

肠　　痈

一、脓成证治

肠痈之为病，其身甲错，腹皮急，按之濡，如肿状，腹无积聚，身无热，脉数，此为腹内有痈脓，薏苡附子败酱散主之。(3)

薏苡附子败酱散方：

薏苡仁十分　附子二分　败酱五分

上三味，杵为末，取方寸匕，以水二升，煎减半，顿服，小便当下。

本条论述肠痈脓已成的辨证和治法，肠痈日久，血脉不通，气血为内痈所夺不得外荣肌肤，肌皮粗糙如鳞甲交错，由于肠痈肿起，所以腹壁皮肤紧张拘急，但按之濡软，说明脓已成，与腹内痞块局部硬肿是不同的，腹内无癥瘕积聚，病人也无发热，脓成正伤血燥，脉搏出现阴伤炽热的数脉，但气血虚弱，定为数而无力。薏苡附子败酱散主之，排脓散毒，通阳散结。

本方重用薏苡仁清热渗湿，利水排脓；败酱草清热解毒，消痈排脓；附子辛温，以振奋疲惫之正气，通阳散结，行郁滞之气。顿服，以其气热而行更速，排脓散毒之力更宏。脓血从大便而下，肠痈得以治愈。断以条文中小便当下，应为大便当下。

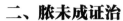

二、脓未成证治

肠痈者，少腹肿痞，按之即痛如淋，小便自调，时时发热，自汗出，复恶寒。其脉迟紧者，脓未成，可下之，当有血。脉洪数者，脓已成，不可下也。大黄牡丹汤主之。（4）

大黄牡丹汤方：

大黄四两　牡丹一两　桃仁五十个　瓜子半升　芒硝三合

上五味，以水六升，煮取一升，去滓，内芒硝，再煎沸，顿服之，有脓当下；如无脓，当下血。

本条论述肠痈脓未成证治，肠痈生在少腹，热毒内聚，营血瘀阻，少腹肿痞，痞是痞硬，按之硬痛如淋，和淋病差不多，似现在的尿路感染、结石样作痛，因病在肠而不在膀胱，故小便自调，也是与淋病的鉴别诊断。热毒蓄于中，而蒸发于外，故发热汗出，肠内长痛，造成气血不通、营卫不和而恶寒。由于瘀血，热郁结实不通，脉不流畅，见迟而紧。湿热瘀血在体内，还未化脓，可下之，攻下之后大便里可能会有血，瘀热得下，肠痈可愈。治以大黄牡丹汤攻下瘀血，清热祛湿。

方中大黄入血分，泄热攻下，下瘀血；芒硝软坚散结，软化痞块，攻积热。桃仁、牡丹皮重在逐瘀攻下。冬瓜子重在排脓去积，湿热从大便排出，治愈肠痈。脉象洪数，表示脓已成，此时慎用攻下之法，可在下法中加排脓药，如薏苡仁、桔梗、败酱草等。现代常用本方治疗阑尾炎、阑尾脓肿、腹部脓肿、盆腔炎、盆腔脓肿等。

金　疮

一、脉证

问曰：寸口脉浮微而涩，法当亡血，若汗出。设不汗者云何？答曰：若身有疮，被刀斧所伤，亡血故也。（5）

本条论述疮痈破溃之后脓血流失，以及金疮失血的脉证，寸口见到浮

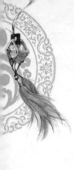

而无力，兼见不流利的脉象。浮微主气，虚阳浮不固，当为失血和汗出的脉象，"涩"为阴血不足，出血或汗液排泄太多，阴血更虚。法当亡血，法是规律，按照一般的规律，会见到浮微之脉，阴血亏虚，虚热内生，也可见出汗。

二、证治

若不出汗，病人有金疮，被刀斧所伤，出血量多，"汗血同源，夺血者无汗"之故。

病金疮，王不留行散主之。（6）

王不留行散方：

王不留行十分（八月八日采）　蒴藋细叶十分（七月七日采）　桑东南根白皮十分（三月三日采）　甘草十八分　川椒三分（除目及闭口，去汗）　黄芩二分　干姜二分　芍药　厚朴各二分

上九味，桑根皮以上三味烧灰存性，勿令灰过，各别杵筛；合治之为散，服方寸匕。小疮即粉之，大疮但服之，产后亦可服。如风寒，桑根勿取之。前三物皆阴干百日。

本条论述用王不留行散治金疮病。王不留行散具有祛瘀活血，行气化滞的功效。方中王不留行性味苦平，《神农本草经》云"主金疮，止血，逐痛"。蒴藋细叶性凉微酸，为忍冬科植物，又叫接骨草，是被打伤后的专用药，活血通经消瘀，《唐本草》云："主折伤，续筋骨，除风痒，龋齿。可为浴汤。"桑白皮性寒，有愈合伤口的作用，《神农本草经》云："治绝脉"，《名医别录》云："可以缝金疮"。

以上三味药都要阴干，烧灰存性，即炒后外面刚好有点黑，取黑色而能止血之意，但里边的药性还存在。黄芩、芍药入血分，清热凉血，止血养血，也有收敛作用；川椒祛疮口之风；厚朴、干姜入气分，温运血脉，行气破滞；甘草重用，解毒生肌，调和诸药。本方寒温相配，气血皆顾，既可外用，亦可内服。"小疮即粉之"仅用散外敷，大的疮口可以内服，为治疗金疮的专方。"产后也可服"其有行瘀止血，祛瘀生新之功，产后恶露未尽，由瘀积所致，亦可服用。"如风寒，桑东根勿取之"是嫌其性

过寒凉，能泄肺滞邪之故。

排脓散方：

枳实十六枚　芍药六分　桔梗二分

上三味，杵为散，取鸡子黄一枚，以药散与鸡黄相等，揉和令相得，饮和服之，日一服。

本方未写主治，但应有排脓作用，应是脓在腹内，阻碍气血运行，用桔梗开提气机、排脓，配合枳实行气导滞，泄满除郁热，二药一升一降，行气排脓，此药凉血活血，使气血运行，鸡子黄甘润补养血分之虚，促使气行血畅，脓随之而排出。

排脓汤方：

甘草二两　桔梗三两　生姜一两　大枣十枚

上四味，以水三升，煮取一升，温服五合，日再服。

本方亦未写主治，桔梗是排脓的，配甘草（此用生甘草）有解毒作用，再加姜枣调和营卫，补益气血，促进伤口愈合，有生肌作用。《张氏医通·十六卷》云："排脓散治内痈，脓从便出""排脓汤治内痈，脓从呕出。"也有医者认为，凡内痈，不管从呕而出，从咳嗽而出，或从大便而出，都可用排脓散或排脓汤方剂来治疗。

浸　淫　疮

一、预后

浸淫疮，从口流向四肢者，可治；从四肢流来入口者，不可治。(7)

本条论述浸淫疮的预后。浸淫疮是一种皮肤病，就"浸淫"二字来看，既有广泛性蔓延扩大之势，又有渗水泛发之意，是湿热造成的瘙痒出水，往往会流黄水，会蔓延全身，是一种顽固的皮肤病，《素问·玉机真脏论》云："夏脉太过，则令人身热而肤痛，为浸淫"。《巢氏病源·浸淫疮候》云："浸淫疮是心家有风热，发于肌肤，初生甚小，先痒后痛，而成疮，汁出尽溃肌肉，浸淫渐扩乃遍体，以其渐渐增长，因名浸淫也！"

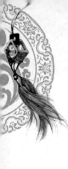

从口流向四肢者，可治。口，古来注家多指口部。今人何任注为："泛指心窝等中心部分。"脾为生命之本，开窍于口，合肌肉主四肢者也，浸淫疮从口流向四肢，则自内出外，邪毒将渐消散，故可治：先从四肢发生，而流向口部，是疮毒自外入内，邪毒渐侵于里，所以病较重，比较难治。

二、证治

浸淫疮，黄连粉主之，方未见。(8)

浸淫疮生于湿热，《黄帝内经》云："疮疡皆属于火"。黄连入心包经，性寒味苦，寒胜热，苦燥湿，也可能就一味黄连粉，外敷于创面上，或者口服，均有泻火解毒、清化湿热之功，后世有人乳浸泡黄连，主治赤眼；用开水浸泡，主治火热牙痛、舌肿、皮肤小疖肿、痈肿等湿热火毒，确有良效。

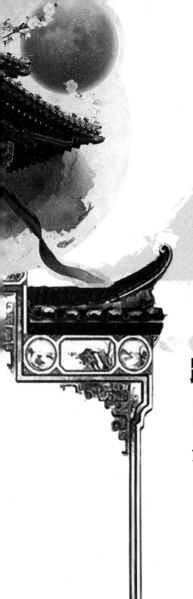

趺蹶手指臂肿转筋
阴狐疝蛔虫病脉证
治第十九

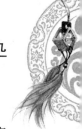

【课堂精华实录】

同学们，现在我们来学习第 19 篇《跌蹶手指臂肿转筋阴狐疝蛔虫病脉证治》，本篇论述跌蹶、手指臂肿、转筋、阴狐病、蛔厥五种病。这五种病是杂病中之杂病，五种病并无联系，而黄元御在《金匮悬解》中认为皆寒湿之病也。跌蹶之病，寒湿在足太阳之经；手指臂肿，寒湿在手太阴之经；转筋之病，寒湿在足厥阴之经；狐疝之病，寒湿在足少阴之经；蛔虫之病，寒湿在足厥阴之经。凡此五者，经脏非同，而病气则同也。假使上燥而水暖，五者不生矣。刘渡舟教授认为与足厥阴肝和筋的病变相联系。

跌　　蹶

师曰：病跌蹶①，其人但能前，不能却②，刺腨入二寸③，此太阳经伤也。(1)

本条论述跌蹶病的病因和证治。足三阳之经，阳明行身之前，少阳行身之侧，太阳行身之后，阳明经松和，则能前步，因是蹶；太阳经气或太阳经脉寒湿，缩急不起，病在后反在前。太阳之经脉入腘中，贯腨内，出外踝，至小指外侧，刺入二寸，泻太阳之寒湿，疏利太阳经脉，使气血畅通，使太阳之经下贯腨内，筋柔则能却矣。

本条注家有不同见解：一种认为有"缺文"不解，如《医宗金鉴》云："证刺俱未详，必有缺文，不释。"另一种认为是"针刺后的后遗症。"第三种看法是如徐忠可《金匮要略论注》云："盖腨肠者，太阳脉之所过，邪聚于太阳脉之合阳承筋间，故必刺而泻之，……肠即小腿肚，本属阳明，太阳脉过此，故刺之，使太阳与阳明之气相通，则前后如意耳。"

---

① 跌蹶：跌同跗，指足背；蹶，《说文解字》"僵，僵也"，僵直之意。颠扑或挫抑。
② 却：后退，退却之意。
③ 刺腨入二寸：《说文解字》"腓肠也"，即小腿肚，合阳承筋之间也。

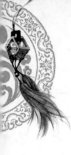

根据临床实践，针刺承山、合阳、飞扬等穴，确可主治步履艰难之症证，第三种看法可从之。

手 指 臂 肿

病人常以手指臂肿动，此人身体胹胹者，藜芦甘草汤主之。（2）

词解：

胹胹：身体不自主轻微跳动。

本条论述手指臂肿动的证治。手指、臂经脉有六道，即手三阴三阳交接之处，手之三阴，自胸走手，手之三阳，自手走头，经气通畅则不肿，风痰壅阻经络，不能流行，则气血蓄积，继而为肿。风痰阻络，阳气起而驱邪，故鼓郁而为动也，动则胹胹振摇不宁。藜芦甘草汤，按闽本、蜀本、集成本、石印本补，为涌吐风痰之剂。藜芦，性微寒，有毒，涌吐力强，能涌吐风痰；甘草甘缓而固护胃气，且能解百毒。现代用法：藜芦3~6克，甘草6~12克，为藜芦2倍。一般药无效，身体壮实者方可用，不可一日再服，目前治疗手指、手臂肿痛，抽动。可用导痰汤，也可用指迷茯苓丸。

转 筋

转筋之为病，其人臂脚直，脉上下行，微弦。转筋入腹者，鸡屎白散主之。（3）

鸡屎白散方：

鸡屎白

上一味，为散，取方寸匕，以水六合，和，温服。

词解：

①脉上下行：形容脉象弦直有力而无柔和之象。

②转筋入腹：指病邪随足三阴上行，以致两腿牵引少腹作痛。

本条论述转筋一般脉证及转筋入腹的证治。转筋是一种筋脉拘挛作痛的病证，弦脉属肝，风脉也。风邪袭伤经络，故臂脚强直，脉全无柔和之象，转筋的原因很多，"有平行转筋者，有霍乱转筋者"。本条所论转筋是属于湿热而伤筋，脉微气虚，脉弦风盛，气虚则生湿，风盛则化热，伤阴伤络，筋脉失于柔和，发为转筋，足三阴经脉，从足入腹，两腿牵引到少腹作痛，痛势剧矣。治用以鸡屎白散泻其湿邪，祛风解毒。《黄帝内经》云："肝之合，筋也；其畜，鸡也。秉风木之性，主治风伤筋者，鸡屎白出鸡肠胃中，胃肠皆属阳明经，今主治转筋者，以转筋起于足腓，腓及宗筋皆属阳明故也。"鸡屎白为鸡粪便上白色部分。苦咸、凉，清下焦筋脉湿热，使从大小便排出，具有息风舒筋之长。

阴　狐　疝

阴狐疝气者，偏有小大，时时上下，蜘蛛散主之。（4）
蜘蛛散方：
蜘蛛十四枚（熬焦）　桂枝半两
上二味，为散，取八分一匕，饮和服，日再服。蜜丸亦可。

本条论述阴狐疝气的证治。阴狐疝气病，是因风寒袭厥阴肝经所致，故其睾丸或偏左或偏右而有大小，病发时则坠而下，病息时则收而上，故时发时休而上下之变。此证重则阴囊牵引少腹剧痛。本病属于肠或肠系膜下坠阴囊的一种病症，此证多因身体弱或腹股沟缺损，或由于负重而得，归于少腹则安，故偏大偏小非睾丸本身偏大偏小，由于时时上下所致，相当于现代小肠疝气。治用以蜘蛛散温散风寒，通利血气。蜘蛛有毒，花蜘蛛毒性大，不能入药，以大黑蜘蛛入药，治疝者，捷于破结通利，祛风下气，消散肝经之邪；桂枝辛温，以散厥阴风寒之邪。急则用散，缓则用蜜丸。

病例：彭某，男，八岁，社员。主诉：患阴狐疝6年，阴囊大如小鸡蛋，其色不红，肿物时而偏左，时而偏右，患儿夜卧时肿物入于少腹，至白昼活动时肿物坠入阴囊，而且肿物时有疼痛感觉，几年来曾服一般疏肝解郁、利气止痛等治疝气之药，但肿物依然出没无定，未见效果。患儿平素健康，饮食二便如常，余无所苦，舌苔不黄，舌质不红，脉象弦缓。

诊断：寒气凝结肝经之阴狐疝。

治则：辛温通利，破结止痛。

方药：《金匮要略》蜘蛛散原方。大黑蜘蛛（宜选用屋檐上牵大蛛网之大黑蜘蛛，每枚、为大拇指头大小，去其头足，若误用花蜘蛛则恐中毒）6枚，置瓷瓦上焙黄干燥为末，桂枝9克。共为散，每天用水酒1小杯1次冲服3克，连服7天。服药3天后疼痛缓解，7天后阴囊肿大及疼痛消失，阴狐疝痊愈，观察1年未见复发。（成都中医学院学报，1981，2：18）

蛔 虫 病

一、脉诊

问曰：病腹痛有虫，其脉何以别之？师曰：腹中痛，其脉当沉，若弦，反洪大，故有蛔虫。(5)

本条论述蛔虫病的病证。腹痛是蛔虫病的主要症状（以脐周痛为主）。脾为至阴，其经入腹，风寒感之，则腹痛，风寒入里，其脉当沉。若兼有主痛的弦脉，属于肝气郁滞。《黄帝内经》云："阳脉涩，阴脉弦，法当腹中急痛"是也。现脉不沉不弦，反洪大，是胃肠湿热所致，亦有认为乃蛔虫上冲动膈，蛔虫气厥之象。腹痛只是其症状之一，现在结合化验大便找到蛔虫或见有排便中有蛔虫，便可确诊。

二、证治

（一）蛔虫病

蛔虫之为病，令人吐涎，心痛发作有时，毒药不止者，甘草粉蜜汤主

之。（6）

甘草粉蜜汤方：

甘草二两　粉一两　蜜四两

上三味，以水三升，先煮甘草，取二升，去滓，内粉、蜜，搅令和，煎如薄粥，温服一升，差即止。

本条进一步论述蛔虫病证治。蛔虫寄生于人体肠中，若肠中热感则虫动，寒或胃肠空虚虫亦动。虫动则腹痛，如胆道蛔虫症疼痛剧烈。并上扰于胃，则廉泉开放，口吐清水，蛔下则止，故疼痛发作有时。毒药不止，是指峻药或有毒类药物，用后疼痛不止，这时用甘草粉蜜汤治之。

甘草粉蜜汤是一种安蛔的方法，并非真正的杀虫剂。甘草清热解毒、祛痰止咳；粉就是米粉，先平止疼痛，《千金要方》为梁米粉，《外台秘要》为白梁粉，《金匮要略释义》云："粉，分之，研米使分散也……为甘平安胃之品"，赵以德、尤在泾、黄元御、刘渡舟等诸家认为是铅粉，用甘味药投虫所好为先，继之铅粉杀之于后，与虫相恶，而不受，故"毒药不止"。按原文之意，我们认为当指米粉，就是大米粉。再加蜂蜜，三味甘味药，能安蛔，缓解疼痛，而且仲景说加上了"粉蜜，搅令和，煎如薄粥"，说明了这个粉，应当就是米粉，而不是有毒的铅粉。

 临床案例

案1

张锡纯用山药代米粉，患儿蛔厥严重，腹痛，吐蛔，吃甘草粉蜜汤后，吐出蛔虫40多条，又从大便排出蛔团，前后吐泄排出蛔虫共达300多条，应就治愈了。

案2

王氏，年二十余，素有蛔虫病史，1943年仲夏，旧恙复发，脘腹作痛，呕吐不纳，自服山道年药后无效，嘱余诊视，拟驱蛔理气之剂，数服不应，余因忆《金匮要略》甘草粉蜜汤方……

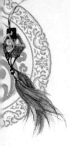

遂用生甘草 15 克,煎汤去滓,加入铅粉 5 克,白蜜 30 毫升搅匀,煎如薄粥样,分二次温服,初期稍安,再服痛呕渐止,次日大便排出蛔虫 20 余条,从此痊愈。(《浙江中医学院学报》)

(二)蛔厥

蚘厥者,当吐蚘,今病者静而复时烦,此为藏寒,蛔上入膈,故烦,须臾复止,得食而呕,又烦者,蛔闻食臭出,其人当自吐蛔。(7)

蛔厥者,乌梅丸主之。(8)

乌梅丸方:

乌梅三百个　细辛六两　干姜十两　黄连一斤　当归四两　附子六两(炮)　川椒四两(去汗)　桂枝六两　人参六两　黄柏六两

上十味,异捣筛,合治之,以苦酒渍乌梅一宿,去核,蒸之五升米下,饭熟捣成泥,和药令相得,内臼中,与蜜杵二千下,丸如梧子大,先食饮服十丸,日三服,稍加至二十丸。禁生冷滑臭等食。

本条论述蛔厥的证治。因肠(藏)寒胃热,蛔虫避寒就温,窜扰于胃,或钻入胆道。故曰:蛔上入膈。蛔因寒而动,胃受蛔扰,故复时烦,蛔得温则安,故病者安静。如得饮食,蛔闻食臭,出而扰动,故得食则呕。又烦,呕吐蛔虫,由于脏寒蛔动,腹痛时作,寒热错杂,阴阳之气不相顺接,故手足厥冷,曰蛔厥。形成蛔厥的主要病理为膈上有热,肠中有寒,中气虚弱,以致蛔动不安,出现痛、呕、烦、厥等寒热错杂之蛔厥证。治以乌梅丸安蛔止痛,调和脾胃。乌梅酸温,养肝安胃,蛔得酸则止;黄连、黄柏苦寒清泻心胃之热,止呕烦,蛔得苦则安,且能引蛔下行;附子、干姜、桂枝、川椒、细辛味辣性热,能通阳破阴,使脏温蛔安,兼有杀虫作用;人参、当归,补益气血,养中安脏,以顾正气。本方治蛔厥,疗效卓著,也可治胃痛,呕吐,久利。

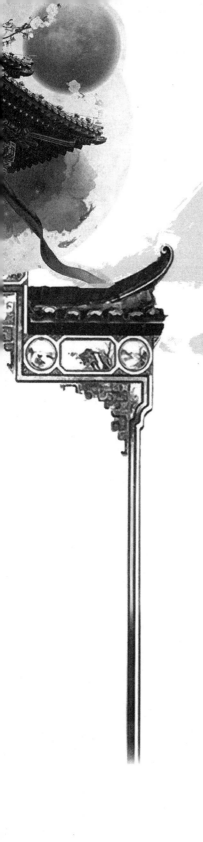

妇人妊娠病脉
证并治第二十

【课堂精华实录】

同学们，现在我们来学习第20篇《妇人妊娠病脉证并治》，本篇主要介绍了妊娠诊断、妊娠与癥病的鉴别、妊娠并发呕吐、腹痛、下血、小便难、水气及养胎八个方面的内容。以妊娠腹痛、下血为重点内容。

一、妊娠诊断及妊娠反应的治疗

师曰：妇人得平脉，阴脉小弱，其人渴，不能食，无寒热，名妊娠，桂枝汤主之。方见下利中。于法六十日当有此证，设有医治逆者，却一月加吐下者，则绝之。(1)

《素问·腹中论》："何以知怀子之且生也？岐伯曰：身有病而无邪脉也。"《素问·平人气象论》曰："妇人手少阴脉动甚者，妊子也。"根据本条的论述，育龄妇女停经40天后出现"平脉"，即无病脉，"阴脉小弱"，即尺部稍弱，并见呕吐，不能食，无外感寒热症状，即为妊娠。妊娠初起，血聚养胎，阴血一时不足，则"平脉，阴脉小弱"。《金匮要略心典》："阴脉小弱者，初时胎气未盛，而阴方受蚀，故阴脉比阳脉小弱。至三四月，经血久蓄，阴脉始强。"妊娠3个月后，胎气逐渐旺盛，阴脉滑动。《千金要方》："三月而尺数也"。《素问·阴阳别论》："阴搏阳别谓之有子"，即尺脉搏动有力，与寸口（阳）有显著的区别。气血聚于下，荣气不足，卫不独行，壅塞中焦，脾胃、阴阳不和，则不能食。浊气（肝气或冲气），上逆犯胃，则呕吐。

本证为一时性阴阳偏胜，荣卫不和，胃为卫之源，脾为营之本，胃气不降，脾胃不和。治疗上以桂枝汤，调补脾胃、调和阴阳。根据临床经验，上海范文常以此方加当归、川芎，治妊娠初期恶阻或腹痛。注意：胃中有热者，本方不宜。若出现心烦呕吐，渴喜凉饮，可以温胆汤治之。

"设有医治逆者，却一月，加吐下者，则绝之"。妊娠反应一般三个月时自行缓降（阴阳平和），或者经过治疗而愈。若医者误治，一月之内便有此证，则正气损，客气增，加上呕吐、泻，"则绝之"。关于"绝之"，

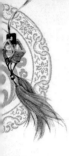

医家理解不同：一是指吐、泻势必损伤胎气，导致流产；二是指绝医药，而以食疗。临床上要辨证对待。

二、癥与胎鉴别及治疗

妇人宿有癥病，经断未及三月，而得漏下不止，胎动在脐上者，为癥痼害。妊娠六月动者，前三月经水利时，胎也。下血者，后断三月衃也。所以血不止者，其癥不去故也，当下其癥，桂枝茯苓丸主之。（2）

本条论述了宿有癥病而妊娠的证治。癥病，即子宫肌瘤，肌瘤小，未影响受孕生胎着床。受孕后，停经三个月不到，漏下不止，是胎气渐大，与癥相碍，经血被癥病阻隔，不得养胎所致，故漏下不止（癥病客其胎气）。停经不到三个月，胎动脐上，是癥病害其胎气，瘀血积块所致。癥病妊娠前三个月，月经不调，后三个月停经不行，胎宫也非按月增大。漏下，血不止也。前三个月经血正常是正常妊娠的表现。（可用于癥病妊娠的鉴别）

治疗上，其癥不去，则血必不守，胎动不安。癥不碍胎，说明其结原微。治其癥病，以桂枝茯苓丸，消癥化瘀。《素问·六元正纪大论》："有故无殒，亦无殒也"，本方功用有两个无殒，第一是对孕妇无伤，第二是对胎儿无害。故本方专为癥病胎漏而设。有胎时以安胎去癥；死胎时服之可下。故又称夺命丸（《妇人良方》）、催生汤（《济阴纲目》）。

前病则病当也，不伤胎血。如同大禹治水同理疏导。徐忠可认为："癥之初必因寒，癥之成必挟湿热为窠囊。"桂枝，温通血脉，通阳化气，消其本寒。庞安时说："炒桂枝不损胎"。茯苓，渗湿下行。丹皮、桃仁、红花，清郁热，化瘀血，消癥瘕而不损伤胎血。赤芍，养肝血，扶脾土，故能统血。本方温、凉，以活血去湿并用为特点，各等分丸剂，渐磨之不伤胎。尤在泾认为："桂枝茯苓丸，下癥之力，颇轻且缓，盖恐峻厉之药，将并伤其胎气也。"《妇人良方》："夺命丸，专治妇人小产，下血过多，子死腹中，其人憎寒，手指、爪甲、唇口青白，面色黄黑，或胎上抢心，则闷绝欲死。冷汗自出，喘满不食，或食毒物，或误服草药，伤胎动气，下血不止。尚胎未损，服之可安；已死，服之可下……至胎腐烂腹中，危甚者，定可去除。"《济阴纲目》认为本方水煎热服，名催生汤，候产母腹痛、腰痛，见胞浆下方服。

现在临床服用方法是以桂枝、茯苓、丹皮、芍药、桃仁各等分，3～6g／次，2次／日。

临床案例

案1　卵巢囊肿

何某，32岁，1991年5月8日初诊。月经周期45～50天，经期6～8天，行经腹痛、夹黑色血块，并逐次加重1年余，白带量多质稀，少腹凉而坠痛，腰酸体倦，舌质黯，两侧有瘀斑，苔白厚，脉沉弦。屡服少腹逐瘀汤、完带汤等，其效不显。妇检左侧扪及6.5cm×8cm囊性包块。

诊治：痰湿与瘀血互结为症，治疗上应温化痰湿，活血消瘕，以桂枝茯苓丸加味。桂枝20g，茯苓45g，丹皮10g，桃仁10g，赤芍10g，泽兰30g，香附15g，黄芪30g。日1剂，水煎，分早晚2次温服。

服药3个月，囊肿（－），改2天1剂，随访2年，无复发。（刘昭坤医案）

案2　葡萄胎

周某某，女，35岁，1978年7月5日就诊。经停三月余，食少纳差，体倦泛呕，自以为受孕。半月前忽见阴道下血，腹中坠痛，前医按胎动下血论治，连进益气安胎、养血止血之剂十余剂，罔效。诊时：少腹胀满，拒按刺痛，下坠，夜间脐周时有跳动，下血晦暗，滴沥不断，腰酸乏力，精神不振，舌淡紫暗，脉沉而涩。

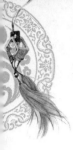

据脉参证，此乃瘕积为患，非胎也。病家不以为然。余曰：是胎何能三月始动，下血半月何胎能存，数进止血安胎之剂因何不效？病家默然，即以桂枝茯苓丸合下瘀血汤之复方祛瘀消瘕，推陈致新。桂枝、茯苓、丹皮、赤芍、桃仁各15g，大黄、䗪虫、甘草各12g，2剂，水煎服。

药进1剂，阴道下血量多，进2剂腹中坠痛，难以忍受，下扁圆形紫暗血块，形似烂肉，外附弹子大白色水泡，连接一起，尤如一串串葡萄覆盖其上，腹痛顿减。病家请余视之，乃西医所谓葡萄胎也，斯属中医学瘕积范畴。药既中的，逐邪务净，嘱守原方追服1剂。药后又下此物一块，前后约重1.5公斤，兼杂墨紫色血水甚多，腹痛消失，下血逐渐停止。病人现面色㿠白，汗出乏力，如同产后，乃失血过多，气血亏虚之故。继以当归补血汤加人参益气养血，调理一旬而愈，一年后怀孕，生一男婴，母子健康，随访至今，身体健壮。（张法运医案）

妊 娠 呕 吐

妊娠呕吐不止，干姜人参半夏丸主之。（6）

本条论述了胃虚有寒饮的恶阻病。《金匮要略心典》"夫阳明之脉，顺而下行者也。有寒则逆，有热亦逆，逆则饮必从之。"孕二三月间，气血积聚以养胎，精血内郁。秽浊之气上攻于胃，呕吐不止。秽浊之气有寒热之别，本条所述以虚、寒、痰饮为关键。干姜人参半夏汤主之。

人参，补益中气；干姜，散寒；半夏，止呕；生姜汁，降逆止呕。半夏、干姜性温热，本为妊娠禁忌，但若不用，则寒饮呕吐不除。呕吐日久，正气虚加参，寒加干姜，陈修园说："半夏得人参，不惟不碍胎，且能固胎。"全方共奏温中益气、降逆止呕的功效。

本方不适用于胃热引发的恶阻病。若本病表现为呕吐声高，则可选用《温热经纬》中的苏连饮（苏叶、黄连）；若热已伤阴者，则用竹茹、橘皮、半夏、生姜、茯苓、麦冬、人参（《外台秘要》）。

妊 娠 腹 痛

1. 附子汤

妇人怀娠六七月，脉弦发热，其胎愈胀，腹痛恶寒者，少腹如扇，所以然者，子脏开故也，当以附子汤温其脏。（3）

本条论述了阳虚阴寒内盛引发的妊娠腹痛。病人为脾肾阳虚体质。脉弦主寒主痛，腹胀痛恶寒（背不恶寒），皆为阴寒内盛的表现。阳虚胞宫失其温煦约束，子脏（宫）开，外冷之气乘之，则少腹如扇。本证伴有恶寒发热，非外感，是虚阳外浮的假热。

附子汤的组成为炮附子2枚，茯苓三两，人参二两，白术四两，芍药三两，功能温脏回阳，暖宫安胎。白术，安胎；芍药，破阴结，除腹痛；茯苓、白术、芍药、人参，养胎生血益气。本方即真武汤去生姜加人参。我们总结如下：大抵怀孕，母气多火，得连则安；母气多寒，得桂、附则安；母气多痰，得苓、夏则安。附子为堕胎百药之长，故临床对本方要慎用。

2. 胶艾汤

师曰：妇人有漏下者，有半产后因续下血都不绝者，有妊娠下血者，假令妊娠腹中痛，为胞阻，胶艾汤主之。（4）

胞阻（胞漏）：妊娠下血而又腹中痛，无癥病史。生理上，胞内泄漏，不能制其经血，血水时下，亦名胞阻。胞阻，即阻其上行之血，气不相顺，气血不和，阻其胎儿发育。主要病机是冲任气虚，阴血不能内守。《巢氏产经论》："漏胞者，有妊之人，经水所以断者，壅之以养血，蓄之为乳汁"。

治疗上用芎归胶艾汤，调补冲任，固经养血安胎。本方用于治疗少腹部绵绵作痛，喜温喜按，面色萎黄，舌淡，苔薄白，脉虚滑等。对重证，无癥的崩漏有奇效。芎归胶艾汤是四物汤的祖方，方中川芎、当归可补血，行血中之气；四物、阿胶，养血和血，其中阿胶能养血止血；清酒，

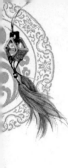

行药势；干地黄、芍药、甘草，止痛养阴血；艾叶，止血，温经暖胞，利阴气止痛安胎，导血归经。临床应用需随证加减，若阴寒盛，脉迟缓，加干姜、肉桂；若脉数大，则加黄芩。赵以德认为："此方调经止崩，安胎养血，妙理无穷。"

本方可用于以下三种妇人下血的治疗：①平日血虚加上客邪所致的月经淋滴不断漏下的情况。②小产后继续下血不止，此为失血血虚，正气难复的表现。③妊娠下血腹痛，而无癥病病史。

结合现代医学，本方可用于治疗功能性子宫出血，胎动不安，习惯性流产等疾病，为妇科常用止血良方。

3. 当归芍药散

妇人怀妊，腹中疗痛，当归芍药散主之。(5)

肝虚血滞，妇人经产，妊易血虚，气机不调，脾虚湿盛，健运失常，则肝脾不和。脾虚为木所客，谷气不举，湿气下流，搏于阴血而痛。曹颖甫认为："妇人怀妊，全恃养胎之血，因怀孕之故，周身气血环转较迟，水湿不能随之运化，乃停阻下焦而延及腹部，腹中疗痛。"临床主要表现为腹部拘急，绵绵作痛，小便不利，下肢浮肿，眩晕，脉沉细。当归芍药散主之。

妇人怀孕腹痛，多源于血虚，而血生于中，中者土也。过燥不能生物，川归为滋土；过湿也不生物，术苓泽燥湿，燥湿得宜，中气治，血生，则痛自止；当归、川芎，养血调肝；芍药，补肝血，滋肝木，安脾土，止痛；白术，健脾燥湿；苓、泽，渗湿泄浊。本方为水血同治之法，全方共奏养血降肝、健脾利湿的功效。赵以德："此与胞阻痛者不同。因脾土为木邪所克，谷气不举，浊淫下流，以塞搏阴血而痛也。用芍药多他药数倍以泻肝木，利阴塞，以与芎、归补血止痛，又佐茯苓渗湿以降于小便也，白术益脾燥湿，茯、泽行其所积，从小便出。"黄元御："胎成气滞，湿土贼于风木，则腹中疗痛。当归芍药散，芎、归、芍药，润肝而行瘀，苓、泽、白术，泻湿而燥土也。"

本方在临床上常用于治疗月经不调，痛经，胎位异常，血管偏头痛，胁痛，心悸，头晕，产后、妊娠色素沉着等疾病。在日本，还用于治疗慢性肾炎、习惯性流产，过敏性鼻炎，更年期综合征等。《太平惠民和剂局方》认为常服本方，具有通畅血脉，不生痈疡，消痰养胃，明目养津的作用。

临床案例

案1　妊娠腹痛

黄某，女，25岁。患者曾孕6个月，因羊水过多死胎。现已孕3个月，腹部胀满时痛，为防重蹈覆辙，嘱服鲤鱼萝卜饮（《裴笑梅经验方》）。妊至5个月自动停服则腹部明显胀大，下肢浮肿，四肢倦怠，少气乏力，小便短少，舌质淡体胖嫩，苔白腻，脉滑。妇检：超过正常妊娠腹围，羊水过多。超声波检查：可见胎儿与子宫壁间的距离增大，羊水平段超过10cm。

本证属胎水肿满，水渍胞宫。宜养血行水，益气安胎。方用当归芍药散加味。当归9g，芍药15g，川芎6g，泽泻12g，茯苓12g，白术12g，陈皮5g，生黄芪15g，杜仲12g。隔天服药，至足月顺产一男婴。

本证为胎水肿满，为气、血、水同病，其治当抓住气、血、水三个方面。本方：三味血分药，三味水分药，故作者又加三味气药，生黄芪益肺气利水，陈皮理脾气化湿，杜仲补肾气安胎。俾五脏安和，气血协调，水湿得利，则胎气自安。（戴冬生医案）

案2　妊娠腹胀

陈某，女，20岁。1990年3月15日初诊。患者停经3个月后，始发胸腹胀满，夜间加重，到某医院诊断为妊娠腹胀。服中西药无效，自疑患"肝炎"，就诊本院，要求检查。胸腹满闷，纳呆腹胀，症历一个月，大便软，日一行。舌质淡胖，舌苔薄白，脉弦滑。肝功能正常。

中医诊断为：子悬。方用当归芍药散。当归10g，川芎8g，白芍、茯苓、泽泻、炒白术各12g，每日一剂，水煎服。2剂后复诊时，上述症状消失。停药随访7天，无再复发。

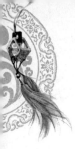

妊娠胸腹胀闷者,诊为子悬。多因妊娠后冲任两虚,肝郁脾虚,肝胃不和,胃气不降,脾虚水湿内生而致。故以当归芍药汤取效。(吴久聪医案)

案3　妊娠腹痛

倪某,女,32岁。怀孕三胎皆于2~4个月间流产。现停经70天,恶心呕吐,食欲不振,尿妊娠试验阳性。3日前开始阴道出血,淋漓不断,伴有腹痛腰酸,少腹坠胀。因前三胎均用西药治疗未效,要求服中药保胎。面色萎黄,目睑轻度浮肿,舌苔薄白质淡胖,脉细弱。症由肝脾两亏,气虚失摄,血不养胎,胎元不固所致,治以当归芍药散化裁。当归身12g,炒白芍12g,茯苓12g,川芎5g,炙黄芪15g,炒白术10g,升麻5g,阿胶10g(化冲),艾叶炭5g。

服药3剂,腰酸腹痛均减,面消肿,阴道出血止,少腹坠胀亦减轻。

胎系于肾,续予上方加川断、菟丝子各12g,连服7剂,诸症消失,足月分娩一女婴。

本方加升麻、黄芪,增提摄胎元之力,去泽泻,以避其分利伤气之性,减川芎,以防其走窜伤胎。(李兰航医案)

案4　不育

顾某,男,30岁,工人。1986年4月24日初诊。婚后4年没有生育,女方妇检无妇科病。患者身体外表健康,性生活正常,四处求诊无效,心情苦闷,下腹偶有隐隐刺痛,舌质淡红,边有瘀斑,苔白腻,脉弦细。精液分析:2小时以上不液化,精子成活率45%。证属肝脾不调,瘀水互结,阻滞精室。治以健脾调肝,活血利水,方用当归芍药散改汤。当归、白芍、白术、茯苓各30g,川芎、泽泻各20g。

30剂后,下腹隐隐刺痛症状消失,精液分析见1小时左右液化,精子成活率65%。上方续服30剂,精液分析报告25

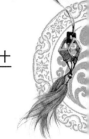

分钟液化，精子数 1.2 亿/ml，精子成活率 85%。1987 年 8 月 13 日其妻生一女孩。

本证属于水瘀互结，阻于精室，本方疏通精道而获效。

（程运文医案）

妊娠伴小便难

妊娠，小便难，饮食如故，当归贝母苦参丸主之。(7)

妊娠有热，特别是经前烦躁、发脾气的患者，更易移热膀胱，湿热伤津，膀胱津液不足，病在下焦，出现小便不利，尿痛、急、频的表现。肝主疏泄，肝郁疏泄失职，小便难。本证又称为"子淋"。

当归贝母苦参汤，清热利湿、养血和血润燥。当归，养血润燥，补女子诸不足；贝母入肺，解气郁，利小便，为水之上源，金生水，润肺，散结，《本草纲目》云："贝母治热淋开郁"。苦参，寒凉，入肝经，解郁，气机调畅，去热，利窍，逐水，佐贝母入膀胱，除热结，去血中之伏火。《神农本草经》："主淋沥邪气"。

妊娠有水气（子肿）

妊娠有水气，身重，小便不利，洒淅恶寒，起即头眩，葵子茯苓散主之。(8)

此胎气之不利致水也。膀胱气化被阻，水湿停聚，而致身重，小便不利；因胎气影响，脾虚肝郁，疏泄失职，气化受阻，阻碍阳气外行，浊阴不降，清阳不利，而致洒淅恶寒，头眩。

治疗上以葵子茯苓散，滑利通窍，利水通阳。冬葵子，滑窍行水；茯苓，健脾利湿。若加汉防己，即为冬葵子散，治子肿。本方通阳不温，而利小便。

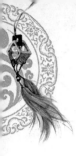

妊 娠 养 胎

妇人妊娠，宜常服当归散主之。（9）

1. 当归散

本条论述了血虚湿热，胎动不安的治法。病人有热，血不足者，胎必枯槁，或妊娠血养胎，若血为胎夺，血虚则生热。尤在泾："妊娠之后，最虑湿热伤动胎气。"内热火盛，热郁而燥，机关不利，常服当归散。

妊娠时最重视肝与脾，肝血养胎，脾是气血生化之源。当归散是四物去生地黄加白术、黄芩而成。归、芩、芎、芍各1斤，白术半斤，酒饮服之。四物不用生地之滋腻；芎、归、芍，安胎补血，调肝理血，调气；白术功能有三：一是益胃安气以养胎，二是去腰脐间陈瘀，解胎外之血，致中焦化生新血，三是胎系于胃，胃恶燥，白术燥湿而生津；酒，以温和之，仗气血足，常流行于周身，诸药相伍，共养胎中气血。芩，清热坚阴，朱丹溪称其为"安胎圣药"，减壮火，而用少火则可以生气。养胎全在脾胃，脾虚易生湿、化热，朱丹溪说："产前当清热，则血循经不妄行"，故有常服当归散，则易生，胎无疾苦，产后百病不生的说法。

现今常用于治疗血少有热，习惯性流产等。

2. 白术散

妊娠养胎，白术散主之。（10）

根据人体质不同，妊娠则有热化、寒化之异。本条论述了妊娠寒化发热养胎方法。脾气虚寒，寒湿中阻，胎动不安，心腹时痛，气撑上逆，呕吐清涎，不欲饮食，白带绵绵，胃脘作痛。白术散，健脾温中，除湿安胎。《医宗金鉴》曰："妊娠妇人，肥白有寒，恐伤其胎，宜常服此。"

白术散，白术四分，川芎四分，牡蛎二分，蜀椒三分。《外台秘要》认为牡蛎，除湿利水，具有镇逆固胎收涩的功效；蜀椒，散寒除湿；白术，健脾燥湿；川芎，和肝舒气和血。以酒服之。本方为什么不用干姜而用蜀椒呢？干姜为妊娠慎用之药，故以蜀椒代之。

若伴有腹痛，加芍药以缓中。若为阴血不利，直冲心所致的心下毒痛，倍加川芎，温中通阳，以下血海，运动胎血，破旧生新（毒痛：即痛的相当厉害）。若心烦吐痛，不能食欲，加细辛，温中去痰下水；治心下急痛者，大加半夏，和胃止咳，消痰去水。若呕，以醋浆水服之。服后不解，以小麦汁服之，养肝和胃。服后而渴者，以大麦粥，主消渴、益气调中、生津液。因为呕止作渴，表明胃中无津液，小麦汁，和胃；大麦粥，生津液。

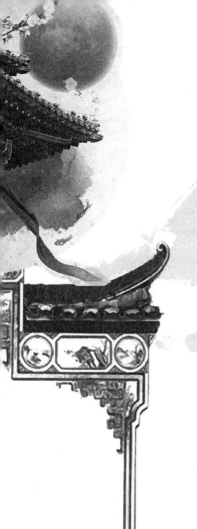

妇人产后病脉
证治第二十一

【课堂精华实录】

同学们，现在我们来学习《妇人产后病脉证治》，本篇主要阐述了妇女产后并发相关疾病的证治。

《说文解字》云："产，生也，从生。"产，就是生孩子。《广雅》云："乳，生也。"产后病是指妇女生产之后并发的疾病。在治法上，强调要兼顾产后亡血、伤津、气血俱虚，但也应根据临床证候，全面分析，该汗则汗，可下则下，不能固执一端。"胎前无不足，产后无有余""不拘于产后，勿忘于产后"的观点为后世产后病治疗奠定了基础。

产后三大病

问曰：新产妇人有三病，一者病痉，二者病郁冒，三者大便难，何谓也？师曰：新产血虚，多汗出，喜中风，故令病痉；亡血复汗，寒多，故令郁冒；亡津液，胃燥，故大便难。(1)

产妇郁冒，其脉微弱，呕不能食，大便反坚，但头汗出。所以然者，血虚而厥，厥而必冒。冒家欲解，必大汗出。以血虚下厥，孤阳上出，故头汗出。所以产妇喜汗出者，亡阴血虚，阳气独盛，故当汗出，阴阳乃复。大便坚，呕不能食，小柴胡汤主之。方见呕吐中。(2)

病解能食，七八日更发热者，此为胃实，大承气汤主之。方见痉病中。(3)

1. 产后的共同特点

产后失血过多，营阴亏虚，造成相对的卫强营弱，营阴不能内守，孤阳浮越，则多汗。生理性汗出有调节营卫的功能，病理性汗出则耗气伤津。气为血帅，血为气母，失血必累及气，出现气血两虚。正气亏虚，卫外功能失调，则易感受外邪。

2. 痉病

本证是由于产后加多汗，引发筋脉失养所致。产后本已气血亏虚，

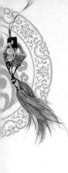

外加风邪伤表，风为阳邪，化燥伤津，或营阴亏虚，造成相对的卫强营弱，营阴不能内守，孤阳浮越，则引发多汗，血汗本同源，今血虚加多汗，则筋脉失养，出现项背强直、四肢抽搐，甚则口噤不开、角弓反张的表现。治疗上本篇未出方，临床上一般用三甲复脉汤（龟甲、鳖甲、牡蛎、白芍、阿胶、麦冬、生地、炙甘草）加党参、元参、钩藤、菖蒲以育阴滋液，柔肝息风。若兼有表证时，临床上要先解表。

产后痉病与破伤风的区别：破伤风出现在产伤后七天。治疗上以止痉散（全蝎、蜈蚣、僵蚕、寄生）治之。

3. 产后郁冒：血虚之本

郁冒是古证候名，以心胸郁闷，头目昏眩，甚则昏不识人为主症。产后郁冒，除上述症状外，尚有脉象微弱，呕不能食，大便干燥，但头汗出的表现。此证可由产后阴血亏虚加上外感（寒邪）而引发。阴血亏虚，正气无力抵邪外出，易引发外感疾病。阴虚于下，孤阳扶邪气上逆（血虚而厥、厥而必冒），阴阳之气不相顺接。但头汗出是阳气扶阴液上行而外泄的表现。脉微弱是气血不足的表现。血虚津亏于下，肠道失于濡润，阳气上越，胃气上逆（胆有虚热），则大便坚，呕不能食。小柴胡汤主之。以方测证，本证还可伴有寒热往来，周身无汗，舌苔薄白的症状。

治疗上要以汗法为主。大汗出是相对头汗而言，指周身汗出。但头汗出，必汗出不畅，而且从汗而泄的是人体正常的阴液，服小柴胡汤，主要使郁闭的寒邪，其次是热邪，由汗而解。邪不可不散，正不可不顾。小柴胡汤，扶正祛邪，和利枢机。《伤寒论》233条："服小柴胡汤，上焦得通，津液得下，胃气因和，身濈然汗出而解"，尤在泾认为此为"损阳就阴之法"，以达表里双解，阴阳平衡的效果。临床应用时要随症加减，有汗减柴胡，无热去芩，呕倍姜夏，虚倍人参。

郁冒和产晕的比较：阴阳之气不相顺接。

郁冒，即头眩目瞀，郁闷不舒。因血虚阴亏，复感外邪，不能通达，孤阳逆而上冲所致。血晕之症，产后常见，突然发作，头晕昏厥，有因此而致死者，与外邪无关，分为两型：

一是血脱型：产后失血过多，血虚气脱，面色苍白，手撒肢冷，自汗，突然晕昏，渐至昏不识人，脉微细或浮而无力。二是血逆型：血瘀于下，气反上逆，产后出血过少，恶露不尽，症见面唇色赤，瘀血内停，少腹疼痛拒按，胸腹胀满，气粗，两手紧握，牙关紧闭，呕恶甚至晕厥。

注：新产妇人，畏其无汗，若无汗则营卫不和，而有发热恶寒，似乎伤寒表病者。喜其有汗，而又恐汗出过多，表阳不固，风邪易入，而发痉病。新产妇人，畏血不行，若血不行，则血瘀于里，而有发热腹痛。又恐血下过多，阴亡失守，虚阳上厥，而郁冒不省。治疗上需损阳就阴，以恢复到相对平衡。

4. 大便难

郁冒病解，能食，七八天后又发热，是郁冒病解后转为胃实的证治。主要原因是余邪不尽加上饮食不节，二者相搏结，复又发热。临床表现伴有腹部满痛拒按，大便秘结，脉沉实，苔黄厚。治疗上以承气汤，荡涤寒邪，急下存阴。产后失血虽虚，然有实证，即当治实，否则反致病剧。

若为阴虚致燥者，用泻下法，则宜麻仁丸、枳实导滞丸、增液承气汤类。临床要辨证施治。

产 后 腹 痛

产后腹痛原因很多，本篇内容有血虚腹痛、气滞腹痛、瘀血腹痛、胃实腹痛。

1. 血虚里寒腹痛

产后腹中疗痛，当归生姜羊肉汤主之；并治腹中寒疝，虚劳不足。（4）

血虚，则冲任空虚，血少气弱，运行无力，则寒动于中。寒自内生，寒邪乘虚结于血分，阻滞气血，则脉络不和。临床主要表现为：

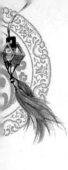

绵绵作痛，或绞痛，腹痛喜暖喜按。治疗上以当归生姜羊肉汤，养血散寒，温中止痛。当归，养血行血滞；生姜，散寒行气滞；羊肉，味厚气温、补气生血。"精不足者，补之以味"，羊肉为血肉有情之品，可补精、气、神三宝，补力较强，即所谓"药补不如食补，食补不如神补"。本方具有补气血、温的作用，气血得温，则气血瘀滞自散而痛止。结合现代医学，适用于单核细胞减少症、白细胞降低、崩漏等疾病的治疗。

产后腹痛与妊娠腹痛的区别

妊娠腹中疼痛一般由肝虚血郁所致。产后腹中疼痛多为肝虚血郁，脾虚湿滞所引发，治疗上可以当归芍药散，养血疏肝，健脾利湿。两者在治疗上均可用当归养血。

2. 气血郁滞腹痛

产后腹痛，烦满不得卧，枳实芍药散主之。（5）

本条论述了产后气结血凝，络道不畅，出现腹痛，痛重的证治。唐容川："烦满腹痛，虽之气滞，然见于产后。则气滞不在气分而在血分之中也。"或者产后恶露涩少，瘀积于产道，血瘀则气滞。尤在泾："血郁而成热，且下病而碍上也。"产后恶露涩少不尽，瘀阻气滞，而上逆扰心，气滞血瘀，气滞上逆，则烦满不缓解。此为血郁成热，为实证。若产后腹痛，不烦也不满，是里虚也。

治疗上以枳实芍药散，破气散结，和血止痛。枳实，炒黑入血分，行血中之气，破气散结；芍药和血止痛，防止枳实攻伐太过，而又引气分达血分，以和营柔肝，缓中止痛，两者合用，以达疏敛之功；大麦粥，和胃安中，鼓舞气血运行，可和肝脾。赵以德："仲景治腹痛多用芍药，何也？"《金匮玉函经二注》："以其能治气血积聚，宣行腑脏，通则痛止也，阴气之散乱成痛，用此收之也，以其能治血痹之痛也，以其能缓中而止急痛也。"《本草纲目》谓："主邪气腹痛"，如当归芍药散、建中汤皆取芍药此性。魏念庭："盖不得卧一证，逆气上冲之甚，既无上冒下厥，但头汗出。则非正虚，而为邪实可殆矣。治宜开散而行其瘀滞，则诸病可也。"俗谓产后忌用芍药，以其酸寒能止血也，不知血积而寒者恶用。

所以，有当归生姜羊肉汤方之法，若失血积而热者，芍药凉而兼行，于血分最宜。

枳实芍药散，是治妇人血滞血凝，恶露不尽者的良方。产后腹痛一般无恶候，治后多能痊愈，若失治则可异治，瘀血不散，影响气血运行，或变生他证。本方"并主痛胀"，气血郁滞久，酿脓。初起可行气活血，气得行则血得治，以排脓散治之。排脓散即为本方加上桔梗、鸡子黄，则痛脓可除。

本方用于气滞血瘀轻证。临床可结合病症，随症加减。若产后恶露不尽，腹中痛，心烦易怒，腹满食少，加当归；若气滞偏盛，胀大于痛，胸胁满闷，加台乌药、延胡索、香附；若瘀郁化热，恶露量少，色紫，口干，心烦，便难，加红花、蒲黄、丹皮、黄芩。

按：产后气血郁滞之腹痛，本方为宣通气血之良剂也。

3. 产后血瘀腹痛

师曰：产妇腹痛，法当以枳实芍药散，假令不愈者，此为腹中有干血着脐下，宜下瘀血汤主之；亦主经水不利。(6)

下瘀血汤

大黄二两　桃仁二十枚　䗪虫二十枚，熬，去足

上三味，末之，炼蜜和为四丸，以酒一升，煎一丸，取八合顿服之，新血下如豚肝。

本证由产后恶血排泄不充分，瘀血久久凝于脐下所致。主要表现为少腹疼痛如刺，拒按或有块。治疗上以下瘀血汤，破血逐瘀。

大黄，荡涤瘀血，使瘀血从大便排出；桃仁，润燥破结，活血化瘀；䗪虫，逐瘀破结，善于攻窜，又不伤新血，搜剔脉络中干血；蜜丸，润燥，缓其猖攻之性，缓大黄之性，以恐其伤上、中二焦。酒煎，以引诸药入血分，本方比抵挡汤力缓。顿服，补下制下，治以急，去疾唯恐不尽也。服药后"新血下如豚肝"，新血即孕及生后，新来的血，徐灵胎说应是瘀血。

临床应用可随症加减，用于产后恶露不尽，宫缩不佳者，常见正虚邪实，可以本方加人参汤、四君子汤。用于肝硬化及慢性肝炎，可配舒肝和

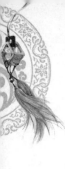

胃之品，若伴有肝脾大，加丹参、鸡血藤、姜黄、郁金、柴胡、炮甲等。干血为除旧之瘀血，干血凝着，非润燥荡涤不能去。

产后腹痛，原因大致有三：①虚寒性腹痛，痛在全腹，治以当归生姜羊肉汤。②气滞性腹痛，腹痛烦满不得卧，痛在脐周，连及大腹，治以枳实芍药散。③瘀血内停，治以下瘀血汤。

[鉴别]

产后恶露不行或行而不畅，致小腹疼痛，称"儿枕痛"。常服生化汤（当归、川芎、熟地、炮姜、桃仁、甘草）。本证腹痛在脐下，与枳实芍药散之痛连及大腹不同。

结合现代医学，本方临床上常用于产后恶露不下、闭经、慢性肝炎、肝硬化、肝脾大、盆腔炎、肠粘连、肝病、SGPT不降、坐骨神经痛等疾病。

4. 产后瘀阻兼阳明里实

产后七八日，无太阳证，少腹坚痛，此恶露不尽；不大便，烦躁发热，切脉微实，再倍发热，日晡时烦躁者，不食，食则谵语，至夜即愈，宜大承气汤主之。热在里，结在膀胱也。(7)

"无太阳证"即无外感表证，没有发热恶寒的表现。少腹坚（硬）痛，是恶露不尽，瘀血内阻胞宫的表现。"不大便，烦躁发热，切脉微实，再倍发热，日晡时烦躁者"是热结在里，阳明里实证的表现，阳明旺于申酉之时（下午3~5时），则日晡时烦躁。

本证患者素体阳气偏胜，若瘀血内停，则很快化热，邪热伤津，胃肠结实，则不食。"食则谵语"是指勉强进食，必更助胃肠之热，热随胃之络上通于心，扰乱神明则谵语。"至夜即愈"，表示夜晚阴长阳消，阴气来复时，阳旺之气始衰，神明则恢复正常。即陈修园所说："暮为阴而主血，昼为阳而主气"。

病情以胃肠结实为急，故先泻热通便，大便通，瘀血也可自下，收一箭双雕之功。以大承气汤治之。枳实、大黄，均为血分药，也有排出瘀血的作用。芒硝，软坚散结，对瘀热亦有作用。若大便通而少，腹坚痛仍在，以下瘀血汤收功。

通过对本条的学习，我们应该注意：产后血瘀一般宜用一点温热药，因为血得寒则凝，得温则行，常用的有生化汤以及川芎、当归、熟地、炮姜、甘草、桃仁。但若里实严重，有烦躁、发热、谵语、苔黄燥等症状，可下时就用此法。《伤寒论》："妇人伤寒发热，经水适来，昼日明了，暮则谵语，如见鬼状，此为热入血室"。本条暮则谵语是瘀血内结胞宫所致，瘀热在下焦，不在上、中二焦，故至夜即愈。

产 后 中 风

1. 桂枝汤

产后风续之数十日不解，头微痛，恶寒，时时有热，心下闷，干呕，汗出，虽久，阳旦证续在耳，可与阳旦汤。(8)

产后中风，正虚邪轻，邪轻欲内侵而不得，正虚又无力驱邪外出，故持续不愈。治疗上一般用汗法。宜阳旦汤。

阳旦，就是阳经的第一个处方，阳即太阳经，旦即元旦，一年的第一天。而我们公认的第一处方就是桂枝汤。故，关于阳旦汤，赵以德认为是桂枝汤；徐忠可认为是桂枝汤加黄芩（《伤寒论》）；魏念庭认为是桂枝加附子汤；《千金要方》认为是桂枝加黄芩、干姜。综上可知，阳旦汤与桂枝汤关系紧密，具有解表祛邪，调和营卫的作用。临床使用可并以四物汤以补血活血。

2. 产后中风兼阳虚

产后中风，发热，面正赤，喘而头痛，竹叶汤主之。(9)

本条论述了产后中风而兼阳虚的证治。病因病机是产后正气大虚，又感受风邪（阳气虚）所致。风为阳邪，化热，客邪在表，则发热头痛，是中风之证的表现。"面正赤而喘"是虚阳上浮，正虚邪实之意。徐氏："然面正赤，此非小可淡红，所谓面若妆朱，乃真阳上浮也"，元阳不能自固，而又夹以表邪上浮，是为虚热，与《伤寒论》206条"阳明病，面合色赤，不可攻之"的阳明实热不同。

治疗上若只是祛邪解表，虚阳会暴脱；若补正，表邪又不解。故以竹

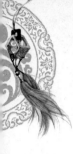

叶汤，扶正祛邪，表里同治，以达标本兼顾的效果。

竹叶汤治疗产后感受风寒，兼虚阳上越，阳气欲脱之证。程云来："产后血虚多汗出，喜中风，故令病痉，今证中未至背反张，而发热面赤头痛，亦风痉之渐也。"风为阳邪，风不解即变为热，热甚则外灼筋而成痉。竹叶，清热降火，于温散药中直折热势，防痉病。桔梗，清热宣肺。葛根，清热，治太阳、阳明二阳合病，多用。赵以德认为："太阳上行至头表，阳明脉过膈上行于面，二经合病。仲景多用葛根。"桂枝、防风，解表祛风。人参、附子，扶正，温阳益气，以固里救脱。生姜、大枣，调和阴阳。全方共奏扶正气，补虚，助阳，散热的功效。是后世扶正解表的祖方。《方剂》课本上人参败毒散亦是来源于本方之意。

产后呕逆烦乱

妇人乳中虚，烦乱呕逆，安中益气，竹皮大丸主之。（10）

乳是指妇人在哺乳期间；虚是指乳汁去多，阴血不足。乳汁以阴血上升为之，必藉谷气，精微以成之。中焦多气化饮食水谷，其精微上升入心以化血，下安胃以和气。"乳中虚"，即乳汁去多，则中焦虚乏，上不能入心化血，心神失于濡养，血虚火旺，以扰神，则烦乱。血分、气分俱有热，下不能安胃，以和气，则肝胃之气上逆，出现呕逆。

治疗上以竹皮大丸，安中益气、清热降逆。竹茹，甘寒清胃；石膏，折火，降逆止呕、除心中之烦乱；桂枝，平冲逆之气，利荣气，通血脉；甘草，降心火，填补中宫；桂枝、甘草相配，辛甘化气；枣肉补中益气；白薇，性寒，入阳明，治狂惑邪气；柏子仁，《本草纲目》认为柏子仁具有治疗"恍惚虚烦，安五脏益气"的功效。若本证兼有烦喘，为心中虚火动肺的表现，可加重柏子仁的用量。

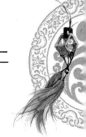

临床案例

更年期综合证

王某,女,50岁。近半年来感觉周身不适,心中烦乱,遇事情绪易激动,常多愁善感,悲恸欲哭。胸闷,心悸气短,呕恶不食,头面烘热而燥,口干喜饮,失眠失梦,颜面潮红,但头汗出。月经周期不定,舌苔薄白,脉来滑大,按之则软。辨为乳中虚,阳明之气阴不足,虚热内扰。治宜养阴益气,清热除烦,以竹皮大丸加减。白薇10g,生石膏30g,玉竹20g,丹皮10g,竹茹30g,炙甘草10g,桂枝6g,大枣5枚。

服药5剂,烦乱呕逆减轻,又续服7剂,其病已去大半,共服20多剂。

产 后 下 利

产后下利虚极,白头翁加甘草阿胶汤主之。(11)

本条论述了产后热利的证治。产后气血已虚,冲任虚,又患热利,必重伤阴液,所以极虚。

治疗上以白头翁加甘草阿胶汤,清热止利,养血缓中。因为下利血滞,故以甘草,缓中,通血脉。阿胶,补冲任,止血,补气血,则利止也。甘草配阿胶,有很好的止血作用,安中气,缓柏、连之苦寒,标本兼顾。本方不用参、术,以防壅而燥,非体虚。不用苍、泽淡渗,恐伤液也。

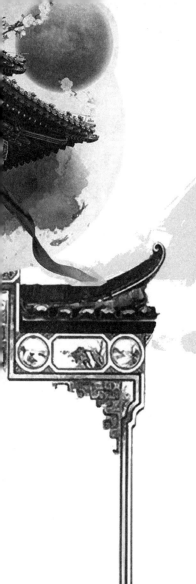

妇人杂病脉证并治第二十二

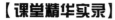

【课堂精华实录】

同学们，现在我们来学习最后一篇《妇人杂病脉证并治》。妇人杂病，是指妊娠、产后疾病以外的以经、带和前阴疾患为主的一系列疾病。本篇主要论述了十多种妇人杂病，以月经病的证候和治法为重点。

一、妇人产后，有"多虚多瘀"的特点

产后耗血伤气，腠理不固，出现虚，冷，结气，气血虚弱，久积冷气，气机郁结等，都是妇人易罹邪致病，气血不调，阴阳失和的常见表现。我们知道气血贵于充盈，血脉贵于温通（地道喜温和），气机贵于条达，而虚、寒、结气日久均可导致经络阻塞、胞门闭阻、血气凝结或形成干血，月经不调或停经不孕等。此外，瘀血与寒邪凝结在一起也可以形成干血月经不调或停经不孕等。我们应该注意，妇人产后病变多在下焦，但也可导致上、中、下三焦病变。

二、妇人杂病在上、中、下三焦的证候

1. 在上焦则影响肺。如：肺有寒饮，呕吐涎沫——吐出水，或邪热郁久化热，久成肺痈，形体损耗，出现消瘦，与未病前判若两人，甚至损伤肺络。

2. 在中焦则影响肝、脾、胃功能。如：《黄帝内经·灵枢》有"热中"，患者常表现为善饥有食，小便频数。《外台秘要》将本病归属于中消的范畴。

根据病人的体质不同，有寒化、热化之别：寒化，指绕脐疼痛的寒疝，或两胁疼痛（肝、脾与他脏相连）；热化，指热灼血干，形成瘀血，疼痛在脐下关元部位，脉数，肌肤甲错。或结热中里，瘀血化热于体内，虚、冷、结气在中盘结，因为血与寒结，病根深，盘根错节。

3. 在下焦，肝胃受病，冲任失调，则专属妇女疾病，并以经带为

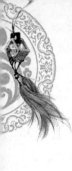

主，出现前阴掣痛、少腹恶寒，严重时牵引腰背疼痛而恶寒，或月经后期或量少，提前或量多的症状。或下及气街（穴位名，在脐下5寸，旁开2寸，是阳明胃经的穴位）引起冲气上逆而急痛（危险，像奔豚气病），且两下肢，腹部也疼痛而烦。也有忽发眩冒，神志失常（如忧郁、悲伤、发怒等），类似厥癫的证候。或有忧伤，悲伤多嚏，出现发脾气，发怒等症状。

以上都属于妇科疾病，经带病多见以上证候。注意，这些证候严重时会导致其他一系列疾病的产生。所以，在上、中、下应灵活看，如在中焦实际已经包括了在下焦的疾病。

注：①带下，指妇科病。古代妇科医生也叫带下医。②冲脉气化从气街开始→在腹股沟部位→忽然厥癫→头晕甚至昏厥，所以病久气血大伤，应大补气血（十全大补汤、人参养荣丸）。

经 水 不 利

带下经水不利，少腹满痛，经一月再见者，土瓜根散主之。(10)

该条当属瘀血经水不利。我们知道土瓜根散的功用为活血通瘀，而经水不利，少腹部满痛通常为瘀血主证。月经一月两次，是为瘀血阻滞经行所致，似通非通，欲止不止，患者当有腹痛拒按，月经色紫有瘀块的表现。

土瓜根散，为治疗瘀血伏留在冲脉之方。土瓜根（王瓜），苦寒，通脉，清瘀肿，生津液，驱热行瘀。可以用丹皮、丹参或桃仁代之。桂枝，温通血脉，积冷自散，除血痹，开阴寒。芍药，舒阳益阴，瘀去血和，调经止带。

热 入 血 室

（一）血室的认识

血室究竟指何处？后世医家看法颇不一致。成无己说是冲脉，柯韵伯说是肝脏，张景岳说是子宫，吴有性说是冲、任，但以上都不全面，血室是包括冲、任脉，肝脏和胞宫在内的一个联合系统，与月事有关。

（二）临床表现

1.《伤寒论》149 条：伤寒五六日，呕而发热者，柴胡汤证具，而以他药下之，柴胡证仍在者，复与柴胡汤，此虽已下之，不为逆，必蒸蒸而振，却发热汗出而解；若心下满而硬痛者，此为结胸也，大陷胸汤主之；但满而不痛者，此为痞，柴胡不中与之，宜半夏泻心汤。

（1）外感，已经热退，证消。此时经水来，外邪乘虚入中导致月经突然中断。而且外感（七八天后），又出现（续）发热，其特点，如症状发作有时（往来寒热，血结之热入的症状）。中风七八日，先有外感，后来月经，外感未尽愈。《金匮要略直解》："妇人行经之际，当血弱气尽之时，邪气因入血室，与正气相搏可致经断血结。"由于邪结而不深，正气尚能抗邪外出，故往来寒热。血室之气为肝经所主，胆因肝受邪而病如症（少阳半表半里）。《金匮要略心典》："邪热与血结于血室，邪既留恋于血室，亦浸淫于经络。"治疗切忌攻其血，因血去而邪必不尽，且恐血去而邪乘虚而侵之。方用小柴胡汤，清解内陷之热，使邪从外达而愈合。因为此为乍结之血，所以邪热解则血自行。此方还可升抬下陷之邪，散血室之热，是为良法。尤在泾："邪既流连于血室，而亦浸淫于经络，设攻其血，血虽去，邪必不尽，且恐血去而邪反得乘虚而入也"。

（2）外感发热时期，经水适来，邪热乘虚而侵入血室。此类特点为发热而经水未断，表明邪陷不深。伤寒发热时，经水来，邪入血室。这里邪入血室，指邪去阳入阴，继而昼日明了，阴被其邪扰，故喜则谵语如见鬼状。血为阴，喜亦为阴，故也。热虽入而血未结，所以邪随血外解而自愈。对于谵语重症，治之以小柴胡汤。后世主张用百合地黄汤。

注意切勿误诊。或误认为是胃实，而用攻下法；或将其寒热误诊为太阳病，而用汗法。若误诊误用，则攻伐太过，损伤上、中二焦之气。

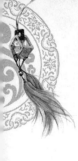

2.《伤寒论》143 条：妇人中风，发热恶寒，经水适来，得之七八日，热除而脉迟身凉，胸胁下满如结胸状，谵语者，此为热入血室也。当刺期门，随其实而泻之。

中风发热恶寒表病之时，此时经水适来，邪热乘虚入血室。七八日后，热除，为表邪内陷；脉迟，为血与热结，脉道不利的表现；身凉表明表证已不存在。而出现胸闷满痛，状如结胸，谵语状，为血热搏结，肝经不利，血热上扰神明所致。这里结胸是邪热与痰水互结的一种疾病，部位在胸中，下至少腹，是为邪逐血，并归于肝经，聚于胸中，结于乳下的表现。故手触之则痛，非药可及，故当刺期门也。期门为肝之募穴。

《阴证略例》主张用桂枝红花汤，以泻实，清瘀热。

3. 阳明病，下血谵语者，此为热入血室，但头汗出。当刺期门穴，随其实而泻之，濈然汗出者愈。

阳明病的特点为不恶寒，反恶热，属里热证，里热太甚，入血室（不值经期），迫血下行，谵语，但头汗出。此时不以阳明为主，热入血室，厥阴之气不通，一身无汗，郁而求通，刺期门穴（肝之募穴），泻实热，邪热去，阴阳和，周身汗出。邪热陷入血室，治疗以泻热为主，血已结，则清热行瘀。方用小柴胡汤加丹参、赤芍。

关于热入血室，《金匮要略心典》："阳明之热，从气而之血，袭入胞宫，即下血而谵语，盖冲任之脉，并阳明之经，不必乘经水之来……热入而血下也。但头汗出者，阳通而闭在阴也，此虽阳明之热，而传入血室，则仍属肝家。故亦当刺期门以泻其实，刺已，周身然汗出，则阴之闭者亦通。"因为，厥阴之里，原本是不通的。

附：小柴胡汤在《金匮要略》中有四见：黄疸腹痛而呕，呕吐，郁冒和热入血室（透达卫气，邪气为主）。

梅 核 气

妇人咽中如有炙脔，半夏厚朴汤主之。(5)

炙，烤也；脔，指切好的肉块。由于气郁，心下坚（即胃的部位硬），痰气交阻（痰气交阻在上焦：喉、胃、胸）。病因病机是痰凝气滞，主要是气郁，多由七情郁结所致，气机不畅，气不行，津不布，聚而为痰，上逆于咽喉之间，出现如有物梗阻，咳之不出，吞之不下的表现（气郁津凝，木侮肺金）。

半夏厚朴汤，行气开郁，辛开苦降，化痰降逆（是阳明经降药），对痰结气郁之梅核气之证，自可解除。总之，对痰气互结，而无热者适用。若出现气郁化火，阴分津少，颧红口苦，舌红少苔的表现，则不宜用本方。其中四味主药，具治七情郁结，且可增强健脾之功。半夏一升，辛温，降逆开结化痰；厚朴三两，苦温，降逆除满理气，散结化饮（除满理气去痰湿）；生姜五两，化饮。上三味，辛以散结（温通），苦以降逆。苏叶，辛轻，芳香宣气理肺，散郁；茯苓，利饮化痰。

本方加大枣，即为四七汤或七气汤。即宋代王硕《易简方》中所称之四七汤。

本方适用于慢性咽炎、喉结核、会厌囊肿、瘿病、郁证等疾病。若咽喉红肿，加瓜蒌、杏仁、海浮石、桔梗、连翘、芒硝，以姜汁蜜和丸，含服之。

后世医家以本方为基础衍生出了诸多方剂。①用于梅核气，为其专用方。因梅核气为气郁痰结，交阻咽中，肝脾受损之疾病。②用于风寒咳嗽。"咳者肺之本也"，风寒外袭，痰湿内生，肺气壅遏不宣，遇冷不行，则上逆为咳，方中重用苏叶，以宣肺散寒。③用于胃脘疼。只适用于气郁伤肝，横逆犯胃的胃脘疼。《黄帝内经》："木郁之发……民病胃脘当心而痛。"当脾胃运化失常，而生痰湿，痰气交阻，盘结于胸胁胃脘时，可用本方加柴胡、黄芩。

脏　　躁

妇人脏躁，喜悲伤欲哭，象如神灵所作，数欠伸，甘麦大枣汤主之。（6）

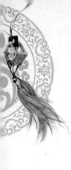

脏躁多因精神因素所致，表现为情志抑郁，病变多涉及肝、心、肺、肾、脾。脏，子宫、心脏（《医宗金鉴》）之意。肝、心、肺、肾之阴精不足，阴阳不能相济，郁火扰动，故而神志失常。临床表现为悲伤欲哭，精神疲乏，数欠伸，心中烦乱，口干，失眠，大便秘结，严重者呈拘挛反张状态，舌红少苔，脉细或数。

那么脏躁是如何形成的呢？通常由外界刺激，导致情志抑郁；或思念过度，致肝气郁结，化火邪伤阴，导致阴液不足，内脏失养，久为脏躁。总得来看，是由于各种原因导致伤阴。应五脏，五脏阴液不足，始于肝，累及于心、脾、肾、肺。与肝、脾、心、肾关系密切。《五脏风寒积聚篇》："邪哭，使魂魄不安者，血气少……属于心也。"《黄帝内经》："肾为欠为嚏，又肾病者，善数欠，颜黑。盖五志生火，动必关心脏，阴既伤，穷必及肾也。"肺者有"肺津伤，多悲忿欲哭"《医宗金鉴》："数欠伸，喝欠也，喝欠顿闷，肝之病也。"本方主治心病，是养心气，泻心火的好方子。本方性平味甘，缓肝急，甘缓补脾气，甘润补脾精。脾精充沛而灌溉四旁，以滋其他四脏之阴精。阴津裕而郁火息，诸脏不躁而神有主宰。

脏躁之脏究系何脏？①沈明宗认为是"子宫"。尤氏《金匮要略心典》中沈氏之论"子宫血虚，受风化热者是也。血虚脏躁，则内火扰而神不宁，悲伤欲哭，有如神灵，而实为虚病。"②吴谦等认为是"心脏"。《医宗金鉴》："脏，心脏也，心静则神藏。若为七情所伤，则心不得静，而神躁扰不宁也。故喜悲伤欲哭，是神不能主情也。象如神灵所凭，是心不能神明也，即今之失志癫狂病也。"③陈修园："不必拘于何脏"及"阴虚而火乘之"。与心、肝、脾、肺、肾五脏的联系均较密切。

治疗上以甘麦大枣汤，补益心脾、安神宁心，是养心气，清虚火的主方。本方用小麦1升，补心气，心病者宜食麦，是谷先入心矣；甘草3两，补心脾之气，缓肝之急；大枣10枚，补心脾气血，甘润补脾精，专从心脾来治，甘平之剂。悲则心系急，甘枣以缓诸急也。肝若急，急食甘以缓之。脾精充沛而灌注四旁，以滋其他四脏之精，阴津裕而郁火息，诸脏不躁而神有所主宰。临床应用可随症加减：心烦失眠，加百合、柏子仁、地黄；虚烦失眠为肝血虚者，配以酸枣仁汤加当归、远志；心烦易怒，加合欢皮、玫瑰花、郁金；抑郁寡欢，咽干口燥加龙眼、酸枣仁。本方甘润生阴，滋脏气而止脏躁，常合百合地黄汤、酸枣仁汤使用。

结合现代研究，本方可缓解睡眠时精神紧张的状况，减低大脑亢奋而易于进入睡眠状态。同时，可使脑神经异常兴奋得到抑制，使精神、神经系统的过敏状态恢复正常。现代临床可适用于治疗癔病、神经衰弱、神经官能症、小儿啼泣症、不眠症、癫痫、梦游症、中风等疾病。

漏　下

问曰：妇人年五十所，病下利数十日不止，暮即发热，少腹里急，腹满，手掌烦热，唇口干燥，何也？师曰：此病属带下。何以故？曾经半产，瘀血在少腹不去。何以知之？其证唇口干燥，故知之。当以温经汤主之。(9)

本条论述了冲任虚寒，兼有瘀血所致的崩漏证治。妇人杂病起于虚冷，结气，证属胞门寒伤。年过七七，任脉虚，太冲脉衰少，天癸当竭，今复下血数十日不止，为冲任虚寒所致。任主胞胎，冲为血海，二脉皆起于胞宫而出于会阴，正当少腹部分。冲脉挟脐上行，故冲任脉虚则少腹里急，有干血，令腹满。是早年半产，后受寒（出血多，则阴血耗伤，继而生内热），瘀血（气机不畅）没有排尽，积瘀，所遗留下来的疾患，到冲任虚寒时发作。腹满里急，暮即发热，因为此时阴血已经过度耗损。《金匮要略心典》："血结在阳，阳气至暮，不得入于阴，而反浮于外也。少腹里急腹满者，血积不行，亦阴寒在下也。手掌烦热病在阴，掌亦阴也。"《金匮要略心典》：手掌阴也，阴虚不能藏阳，所以傍晚发热，唇口干燥，那么有瘀则新血难生，津液不润上。阳明脉挟口环唇，与冲脉会于气街，皆属于带脉。冲脉血阻不行，则阳明津液衰少，不能濡润，故唇口干燥。下血不止，宿瘀下也。《医宗金鉴》："妇人年已五十，冲任皆虚，天癸当

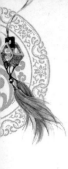

竭，地道不通矣。今下血数十日不止，宿瘀下也……此皆曾经半产崩中，新血难生，瘀血未尽，风寒客于胞中，为带下，为崩中，为经水愆期，为胞寒不孕。"

温经汤，温经散寒，养血祛瘀，是调经的主方。本方主要治疗冲任虚寒，瘀血阻滞，月事不调，或前或后，或多或少，或逾期不至，或一月两行，或少腹冷痛，久不受孕等症状。吴茱萸三两，开痹破阴结，引阳下行，益新推陈，善于行气止痛，温经散寒；桂枝二两，长于温通经脉；阿胶二两，滋阴养血，止痛；芍药二两，麦冬一升。丹皮，止血化瘀，清热，能治神志不足，血积胞中，心肾不交等病症，非直达其处者，不能通其神志之气。当归、川芎，养血活血，祛瘀调肝；生姜、半夏、甘草，益气和胃，资生化之源，以使阳生阴长。麦冬、甘草补胃气，配人参补气，使中气充盛，养血。《医宗金鉴》："五心烦热，阴血虚也，唇口干燥，冲任血伤，不上荣也；少腹急满，胞中有寒，瘀不行也，此方生新祛瘀，暖子宫，补冲任。"

本方特点有三：①温经祛瘀为主，主温经而不在攻瘀。治中寓养，温通，温养。②肝脾同调，调经不离肝脾，肝脾调和，阴阳不偏，寒热不生，血脉和畅，经候如常。③气血双补，补气生血，滋阴养血。④寒热并用，有补有行。单以凉血养阴止血之法，虽冲任内热可除，但寒凝血阻难消。纯用温经散寒，虽寒凝易除，但内热又积。故温润同用，阴阳兼顾。寒者温，燥者润，瘀者行，下者断，双向调节。

应用范围：①《千金要方》："治崩中下血，出血一斛，服之即断，或月经来过多，及过期不来者。"②《太平惠民和剂局方》："治冲任虚损，月候不调，或来多不断，或过期不来，或崩中去血，过多不止，又治……久不受胎。"③《张氏医通》："治经阻不通，咳嗽便血，此肺热移于大肠。"④《产宝诸方》："治妇人曾经小产成带，三十六病，腹胀唇口干，日晚发热，小腹急痛，手足烦热，大肠不调，时泄痢，经脉不匀，久不怀妊。"⑤《古方药囊》："妇人下腹上吊，腹胀，手足发热，唇燥或裂者，或因下利数日不止者，或有月经不调，或闭经，或月经量过多者，或因寒证久不受孕者"。

本方临床应用可随症加减：膜性痛经，加牛膝、延胡索、制香附；卵巢囊肿，加莪术、山慈菇、红花；子宫肿瘤，加山甲、莪术、王不留行（36 剂建功）；原发性不孕、继发性不孕（产后感染、寒瘀凝滞胞脉），本方去半夏、麦冬、丹皮，加三七、首乌（25 剂复孕）。结合现代医学，对不孕原因，稍加改述，临床可适用于功能性子宫出血、慢性盆腔炎、习惯性流产、子宫发育不全、不孕症、妇女更年期综合征等疾病。

经 水 不 利

妇人经脉流畅，应期而至，血满则下，血尽复生。经水不利，是指蓄泻失常，似通非通，欲止不止，涩少不畅。

带下经水不利，少腹满痛，经一月再见者，土瓜根散主之。（10）

经水不利有血虚、血瘀所致之不同。本条是瘀血所致之经候不匀，行而不畅。少腹满痛，系瘀血伏留于冲脉，胞宫，瘀血阻滞，血行不畅，使新血不得归经，而致一月两潮。患者可兼有少腹部拒按，按之有硬块，经色紫暗或有块，舌紫暗，脉涩等表现。

土瓜根散，活血通瘀。方中土瓜根三两（王瓜根），苦寒，入肝经，通脉，消瘀肿，止痛，清热，生津液。可用丹皮、丹参或桃仁代之。芍药 3 两，和营止痛，主邪气腹痛。桂枝 3 两，通血脉，引阳气，积冷自散，兼制土瓜根、芍药之寒。䗪虫 3 两，祛瘀血。酒，行药势，助药行血。

月经先期，或经期紊乱，以血热为多见，但也可由其他因素引发。临床应用可随症加减：血寒加炮姜、吴茱萸、制附子；血热加丹皮；血虚加当归、生芪、熟地。另外，对阴颓肿，即鼠蹊部、阴囊、阴唇部之假性肿瘤，淋巴结肿大，子宫脱垂（因血凝而成），湿热带下者也有效。

土瓜根，苦，微寒，入肝经，具有调经脉，破瘀滞，润肠燥的功用，临床应用具有驱热，行瘀的功效，治滞下，少腹满痛，可配桂枝，以通

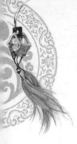

阳；配芍药，以行阴；配䗪虫，以破血软坚。

经　　闭

妇人经水不利下，抵当汤主之。（10）

经闭不行，有虚实之分。虚者，有血虚或虚寒；实者，为气血郁滞。血枯脉绝者，宜养冲任；闭经脉证实者，用抵当汤。妇人经水不利者，弃置不治，久必发胸腹烦满，或少腹硬满，善饥健忘，悲忧惊狂等证，或成偏枯、瘫疾、痨瘵、噎膈等，宜早用抵当汤。患者有少腹硬满结痛下坠，或腹底有瘀，腹见青筋，或者发现善忘，大便色黑易解，小便自利，脉沉涩者，均宜用抵当汤。《伤寒论》124条："太阳病，六七日表证仍在，脉微而沉，反不结胸，其人发狂者，以热在下焦，少腹当硬满，小便自利者，下血乃愈。所以然者，以太阳随经，瘀热在里故也，抵当汤主之。"《伤寒论》："其人喜忘者，必有蓄血，大便黑色，抵当汤主之。发热下之不解，六七日不大便者，有瘀血，亦宜是汤""伤寒有热，少腹满，应小便不利，今反利者，为有血也……宜抵当丸"。

今此云，经水不利，此必有蓄血。小便自利，脉沉涩，少腹硬满，瘀血内结，是为实证。徐彬认为："不利下者，明知有血欲行而不肯利下，既非若久闭不至，亦非若行而不畅（如一月再者），是有形之物碍之。"尤在泾："经水不利下者，经水闭塞而不下。"此为瘀血经闭重证。

方中用水蛭30个，味咸，善于下行，专攻下焦久积之瘀血。虻虫30个，味苦，其性则猛，善攻新瘀之血，现代研究发现其含抗凝物质。桃仁20个，润燥活血。大黄3两，泻热破瘀。

［鉴别］

产后腹痛，法当以枳实芍药散，假若不愈者，为此腹中有干血着脐下，宜下瘀血汤主之。下瘀血汤（大黄2两，桃仁20枚，䗪虫20枚）。临床要随症区别。

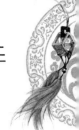

临床案例

案1

袭某,女,28岁,病由经行时,赴池塘洗衣,失足跌入水内,月经即止,因而小腹胀满如鼓,引痛不已,前阴肿,大便不利,此水与血俱瘀留不去故也。给予大黄、甘遂、阿胶,三剂。服后大便下如米泔水,小便下血水,但少腹仍痛。次诊,给予大黄、虻虫、水蛭、桃仁,三剂,下瘀血块甚多,自后经色逐渐正常,腹稍有疼痛。后以小建中汤加当归,痊愈。

案2

周女,18岁,经事3月未行,面色萎黄,少腹微胀,证似干血劳初起。因嘱其吞服大黄䗪虫丸,每服三钱,日三次,尽月可愈。自是之后,遂不复来,意其差矣。越三月,忽一中年妇人扶一女子来请医。顾视此女,面颊以下几瘦不成人,背驼腹胀,两手自按,呻吟不绝。余怪而问之,病已至此,何不早治?妇泣而告曰:此吾女也,三月之前,曾就诊于先生,先生令服丸药,今腹胀加,四肢日削,背骨突出,经仍不行,故再求诊!余闻而骇然,深悔前药之误。然病已奄奄,尤不能不尽心力。

第察其情状,皮骨仅存,少腹胀硬,重按痛益甚。此瘀积内结,不攻其瘀,病焉能除?又虑其元气已伤,恐不胜攻,思先补之。然补能恋邪,尤为不可。于是决以抵当汤予之。

虻虫(一钱)　水蛭(一钱)　大黄(五钱)　桃仁(五十粒)

明日母女复偕来,知女下黑瘀甚多,胀减痛平。惟脉虚甚,不宜再下,乃以生地、黄芪、当归、潞党、川芎、白芍、陈皮、茺蔚子活血行气,导其瘀积。一剂之后,遂不复来。后六年,值于途,已生子,年四五岁矣。(《经方实验录》)

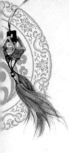

腹　　痛

1. 大黄甘遂汤

妇人少腹满如敦状，小便微难而不渴，生后者，此为水与血俱结在血室也，大黄甘遂汤主之。（13）

少腹为膀胱、血室共在之地。有蓄血、蓄水之不同。少腹满，小便不利，口渴者为蓄水，口不渴者则为蓄血。现少腹满，小便微难，而不渴，是为水血俱结血室。寒气客于子门，子门闭塞，气不得通，恶血当泻不泻，气不畅，血不行。水血并结化在血室，病在下焦，上焦气化如常，故口不渴。

本条所述"生后"一词，历代医家解释不一，分为三种：①产后，尤怡认为："生后即产后，产后得此，乃是水血并结，而病属下焦也"。②曾生育过之妇，赵以德认为："生后者，言曾生育过之妇，则有此患，非指产后而言，若室女则无是疾也"。③生病后，徐忠可认为："如敦状，小便微难，是溺亦微有病而不甚也。不渴，知非上焦之气热不化。更在生病后，则知余邪未清，故使血室不净。"本篇所述不以产后为主，而以杂病为主，故笔者认为徐忠可之说为妥。

治疗从膀胱清道宣泄为主，分为水行、气行、血行。仲景认为："水行则气行，水蓄则气蓄"，寒气客于子门，子门闭塞，气不得通，恶血当泻不泻，即气不畅，血不通行，水血并结在血室，为实邪驱逐攻下也。少腹满如敦状，小便微难而不渴。大黄甘遂汤，祛瘀逐水、养血扶正，治疗水与血俱结在血室之症，为破血逐水之法。

下面我们列举了若干名医论述，大家可互相参考。

赵以德："水性惟能润下，苟下流不通，必注于泽。所以水失其道，入于肌表者，作身肿，入于筋骨者，作肢节肿。此入于血室，故作少腹如敦状。然血室虽与膀胱异道，膀胱是行水之府，水蓄血室，气有相感也，故膀胱之气亦不化，而小便微难矣。若小便自如而少腹如敦者，则不谓之水并，当是他邪血积可知矣。用甘遂取其直达水停

之处，大黄荡瘀血，阿胶引为血室向导，且补其不足也"。《金匮玉函经二注·卷二十二》

曹颖甫："盖养胎之血及水，混合不别，临产则送小儿及胞衣出产门，一时不能畅泄，余者遂积胞中，治此者便当水血同治，大黄甘遂汤，甘遂以泄水，阿胶入血分，以生新血而去瘀，大黄入大肠，令水与血俱从大便出。少腹之满，可以立除"。《金匮发微·第二十二》

《类聚方广义》："大黄甘遂汤与抵当汤皆主小腹满者也，而抵当汤证，硬满而小便自利，此方证小腹膨胀而不甚，小便微难，斯以见瘀血与水血结滞之异矣。此方不特产后，凡经水不调，男女癃闭，小腹满痛者，及淋毒沉滞，梅淋，小腹满痛不可忍，溲脓血者，皆能治之"。

临床案例

案1

邓某，女，42岁，分娩2个月，脐下逐渐肿大，大若油桶，按之质硬，移动幅度大，体质一般，小便微难而不渴，脉似弦，舌淡质暗。产后恶露未尽，宿聚胞宫。水与血结，形成癥瘕所致，治以逐水祛瘀，扶正养阴。给予大黄12g，甘遂3g，阿胶10g。服一剂后，少腹有蠕动感，少倾则血水与血块俱下，淋漓不断，始则鲜红，续而紫暗，次晨血止。肿块尽消，但腹中空痛，如有所失。脉沉弱，此病邪已祛，血室空虚，腹隐疼痛，非实痛也，补虚滋阴，以肠宁汤主之。故给予当归15g，熟地15g，党参15g，麦冬10g，山药16g，川断6g，肉桂2g，阿胶10g，甘草3g，共2剂，进一剂即痛减，二剂而痛止。续服5剂而痊愈。

案2

难产之妇，二日始生，血下甚少（恶血不下），腹大如故，小便甚难，大渴，医以生化汤投之，腹胀甚，且四肢头面肿。不呕不利，饮食如常，舌红苔黄，脉滑有力，断为水与血结在血室，

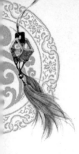

投大黄甘遂汤,先下黄水,次下血块而愈。(《湖南老中医医案选·二》)

案3

某女,20多岁,闭经一年多,胀大如鼓。医生用抵当汤活血破瘀,但用虻虫、水蛭、大黄、䗪虫、干漆等无效。小便微难,两胫微肿,脉沉而涩,此水与血结于血室,应活血利水;大黄、桃仁、虻虫、甘遂、阿胶,两剂后,小便通利,腹胀全消,后月经也通利了。

2. 红蓝花酒

妇人六十二种风,及腹中血气刺痛,红蓝花酒主之。(16)

尤在泾说:"妇人经尽,产后,风邪最易袭入腹中,与血气相搏而作刺痛。"此为血滞而不通所致。红蓝花酒主之,活血止痛。

"妇人有余于气,不足于血",仲景处方之意:妇人以血为主,一月一泻,然后和平。风邪与血凝搏,或不输血海,以阻其月事,或不流转经络,以闭营卫,或内蚀脏腑,以达其和,所以治之,惟有破血道,经血开,气行,风亦散矣。红花辛温,活血止痛,主生脉外之血,主生皮肤间散血,能滋妇人之不足。故主妇人之风,盖血虚则皮毛之腠理不密,而易于受风也。治风先治血,血行风自灭。当归、生地、甘草,主养脉内之血。川芎、芍药、丹皮,兼行内外之血。酒,使卫气行于皮肤,引邪外出。

本方加黄芪、当归、柴草(清热凉血),治荨麻疹有效。

3. 当归芍药散

妇人腹中诸疾痛,当归芍药散主之。(17)

本条论述了气滞血凝兼有水气所致腹痛的证治,以肝郁脾湿、肝脾不和、湿停血滞为病因病机。诸疾,指妇人腹痛的原因很多。通常以气滞血凝为多见,包括范围较大,如妊娠腹痛、月经期间腹痛或月经前后腹痛,如是皆可在此基础上加减用之。腹中以血为事,男子贵在精,女子贵在血,妊娠以后,血聚养胎,阴血相对不足,月事及生产,皆可损伤阴血，故而出现血虚之症。肝虚血滞，气机不调。脾土为木邪所客，谷气不举，湿气不运，湿气下流，搏于阴血而痛。主要表现有腹部拘急而痛，绵绵作痛，或伴有小便不利，腹微肿满，四肢头面微肿，便溏或便秘等症。

《金匮要略心典》："妇人以血为主，而血以中气为主，中气者，土气也。土燥不生物，土湿亦不生物，芎、归、芍药滋阴血；苓术泽泻治其湿，燥湿得宜，而土能生物，疾痛并蠲矣。"《金匮玉函经二注》："此腹痛者，由中气脾土不能升，阴阳二气乖离，肝木乘克而作痛，故用是汤补中伐木，通行阴阳也。"当归芍药散，养血疏肝，理气化郁，缓解拘急疼痛，健脾利湿。方用当归3两，芍药1斤，川芎半斤，茯苓4两，白术4两，泽泻半斤。芍药，泻肝木，补肝血，安脾土，止痛。当归、川芎，养血调肝。茯苓、泽泻、白术，共奏渗湿、泻浊之功。本方补中伐木，调和阴阳。《太平惠民和剂局方》认为常服通畅血脉，不生痈疡，有消痰养胃，明目益津的功效。

临床适用于月经不调、痛经、胎位异常、血管神经痛、头痛胁痛、心悸、头晕、产后、妊娠色素沉着等症。在日本，曾用于治疗慢性肾炎、习惯性流产，膀胱炎，更年期综合征等。

4. 小建中汤

妇人腹中痛，小建中汤主之（18）

此条是脾胃阳气不足，中焦虚寒而引起的腹痛。故以小建中汤，温中益气，和胃缓急。

5. 肾气丸（转胞）

问曰：妇人病饮食如故，烦热不得卧，而反倚息者，何也？师曰：此名转胞，不得溺也，以胞系了戾，故致此病，但利小便则愈，宜肾气丸主之。(19)

转胞，亦称"胞转"。胞，膀胱也。因为肾气虚弱，膀胱之系扭转不顺，而致小便不通，少腹总痛。"胞系了戾"，指膀胱之系受到阻碍，膀胱屈辟不舒，膀胱之系受到了阻碍而影响排尿，外水应入不得入，内液应出不得出，内外壅胀不通。临床主要表现为脐下急痛，小便不通，可伴有烦

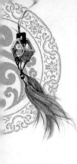

热不得卧，而反倚息的症状。本条不够详尽。

转胞可因中气不足、肺气虚弱、妊娠时胎气压迫、忍溺入房所致。治疗上以肾气丸主之。肾气丸，温补肾气。气化而利小便，扭转胞系以复正。《脉经》："此人故肌盛，头举身满，今反羸瘦，头举中空感，胞系了戾，故致此病，但利小便则愈，宜服肾气丸，此中有茯苓故也。"赵以德认为："此方在虚劳中，治腰痛小腹拘急，小便不利。此治肾虚转胞不得溺，皆用此利小便也。转胞之病……因下焦气衰，水湿在中，不得气化而出，遂致鼓急其胞。因转筋不止，了戾其溺之系，水既不出，经气遂逆，上冲于肺，肺所主之营卫，不得入于阴，蓄积于上，故烦热不得卧而倚息也。用此补肾则气化，气行则水行，水行则邪者降而愈矣。"

黄 疸 病

胃气下泄，阴吹而正喧，此谷气之实也，膏发煎导之。(22)。

本条论述了血燥夹瘀发黄的证治。肠胃（治疗）燥结，津枯血瘀，则发黄。前阴排气，"正喧"，指出气频有，响声较大，因谷气之实，结在大肠，大肠里大便不通，堵塞了胃气下行之路，胃气反向前阴走泄。诸黄，猪膏发煎主之。猪膏发煎，化瘀润肠、通便。方中用血余以养血，配猪脂，以润燥通大便。大便通，胃气下泄则愈。

湿 热 带 下

妇人经水闭不利，脏坚癖不止，中有干血，下白物，矾石丸主之。(15)

经闭或经行不畅，胞宫内有干血，因郁为湿热，久而腐化，导致时下白带。矾石丸主之。方中用矾石，清热燥湿，解毒杀虫，化腐收敛，固涩止白带，固脱。杏仁，利气开闭润脏。加蜜滋润易入内。全方共奏除湿热，止白带的功效。

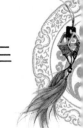

阴中寒冷

蛇床子散方，温阴中坐药。（20）

本证主要因为肾阳虚，阴寒湿浊滞于下焦所致，可引发阴中冷，带下阴痒等症状。蛇床子，温暖阴中，直达受阴之处，燥湿杀虫。可以配合口服桂附地黄丸。